Fegerl · Buttinger

Medical Cooking:
F.X.-Mayr-Ernährung

Liebe Leserin, lieber Leser,

wenn es um die eigene Gesundheit geht, darf man nichts dem Zufall überlassen. »Für eine bessere Medizin und mehr Gesundheit im Leben«: So lautet das Qualitätsversprechen der Marke Thieme. Ärztlich Tätige, Pflegekräfte, Physiotherapeuten oder Hebammen – sie alle verlassen sich darauf, dass sie von Thieme, dem führenden Anbieter von medizinischen Fachinformationen und Services, die entscheidenden Informationen zur richtigen Zeit am richtigen Ort bekommen. So können sie die Menschen, die sich ihnen anvertrauen, bestmöglich unterstützen. Auch Sie können sich auf die TRIAS Ratgeber mit dem Thieme Qualitätssiegel verlassen! Diese Informationsangebote helfen Ihnen dabei, die richtigen Entscheidungen zu treffen, wenn es um Ihre Gesundheit geht, selbst daran mitzuwirken, gesund zu werden, sich gesund zu erhalten oder das Fortschreiten einer Erkrankung zu vermeiden. Mit einem TRIAS Titel aus dem Hause Thieme überlassen Sie Ihre Gesundheit nicht dem Zufall!

Ihr TRIAS Team

Das Rezept zum Coverfoto finden Sie auf Seite 132.

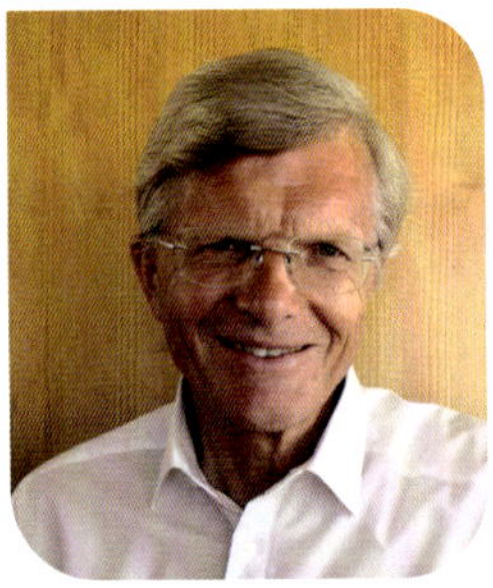

Dr. med. Sepp Fegerl ist Allgemeinmediziner mit dem Schwerpunkt Darm, Arzt für Moderne Mayr-Medizin und Ernährungsmediziner. Über 30 Jahre hatte er die ärztliche Leitung verschiedener ganzheitsmedizinischer Mayr-Kliniken inne und gilt als einer der führenden Experten auf diesem Gebiet. Er ist Präsident der Internationalen Gesellschaft der Mayr-Ärzte, war Dozent an zwei österreichischen Universitäten und engagiert sich in der Fortbildung von Ärzten bei Ausbildungskursen, wissenschaftlichen Kongressen und Tagungen. Die zeitlos gültigen Prinzipien der Mayr-Medizin mit den aktuellen wissenschaftlichen Erkenntnissen zu verknüpfen, ist ihm ein großes Anliegen. Aber auch die Kulinarik darf dabei nicht zu kurz kommen, denn als im Sternbild Stier Geborener liegt ihm der Genuss nahe. Er lebt mit seiner Familie in Salzburg, Österreich.

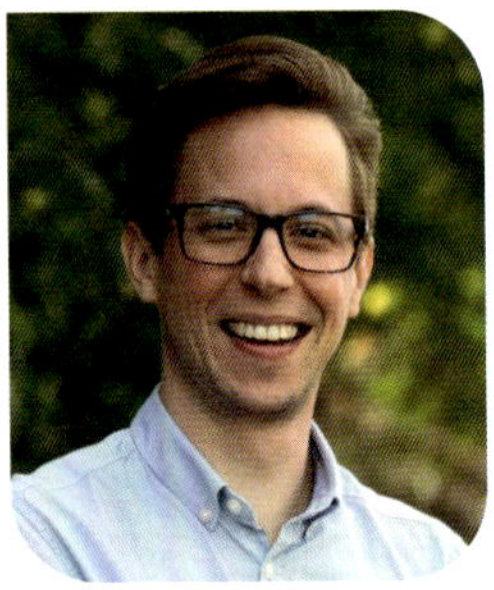

Philipp Buttinger, BSc, ist Küchenmeister, diätetisch geschulter Koch und studierter Diätologe. Und kocht leidenschaftlich gerne – laut seiner Familie seit seinem 4. Lebensjahr. Ernährung als Medizin, das ist das Motto seiner Arbeit. Aber dabei darf der Genuss nicht zu kurz kommen. Beide Themen verbindet die Milde Ableitungsdiät. Er arbeitet als Diätologe in der Ernährungsberatung am Klinikum Gmunden, ist Dozent an der Fachhochschule in St. Pölten und bildet Köche weiter. Als Naturmensch geht er gerne wandern und bergsteigen und zieht im Garten Obst und Gemüse selbst. Er lebt in Gmunden im oberösterreichischen Salzkammergut.

Dr. med. Sepp Fegerl · Philipp Buttinger, BSc.

Medical Cooking: F.X.-Mayr-Ernährung

Erkrankungen vorbeugen und heilen mit einem gesunden Darm.
Das bewährte Konzept neu gedacht. Mit über 100 Rezepten

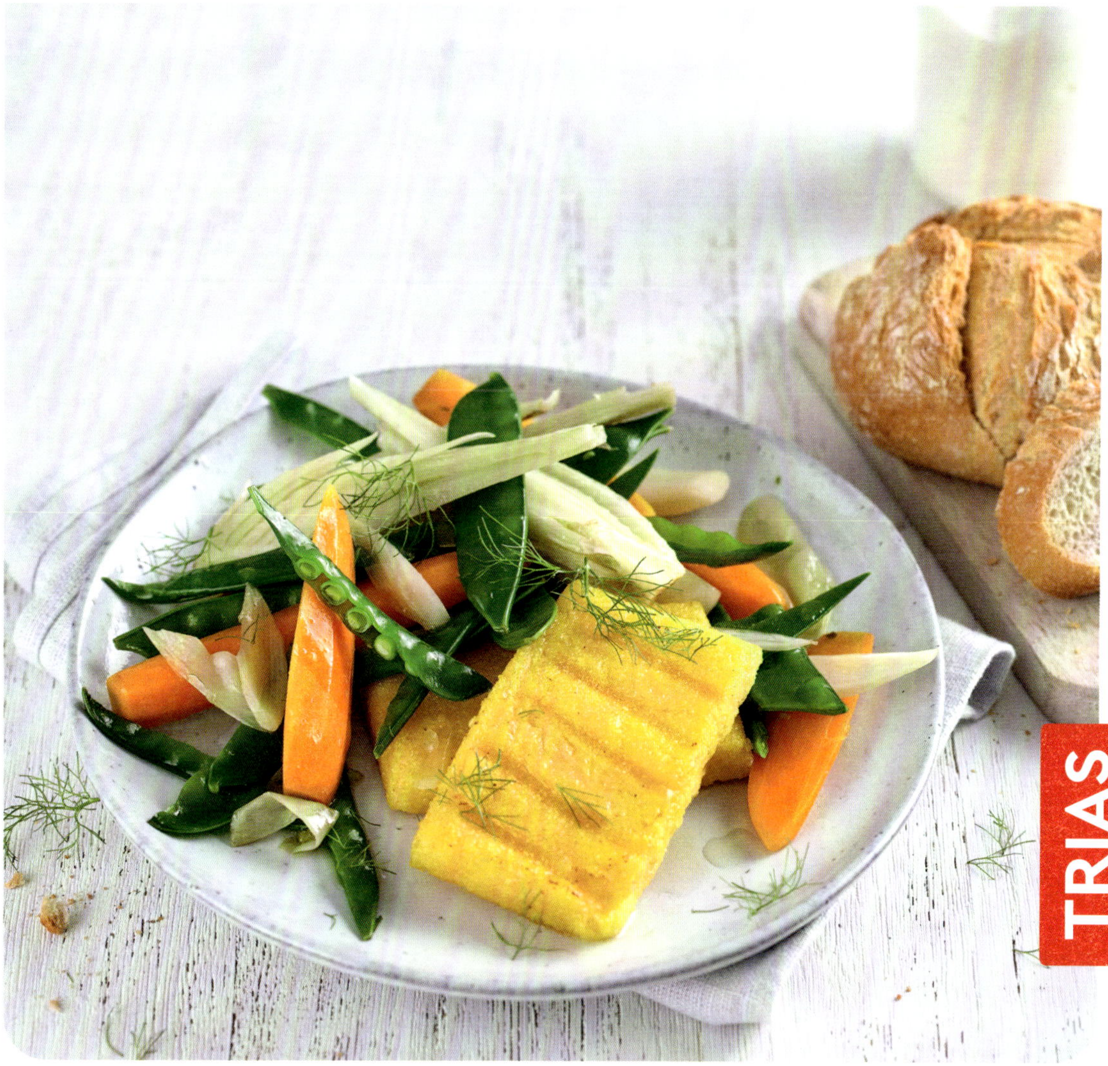

TRIAS

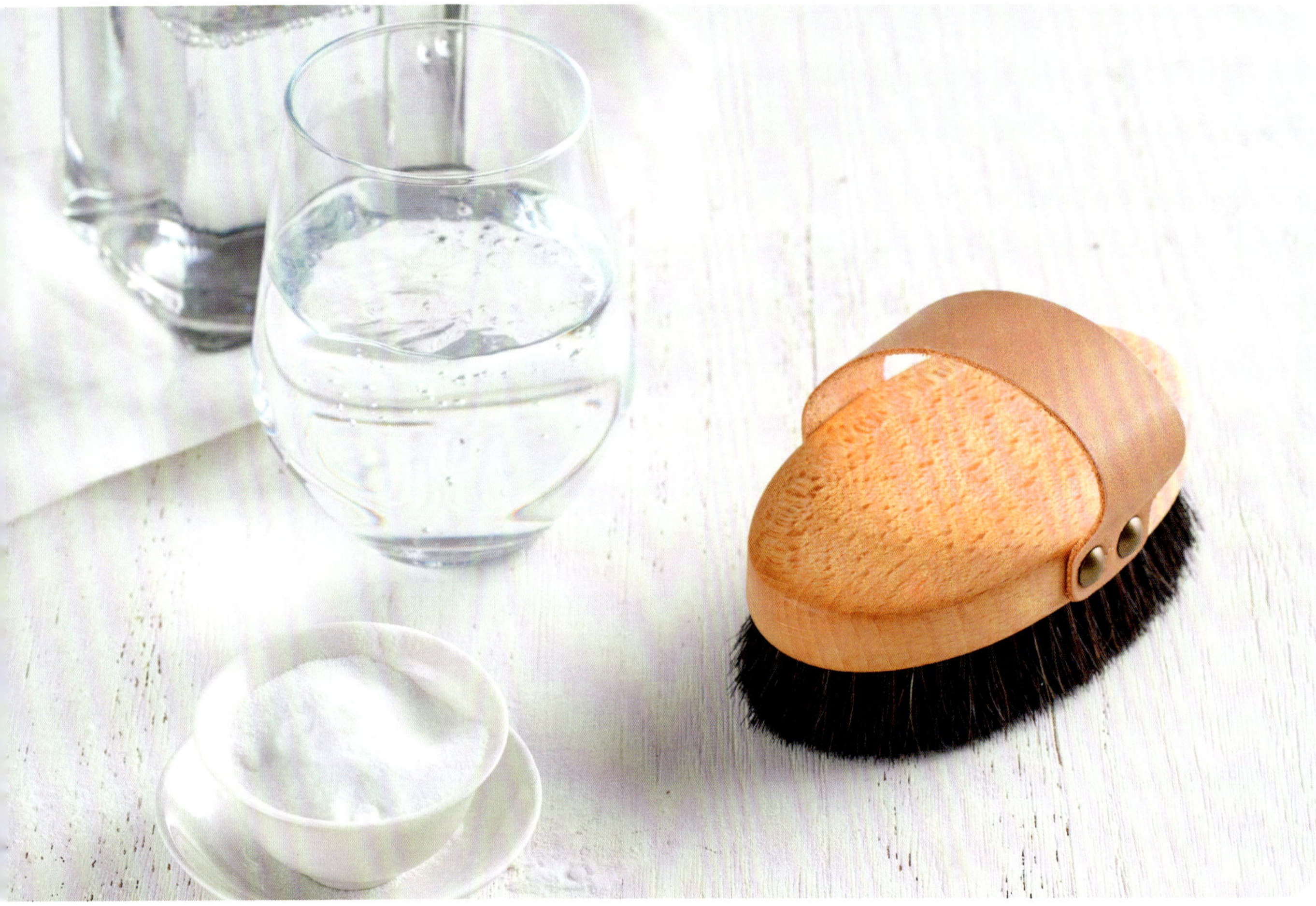

Exkurse

Willkommen in unserem Buch!

Viele Menschen spüren, dass ihr Bauch nicht ganz in Ordnung ist, andere wollen vorbeugend etwas Sinnvolles zu ihrer Gesundheit beitragen. Für beide ist die F.X.-Mayr-Kur, die Therapie für ganzheitliche Darmgesundheit mit der Milden Ableitungsdiät, gleichermaßen geeignet: Sowohl für eine höchst effektive Gesundheitsvorsorge als auch zur Heilung schon vorhandener Probleme.

Der österreichische Arzt und Forscher Dr. Franz Xaver Mayr (1875–1965) (Seite 38) machte die Erfahrung, dass bei fast allen seiner Patientinnen und Patienten, egal mit welchen Beschwerden sie ihn aufsuchten, der Darm träge war. In der Folge achtete er auf dessen gründliche Säuberung und Regeneration. Erstaunlicherweise verschwanden oder besserten sich auch die Symptome an Herz, Lunge, Gelenken usw. der Betroffenen. Mayr fand Zusammenhänge mit anderen Organen, die bislang unbekannt waren. Wie wir durch unzählige aktuelle Studien zu den Darm-Organ-Achsen bestätigt finden, war er mit seinen empirisch entwickelten Erkenntnissen der wissenschaftlichen Bestätigung gut hundert Jahre voraus!

Das Besondere an der Milden Ableitungsdiät

Die enge Verbindung von Darm und Ernährung liegt buchstäblich auf der Hand. Auch, dass ein gereiztes Körperteil – ob überlastetes Herz oder verletztes Knie – zunächst einmal Schonung braucht, ist uns klar. Auf den Bauch bezogen bedeutet das eine vorübergehende Reduktion der Belastung durch die Nahrung; in ihrer konsequentesten Form Fasten. Die Mayr-Kur mit ihrer sanftesten Variante, der Milden Ableitungsdiät (MAD), ist dafür und für die Überleitung in eine gesunde Alltagsernährung bestens geeignet. Sie wurde von Dr. Erich Rauch und Peter Mayr bewusst als schonende Aufbaukost und ideal geeignete Form für ambulante Mayr-Kuren entwickelt, die auch während einer gleichzeitigen Berufstätigkeit gut durchführbar ist. Diese Struktur hat sich so gut bewährt und wurde weiter entwickelt, dass sie noch immer die Basis der meisten Kostaufbaukonzepte darstellt.

Das Ziel der Ernährung nach Mayr ist immer das Hinführen zu einer möglichst hochwertigen, aber nicht überfordernden Kost im Alltag. Alles, was wir über den gesundheitlichen Einfluss von Lebensmitteln wissen, lässt sich gut in diese Art der Ernährung einbauen. Am Ende macht die Art und Weise, wie und wann und wieviel wir essen, einen entscheidenden Unterschied aus. Es geht um eine Esskultur, eine Ernährung mit allen Sinnen – mit einem Verständnis der Zusammenhänge, um selbst steuernd eingreifen zu können.

Lassen Sie uns aber Diät so komplex verstehen, wie die alten Griechen *diaita* interpretierten, als rundherum gesunde Lebensweise, nicht reduziert auf das Essen und schon gar nicht auf einzelne Nahrungsmittel.

Wegweiser durch dieses Buch

Am Beginn einer medizinischen Maßnahme sollte immer der Status quo erfasst werden, damit die Therapie individuell angepasst erfolgen kann. In diesem Buch möchten wir Ihnen ein paar einfache Kriterien zur Selbsteinschätzung vorstellen. Sie erfahren einiges über die physiologischen Zusammenhänge, was Ihnen eine Unterstützung für Ihre Darmgesundheit sowie für Ihr weiteres Essverhalten bieten wird. Das soll Ihre Eigenkompetenz stärken und Ihnen helfen, zu einem Sachverständigen für Ihren Bauch und Ihre Gesundheit zu werden. Über 35 Jahre Erfahrung mit vielen tausend Menschen in der Praxis haben mir gezeigt: Wer die Zusammenhänge erkennt und versteht, kann auch die sinnvollen Änderungen leichter umsetzen.

Der **erste Teil** des Buches (ab Seite 11) soll Sie insbesondere mit Ihrem Verdauungstrakt vertraut machen, damit Sie sich danach aus eigener Überzeugung auf die Mayr-Kur und -Ernährung einlassen können. Der **zweite Teil** (ab Seite 29) zeigt Ihnen, bei welchen Erkrankungen, Beschwerden und medizinischen Indikationen Ihnen die Kur helfen kann und wie Sie sie auch zu Hause – unter ärztlicher Begleitung – durchführen können. Der **dritte Teil** (ab Seite 61) bietet Ihnen mehr Hintergrundwissen zu ernährungsmedizinisch bedeutenden und oft diskutierten Themen an. Picken Sie sich – passend zur Mayr'schen Esskultur – die einzelnen Artikel häppchenweise heraus – wie ein Dessert sozusagen und entsprechend Ihrer Verdauungskraft. Der **vierte Teil** ist der Rezeptteil (ab Seite 81) und damit besonders wichtig, weil er Ihnen ganz praktisch ein angenehmes Wohlgefühl im Bauch vermitteln soll. Die Rezepte sind nach dem Schonprinzip als Leitlinie zusammengestellt. Mit Ihrer eigenen (Körper-)Erfahrung können Sie sie gut anpassen. Wenn die Grundprinzipien verinnerlicht sind, lassen sie sich auf ziemlich jede Kostform und Vorliebe, ob vegan oder nicht, ob lieber mediterran oder asiatisch, gut anwenden.

Trauen Sie sich!

Die F.X.-Mayr-Kur und die Milde Ableitungsdiät klingen für Sie nach Freudlosigkeit? So ist es aber ganz und gar nicht! Es geht vielmehr um bewusstes Genießen und darum, sich selbst dabei wahrzunehmen. Es geht um die Genugtuung, selbst aktiv und effektiv an seiner Gesundheit und seinem Wohlbefinden mitwirken zu können. Das Verstehen mancher Zusammenhänge stellt eine große Hilfe dar, um Genuss und gesunde Ernährung gut in Einklang zu bringen und ermöglicht eine große Vielfalt an Möglichkeiten. Gesund und wohlschmeckend zu kochen muss auch nicht kompliziert sein.

Aber eines ist mir doch ganz wichtig festzuhalten: Dieses Buch kann und soll keinen ärztlichen Rat ersetzen! Wenn bei Ihnen gesundheitliche Probleme vorliegen, dann sollten Sie diese abklären lassen und das weitere Vorgehen mit Ihrer Medizinerin oder Ihrem Mediziner besprechen. Für jedes sinnvolle individuelle Vorgehen ist zu Beginn eine Diagnose notwendig. Auf dem Fundament des funktionellen Verständnisses der Ist-Situation wird dann eine ganz individuelle Therapie und Diät durchgeführt. Die unaufwändige Untersuchung nach F.X. Mayr ist dafür extrem hilfreich, wie auch die begleitende manuelle ärztliche Bauchbehandlung zum Training des Darms und zur Überprüfung der Reaktion auf die Diät. Eine praktische Hilfestellung finden Sie zum Beispiel bei den mit dieser Thematik vertrauten Mayr-Ärztinnen und -Ärzten.

Ihr Dr. Sepp Fegerl und Philipp Buttinger

Der perfekte Tag mit der MAD

Ab Stufe 2

Kurgebäck aus Buchweizen

Für 6–8 Stück
40 Min.

200 g Buchweizenmehl • 1 ½ EL Chiasamen • 1 TL Weinsteinbackpulver • Salz • 1 TL Olivenöl

- Den Backofen auf 175 °C (Ober-/Unterhitze) vorheizen.

- Buchweizenmehl, Chiasamen, Backpulver und Salz mit 240 ml Wasser in einer Schüssel verrühren. Der Teig hat eine klebrige Konsistenz.

- Teig anschließend ca. 10 Minuten ruhen lassen. Dann mit feuchten Händen oder 2 Löffeln 6–8 Portionen ausstechen und auf ein mit Backpapier ausgelegtes Blech setzen. Mit dem Olivenöl bepinseln.

- Die Teigstücke im vorgeheizten Ofen je nach Größe 20–25 Minuten backen.

Tipp: Dazu passt ein beliebiger Aufstrich aus den Rezepten in diesem Buch.

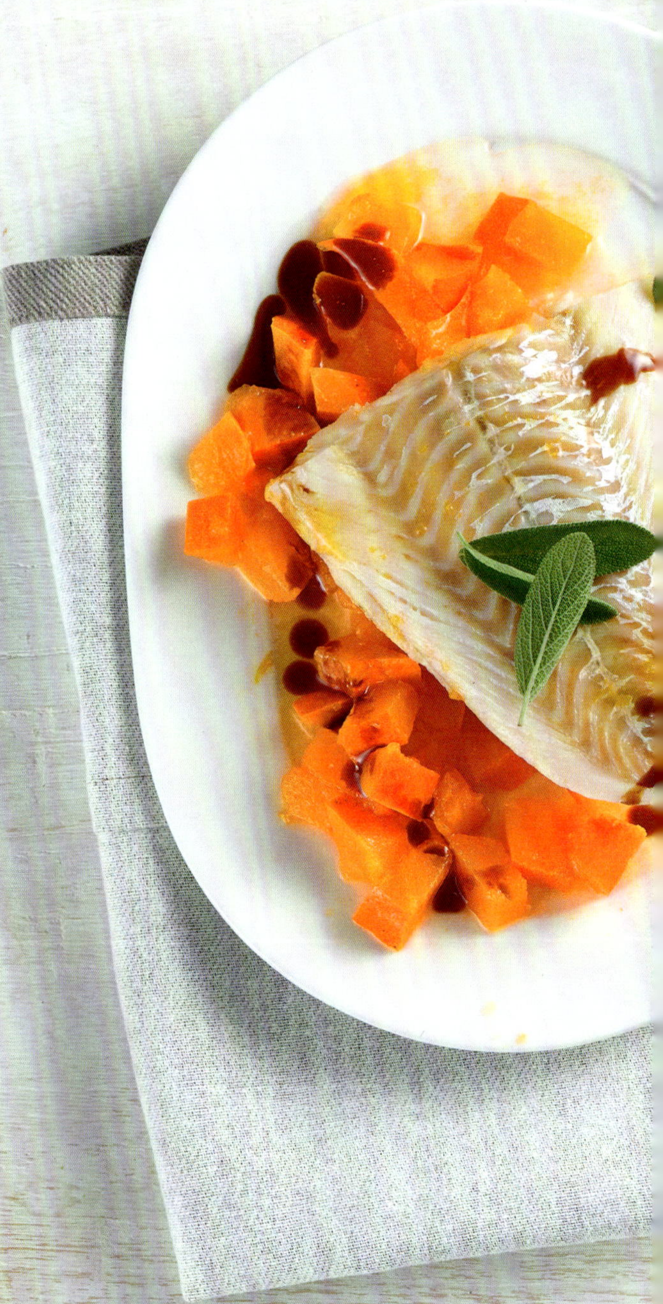

Nährwerte pro Stück
125 kcal • 2 g E • 1 g F • 26 g KH • 1 g BS

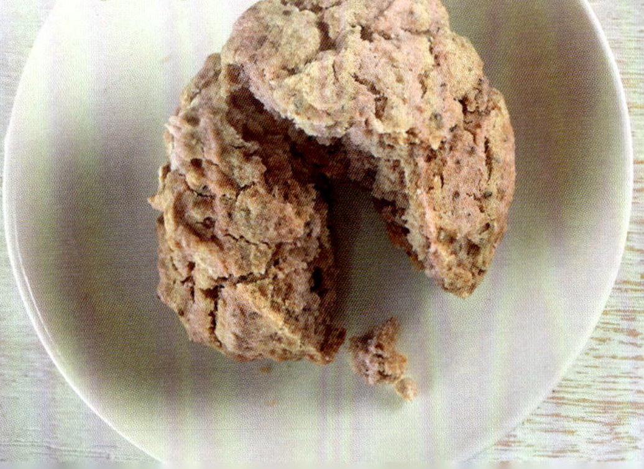

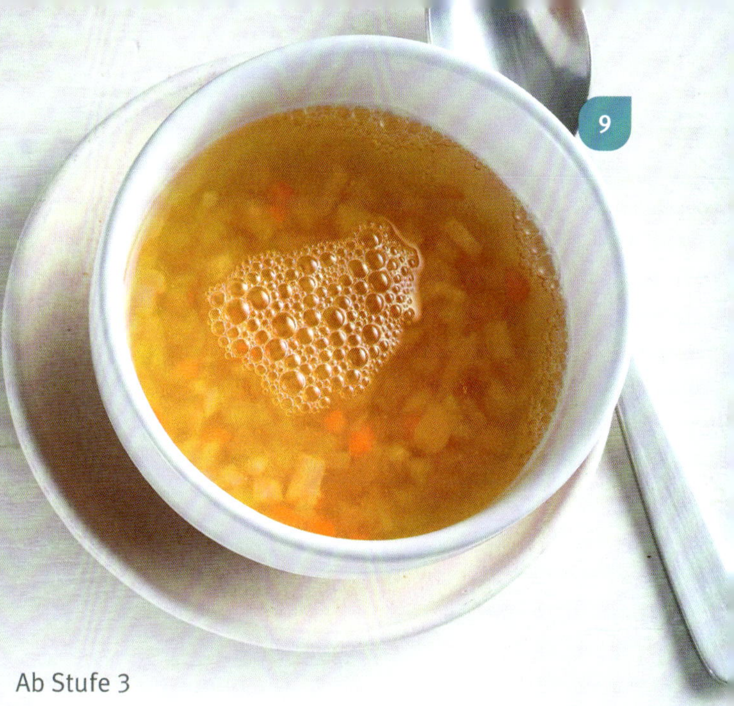

Ab Stufe 5

Kabeljau auf Kürbisgemüse

Für 2 Portionen
40 Min.

350 g Kürbis • 150 ml Gemüsebrühe • Salz • frisch geriebene Muskatnuss • 2 kleine Kabeljaufilets (à 100 g) • 4 Salbeiblätter • 1 EL Kürbiskernöl • frisch gepresster Zitronensaft

- Kürbis waschen, schälen (Hokkaidokürbis muss nicht geschält werden) und die Kerne entfernen. Kürbisfleisch in kleine Stücke schneiden.
- Gemüsebrühe und Kürbis in einen Topf geben und abgedeckt 2–3 Minuten leicht andünsten. Mit Salz und Muskat abschmecken.
- Fisch waschen, trockentupfen und in 2 gleichgroße Stücke teilen. Mit Salz würzen und auf das Kürbisgemüse legen.
- Im geschlossenen Topf köcheln lassen. Je nach Größe kann es 5–15 Minuten dauern, bis der Fisch glasig gegart ist.
- Vor dem Servieren mit Salbei garnieren und mit Kürbiskernöl und Zitronensaft beträufeln. Mit Salz abschmecken.

Nährwerte pro Portion
180 kcal • 18 g E • 6 g F • 9 g KH • 4 g BS

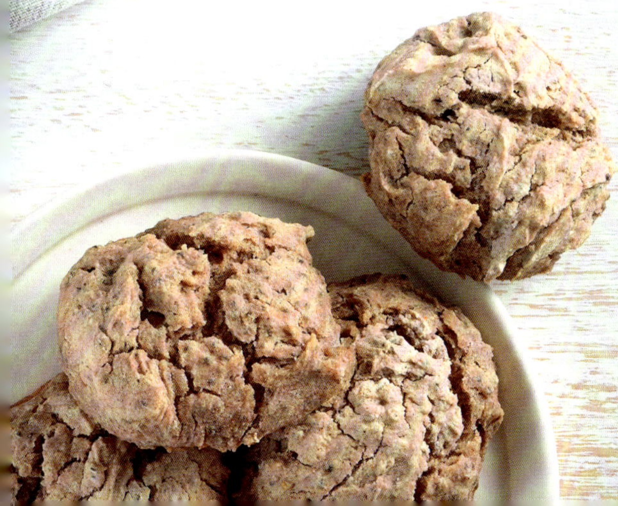

Ab Stufe 3

Klare Gemüsebrühe mit Gemüsestückchen

Für 2 Portionen
45 Min.

2 kleine Möhren (ca. 50 g, z. B. 1 orangefarbene und 1 gelbe) • 1 kleine Pastinake (ca. 50 g) • 100 g Knollensellerie • 1 Lorbeerblatt • 2 Wacholderbeeren • Salz • frisch geriebene Muskatnuss

- Gemüse waschen und schälen. Die sauberen Schalen des Gemüses in einen Topf mit 500 ml Wasser geben.
- Lorbeerblatt und Wacholderbeeren hinzufügen und die Gemüsebrühe ungefähr 30 Minuten leicht köcheln lassen.
- Nach der Kochzeit die Brühe durch ein feines Sieb in einen weiteren Topf abseihen.
- Geschältes Gemüse in kleine Stücke schneiden und in die Brühe geben. Je nach Größe 5–8 Minuten darin garen, bis die gewünschte Konsistenz erreicht ist.
- Zum Schluss mit Salz und Muskat abschmecken.

Nährwerte pro Portion
45 kcal • 1 g E • 0 g F • 7 g KH • 4 g BS

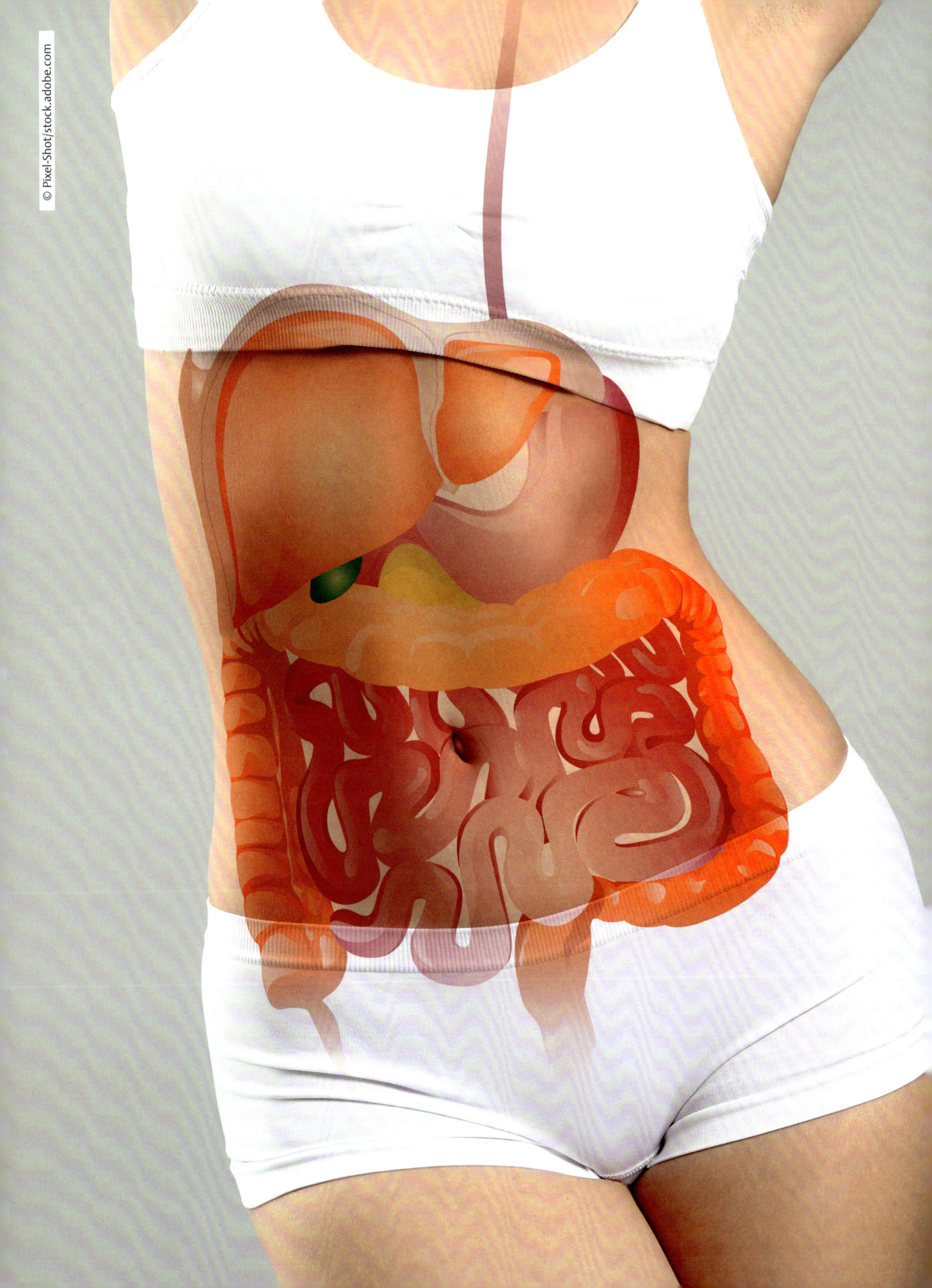

Die Wurzel von allem: Darm und Verdauung

Über den Darm gelangen alle Nährstoffe von außen nach innen. Nur ein gesunder Darm kann dafür sorgen, dass diese Stoffe auch optimal genutzt werden.

Im Mittelpunkt steht der Bauch

Gut zum Bauch zu sein bedeutet auch, sich selbst etwas Gutes zu tun. Geht es dem Bauch gut, dann ist eine wichtige Voraussetzung für unser Wohlbefinden gesetzt.

Der Darm ist es, der den Menschen mit der nötigen Nahrung versorgt. Mayr verglich ihn daher mit dem Wurzelsystem einer Pflanze, denn auch für sie ist die Gesundheit ihrer Wurzeln und des umgebenden Milieus entscheidend für ihr Gedeihen. Wohl jeder hat schon selbst Erfahrungen damit gemacht, wie umfassend die Auswirkungen auf unseren gesamten Organismus spürbar sein können, wenn es dem Bauch einmal so richtig schlecht geht: Die Knie werden weich, die Energie ist weg, die Stimmung im Keller, man ist zu nichts mehr zu gebrauchen.

Wie sich die Wissenschaft dem Bauch näherte

Das prinzipielle Wissen um die Bedeutung des Darms für Gesundheit und Wohlbefinden des Menschen ist tausende Jahre alt. Was aber immer fehlte, war eine Diagnostik, um zu erkennen, wie denn überhaupt ein gesunder Darm aussieht. Ohne das zu wissen, tappt man mit einer Therapie immer im Dunkeln. F.X. Mayr erkannte das und entwickelte um das Jahr 1900 durch akribische Beobachtung seine Diagnostik (Seite 38). Es dauerte aber bis ins nächste Jahrtausend, bis der ärztliche Mainstream diese Thematik ernsthaft aufgriff.

Im Prinzip verdanken wir das erwachte medizinische Interesse unseren Ausscheidungen, denn es begann mit der Erforschung von Bakterienkulturen aus dem Stuhl. Im Gegensatz zu heute hatte diese Forschung damals noch keine hohe wissenschaftliche Reputation. Wer wollte sich schon mit den Körperausscheidungen befassen? Später, durch die Möglichkeit gentechnischer Analysen, rückten die Darmbakterien schon stärker ins Rampenlicht. Anfangs glaubte man noch an einzelne isolierte »Bösewichte« unter den Bakterien und hoffte andererseits auf »super bugs«, Wunderwuzzis, die alle Probleme lösen würden. Anschließend ging die Forschung vom Bakterium im Stuhl weiter zum Darm und letztlich zum gesamten Menschen mit seiner Ernährung.

Es stellte sich heraus, dass die Zusammenhänge doch wesentlich komplexer sind, als man sich das erhofft hatte, und es zeigte sich, dass der Darm mit unseren anderen Organsystemen über sogenannte Achsen in intensivstem Austausch steht. Eine beinahe unüberschaubare Menge an Studien über die

Darm-Hirn-Achse, die Darm-Leber-Achse, die Immunsystem-, Lungen-, Herz-, Gelenks-, Haut-Achsen usw. wird täglich veröffentlicht und erklärt uns die Hintergründe und Zusammenhänge dieser wechselseitigen Beeinflussung, wobei die Hauptwirkung immer eindeutig vom Darm ausgeht.

Somit werden das jahrtausendealte Erfahrungswissen und die Erkenntnisse von F.X. Mayr über die Wichtigkeit eines gesunden Verdauungstraktes eindrucksvoll bestätigt.

Mein Bauch, das unbekannte Wesen

Solange er nicht schmerzt, ist er einfach da, der Bauch, und man mag sich nicht recht darum kümmern. Hauptsache, das Essen macht Freude und er zwickt nicht. Es lohnt sich aber, sich näher mit ihm bekanntzumachen. Der Blick in den Spiegel streift schon öfter darüber, manchmal sind wir unzufrieden mit dem, was wir sehen, aber so richtig interpretieren können wir den Anblick nicht. Möchten Sie mehr erfahren?

Unser Bauch, wie wir ihn sehen, wird in erster Linie vom Dünndarm geformt und der ist im Wesentlichen unser »Ernährer«. Schon einmal kurz vorweggenommen: Ein gesunder, gut funktionierender Darm hat einen guten Spannungszustand und nimmt dadurch nur wenig Platz im Bauchraum ein. Ideal ist, wenn der Brustkorb nicht verbreitert in Einatmungsstellung ist, sondern einen spitzen Winkel zwischen den Rippenbögen bildet. Das Dünndarmpaket sollte sich bei guter Spannkraft oberhalb der Interspinallinie, der Verbindung der beiden vorderen oberen Darmbeinstacheln, im oberen und mittleren Bauchdrittel befinden und innerhalb einer deutlich ausgeprägten U-Delle über dem Unterbauch »schweben«.

Natürlich ist unter Umständen auch Übergewicht ein Einflussfaktor. Aber für diese Formänderungen ist nicht das Fett verantwortlich. Es umhüllt uns ziemlich gleichmäßig wie ein Trikot und macht keinen »Bauchbuckel«.

Wenn der Bauch »anders« aussieht

Alle Abweichungen vom gesunden »Normalbauch« sollten wir als Einladung betrachten, uns mehr um unseren Darm zu kümmern – im Idealfall in Form einer Mayr-Kur. Franz Xaver Mayr legte stets Wert auf einen Vergleich mit dem Idealzustand. Das mag zwar manchmal etwas frustrierend sein, eröffnet aber die Möglichkeit, den momentanen Zustand besser einordnen und dadurch frühzeitig gegensteuern zu können. Abzuwarten, bis man krank wird, ist natürlich auch eine Möglichkeit, aber sicher nicht die beste. Eine »Reparatur« wird dann schon in jeder Hinsicht sehr viel aufwändiger.

Normalbauch

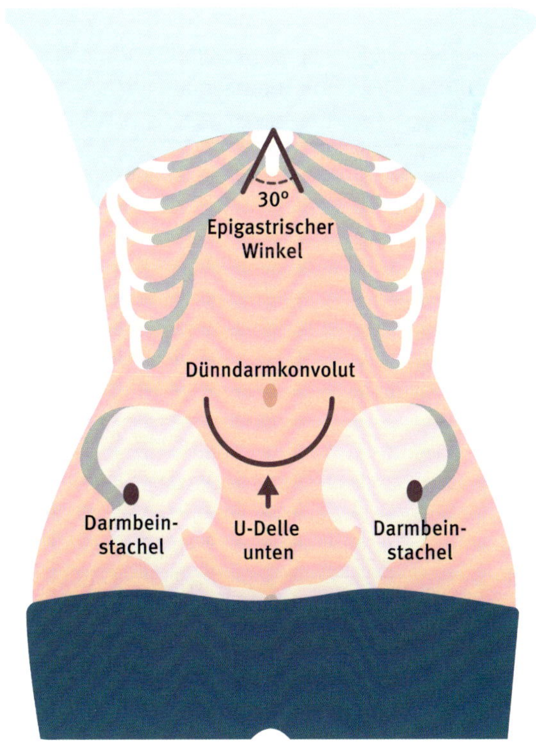

Leider ist das aber eine Erfahrung, die viele von uns schon selbst gemacht haben: Wir verspüren eine Veränderung des eigenen gesunden Körpergefühls, es tauchen vielleicht auch schon erste Beschwerden auf, doch bei der normalen Untersuchung finden sich (noch) keine krankhaften Veränderungen. Üblicherweise heißt es daraufhin von ärztlicher Seite »Ihnen fehlt nichts, es ist alles okay.« – und das ist selten zufriedenstellend. Wir spüren ja, dass irgendetwas eben nicht ganz in Ordnung ist. Unsere häufige Reaktion darauf ist, entweder unsere Selbstwahrnehmung infrage zu stellen und in Zukunft nicht mehr so feinfühlig sein zu wollen, oder sich weiteren Untersuchungen zu unterziehen, weil ja die bisherige Suche erfolglos war. Sehr häufig unterscheiden wir in der normalen Medizin nur »gesund« oder »krank«, obwohl wir alle wissen, dass zwischen weiß und schwarz viele Zwischentöne existieren.

Wie der Bauch die Körperhaltung beeinflusst

Schon der aufmerksame Blick auf die unterschiedlichen Bauch- und Haltungsformen lässt uns den Einfluss einer zusammengesunkenen, schlaffen Haltung auf das Gemüt ahnen. Da ist kein energiegeladenes Selbstbewusstsein zu erwarten. Ist der Bauch sehr groß, ist das außerdem höchst unbequem. Es schränkt die Atmung deutlich ein, die Schultern werden angehoben und die Bewegungen werden unbeholfener. Kopf- und Nackenschmerzen sind ein häufiges Begleitsymptom. Bildet die Wirbelsäule ein Hohlkreuz oder einen Rundrücken, dann drohen Bandscheibenprobleme und Schmerzen durch Verspannungen. Alles das wird durch eine Funktionsstörung des Darms ausgelöst.

Diese Beispiele ließen sich noch lange fortsetzen. Aber all das ist reversibel, wenn es dem Bauch wieder gut geht.

F.X. Mayr bezeichnete diese Zustände als Scheingesundheit im Krankheitsvorfeld, ein Zeitraum, der durchaus zehn bis 20 Jahre, manchmal noch länger dauern kann. Durch den Vergleich mit der Optimalgesundheit lassen sich die Veränderungen des »Nicht-mehr-gesund« bis zum »Noch-nicht-krank« diagnostizieren. Patientinnen und Patienten fühlen sich endlich verstanden und haben eine Erklärung für die funktionellen Störungen, die ihre Beschwerden hervorrufen. Wenn beide Seiten verstehen, sowohl die Betroffenen als auch Ärztin oder Arzt, was die Probleme verursacht, dann lässt sich auch

Bauch- und Haltungsformen

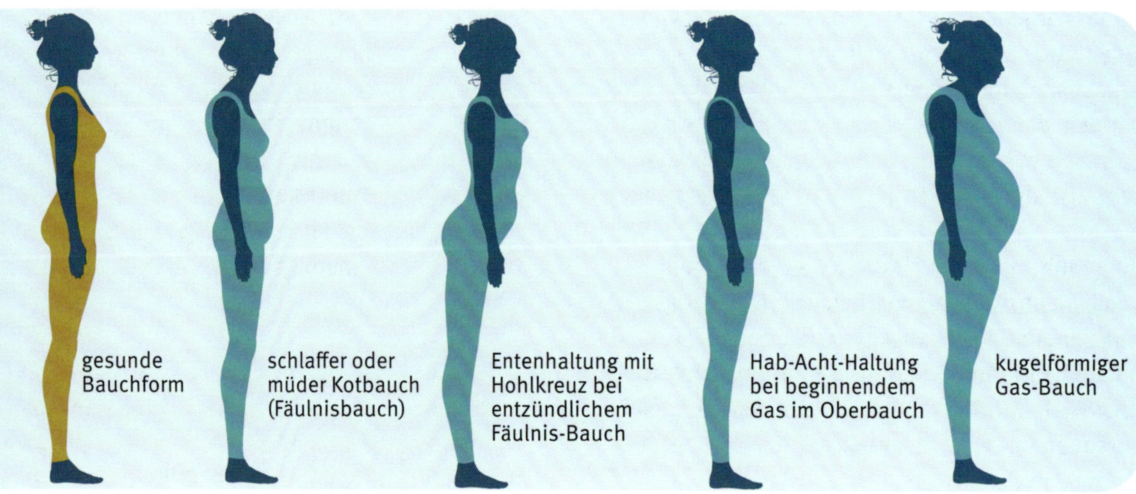

Wunder L, Wunder M. Wunderleicht Fasten. 1. Aufl. Stuttgart: TRIAS; 2020.

viel eher effektiv und frühzeitig dagegen vorgehen – und man kann sich über die schnell sichtbaren Verbesserungen während einer Kur freuen.

So klappt's mit der Verdauung

Machen wir zunächst eine kurze Reise durch die Physiologie der Verdauungsorgane und verfolgen wir den Weg der Nahrung in den Körper. Dadurch wird die Wichtigkeit eines gut funktionierenden, gesunden Darms deutlich. Zunächst klären wir eines: Ist unser Körper auch bereit, darf er die für die Verdauung des Essens nötige Energie von seinem Aufgabenpensum abzwacken?

Es beginnt im Kopf

Beginnen kann alles mit einem Gedanken. Je intensiver unsere Vorstellung und Wahrnehmung davon ist, was wir gleich essen werden, desto besser kann sich der Organismus darauf vorbereiten. Das Aussehen, der Geruch, die Haptik, der Geschmack und selbst das Geräusch, das ein Nahrungsmittel verursacht, tragen wesentlich zur Aktivierung der benötigten Verdauungsprozesse bei. Für diese »zephale Phase«, die im Kopf passiert, sind Ruhe und Aufmerksamkeit nötig.

Wenn wir jedoch in einer Stressphase ganz vom Sympathikus (unserem vegetativen Nervensystem) erfasst sind und von unserer Stressachse dominiert werden, dann geht es ganz archaisch mehr ums Kämpfen oder Davonrennen als um Verdauung. Diesem Grundprinzip können wir uns nicht entziehen.

Eine funktionierende Balance unseres vegetativen Nervensystems zwischen dem Sympathikus mit seinem Grundauftrag »fight or flight« (kämpfen oder davonrennen) und dem Parasympathikus, der unter dem Motto »rest and digest« (erholen und verdauen) aktiv ist, hat entscheidenden Einfluss auf unsere Gesundheit. Das geht bis ins Detail auf zellulärer Ebene, wo die Zelle nicht dazu kommt, die unaufhörlich notwendigen Reparaturprozesse an ihrer genetischen Information, der DNA, vorzunehmen, solange sie unter Stress steht.

K. Matt[1] konnte sehr schön nachweisen, wie sich genau diese, im Laufe des Lebens zunehmend eingeschränkte DNA-Reparaturkapazität im Zuge einer Mayr-Kur wieder normalisierte. Ein Effekt von enormer, weitreichender Bedeutung für das ungestörte Funktionieren unseres gesamten Organismus. Auch unsere Mitarbeiterinnen und Mitarbeiter sind immer wieder von den häufig deutlich sichtbaren Effekten bei unseren Kurgästen begeistert. Diese sehen oft so viel frischer aus und in ihren Bewegungen steckt auf einmal so viel Vitalität! Wir freuen uns alle auch über Rückmeldungen wie die eines internistischen Kollegen, der uns erstaunt fragte: »Was haben Sie mit der alten Dame gemacht?« (Sie war in den späten Achtzigern.) »Ihr geht es jetzt so gut wie seit zwanzig Jahren nicht mehr!«

Sind Sie bereit, Ihr Essen zu genießen? Sie werden sagen: »Was für eine dumme Frage. Natürlich, jederzeit!« Aber ist das wirklich so? Wir gehen meist davon aus, multitaskingfähig zu sein, und zu einem gewissen Maß ist das auch zutreffend. Wir können gleichzeitig fernsehen, telefonieren und essen. Die einzelnen Tätigkeiten lassen sich selbstverständlich beliebig austauschen. Aber können Sie dabei das Essen wirklich genießen? Die gemütliche Situation – ja. Aber echter Genuss braucht Wahrnehmung und Achtsamkeit, und zwar möglichst ungeteilt. Für uns bedeutet Gleichzeitigkeit ganz einfach aufgeteilte Aufmerksamkeit – geteiltes Leistungsvermögen (auch der Verdauung) = geteilte Wahrnehmung (und damit auch weniger Genuss).

So sorgen Sie für eine gute Verdauung

Nehmen Sie sich also genügend Zeit für Ihre Mahlzeit, mindestens eine halbe Stunde, ohne gedankliche oder äußere Ablenkung, Computer, Zeitung etc., selbst das Mobiltelefon ist nicht dabei. Alle Ihre Sinne stehen ungeteilt zur Wahrnehmung Ihres Essens bereit. Das ist doch gleichzeitig auch ein Zeichen Ihrer Wertschätzung dafür!

In einer Prä-Post-Studie, in der die Kombination von Schonung, Säuberung und Schulung des Magen-Darm-Trakts mit der angeleiteten intensiven stationären Übung der Achtsamkeit kombiniert wurde, zeigte sich, dass dies zu einer deutlichen Verbesserung der Lebenszufriedenheit und des achtsamen Umgangs im Alltag führen kann. Dieser Effekt ist auch länger anhaltend und unverändert drei Monate nach Therapieende noch nachweisbar.

Die Bauchorgane

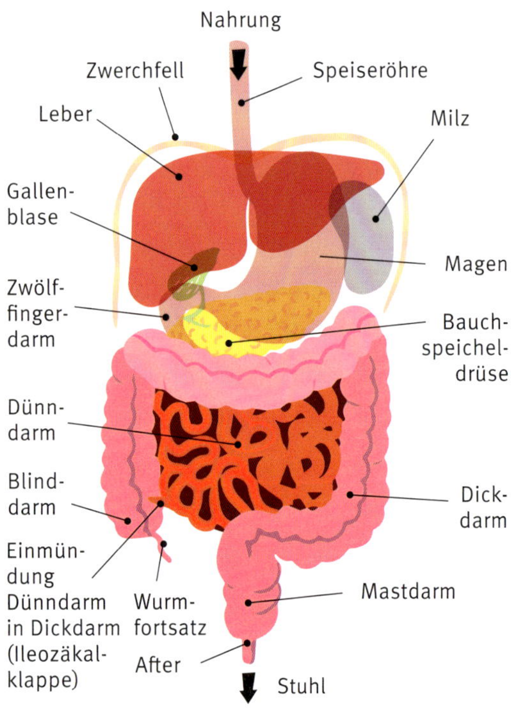

Wirrwitz-Bingger A. Ganzheitliche Ernährung bei Metabolischem Syndrom. 1. Aufl. Stuttgart: TRIAS; 2021.

Die »Mindfulness-Mayr« genannte Methode stützt sich auf Prinzipien, wie wir sie auch im Buddhismus finden.[2]

Im Mund: Kauen und Schmecken. Nun kann in entspannter Ruhe ein kleiner Bissen gut und aufmerksam gekaut werden, 30-mal soll es schon sein. So vermischt sich das Essen mit unserem Speichel und den darin enthaltenen Verdauungsenzymen, dringt in die Oberfläche der Zungenschleimhaut ein und erreicht die Geschmacksknospen. Die Aromen werden in der Wärme des Mundes freigesetzt, steigen zu den Riechzellen im Nasenrachen auf und informieren sie. Dann werden wir auch früher satt und zufrieden.

Bei hoch industrialisiertem Fastfood (»Fastfood« übersetzt heißt »schnelles Essen« – oder »fast food«, also »beinahe Nahrung«?) vertraut schon der Geschmacksdesigner nicht darauf, dass Sie gut kauen oder mit dem Eigengeschmack glücklich sein werden. Oder vielleicht fürchtet er sich auch davor? Jedenfalls werden Gewürze, Geschmacksverstärker und andere Zusätze verwendet, um auch nach dem nur flüchtigen Kontakt mit einem nebenbei hastig verzehrten Essen einen möglichst bleibenden, unverwechselbaren Eindruck zu hinterlassen. Optimal für die Industrie sollte ein suchtartiges »Craving« (Verlangen) nach genau dieser Marke Essen resultieren, nachhaltig und nicht austauschbar. Aber ist das auch in Ihrem Sinn?

Mit gutem Kauen und Schmecken kann der Genuss eines Lebensmittels richtig vermittelt werden, es kann ein bleibender Eindruck entstehen und unsere Instinkte beeinflussen und schärfen. So kann sich auch Zufriedenheit breitmachen ohne belastende Überfüllung. Ein sinnliches Fest!

Über die Speiseröhre in den Magen: Gut vorbereitet kann der Schluck jetzt über die Speiseröhre in den Magen gelangen. Und wenn genügend basischer Speichel, u.a. durch gutes Kauen im Mund

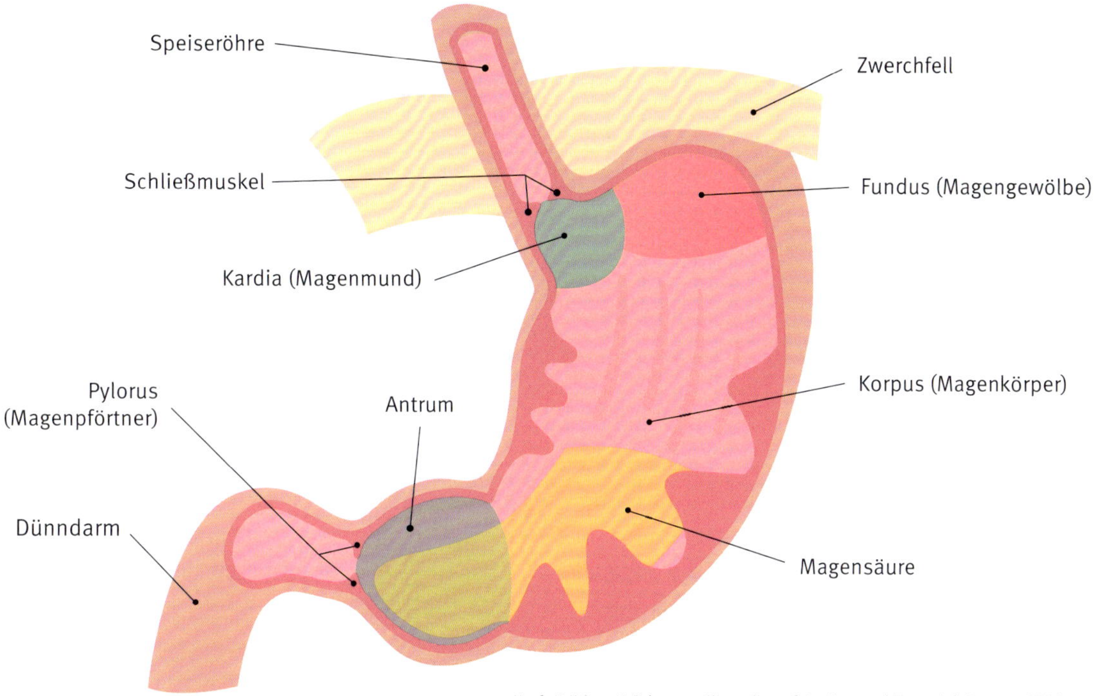

Haufe K, Kaltner U. Reizmagen. Wenn alles auf den Magen schlägt. 1. Aufl. Stuttgart: TRIAS; 2021.

Der Magen

produziert wird, dann ist die Schleimhaut gut vor einem sauren Reflux, dem Sodbennen geschützt.[3]

Der Magen hat die Möglichkeit, als Vorratskammer zu dienen, um abzuwarten, bis der Stress nachlässt und die für die Bearbeitung notwendige Ruhe eintritt. Das ist die Voraussetzung dafür, dass der Vaguseinfluß (der Parasympathikus – im Ruhezustand aktiv –, steuert die Verdauungsvorgänge nach dem Motto »rest and digest«) den stressigen Sympathikus (mit der Aufgabe »fight or flight«, also Kampf oder Flucht) überwiegt, und somit genügend Energie für die Verdauungsarbeit zur Verfügung steht. Der Vagusnerv mit seiner ausgleichenden Wirkung bildet im parasympathischen Nervensystem die Verbindung zwischen Gehirn und Verdauungsorganen (wie auch den meisten übrigen inneren Organen).

Eine hochkonzentrierte Magensäure steht für das Fremde bereit, das in den Körper gelangt, um mitgeschluckte Mikroorganismen unschädlich zu machen und um die Nahrung für die weitere Aufspaltung vorzubereiten. Jedes Essen bedeutet zunächst einmal Arbeit. Dazu wird freie Energie benötigt, und zwar unter Umständen richtig viel. Mit der damit verbundenen sogenannten postprandialen Müdigkeit, die lähmend ist und einen im Anschluss an eine zu üppige Mahlzeit richtiggehend überfällt, haben wohl schon die meisten Erfahrung gemacht.

Wer richtig müde und erschöpft ist, der sollte sich zunächst erholen und ausschlafen, bevor er dem Körper diese zusätzliche Aufgabe aufhalst, das gilt besonders für den Abend. Sonst wird die Nahrung ziemlich unbearbeitet über Stunden liegen bleiben – ein Prozess, der dem Inhalt mit Sicherheit nicht guttäte. Um mit F.X. Mayr zu sprechen: »Wer vor dem Schlafengehen ein reichliches Nachtmahl zu sich nimmt, gleicht einem Lokführer, der seine

Das Darmhirn

Zwischen den Muskellagen der Darmwand eingebettet liegt das enterische Nervensystem, das »Darmhirn«. Mit seinen ca. 100 Millionen Nervenzellen enthält es weit mehr als das Rückenmark.[4]

Der Informationsfluss läuft in beide Richtungen: Zu 90 Prozent vom Darm zum Hirn, zu zehn Prozent in die Gegenrichtung. Dabei werden ununterbrochen Informationen über die mechanische und chemische Situation im Darm und in seiner Wand vermittelt und koordiniert. Das geschieht auf verschiedenen Wegen: über Nervenimpulse, Hormone, Botenstoffe und auch über Stoffwechselprodukte aus dem Darm und hat starke Auswirkung auf unseren emotionalen Gemütszustand.

Maschine vollheizt und danach in den Lokschuppen stellt«.

Vom Magen in den Dünndarm: Im normalen Ablauf werden die sehr muskelstarken Magenwände die Speise in der »Magenmühle« bis auf zwei Millimeter Größe zerkleinern, bevor diese Nahrungspartikel in Kleinstportionen über den Pförtner am Magenausgang in den anschließenden Zwölffingerdarm gelangen. Das braucht Zeit, etwa vier bis sechs Stunden, bis der Magen nach einer Mahlzeit wieder leer ist. Nur Wasser geht schnell durch, wenn die Temperatur stimmt; selbst ein Glas Milch braucht mehrere Stunden, am Abend und unter Stress noch wesentlich länger. Das kann dann Dyspepsie, Reflux, Schnarchen usw. verursachen. Deshalb ist spätes Essen und selbst das Trinken von Milch am Abend ungünstig. Ich finde es immer wieder faszinierend zu erleben, wie sich schon nach wenigen Tagen einer Mayr-Kur diese Beschwerden zumindest deutlich bessern, oft sogar ganz verschwinden.

Im Zwölffingerdarm, dem obersten Dünndarmabschnitt, wird Gallensaft aus der Leber über die Gallenwege zum Emulgieren der Fette in den Speisebrei zugemischt. Dadurch werden die Fetttröpfchen kleiner und bekommen eine größere Oberfläche, was deren weitere Bearbeitung stark erleichtert.

Aus der Bauchspeicheldrüse werden die Enzyme bereitgestellt: Amylasen zur weiteren Aufspaltung von Kohlenhydraten in Zucker, Proteasen zur Spaltung von Eiweiß in Aminosäuren und Lipasen, die für die Umwandlung von Fetten zu Fettsäuren benötigt werden. Je besser diese Vorbereitungsarbeiten gelingen, desto leichter tun sich dann die Enzyme des Bürstensaums der Darmschleimhautzellen (Mikrovilli der Enterozyten), die kleinmolekularen Strukturen zu schaffen, die dann erst gut resorbiert werden können. Das ist ein ganz entscheidender Vorgang für unsere Gesundheit. Sonst können die nicht vollständig aufgespaltenen Nahrungsteile die Darmwand nicht passieren und gelangen nicht ins Blut, wie wir das gerne hätten. Was länger im Darm verbleibt, steht dann den Bakterien über Gärungs- und Fäulnisprozesse als Nahrungsquelle zur Verfügung.

Damit diese Verdauungsaufgaben im Dünndarm gut erledigt werden können, ist das Zusammenwirken der verschiedenen Muskelschichten in der Darmwand nötig. Die Ringmuskulatur sorgt für den innigen Kontakt der durch die unzähligen Darmzotten frotteeartig strukturierten Schleimhaut mit dem Nahrungsbrei. Erst so können die Nährstoffe optimal bearbeitet werden. Die hier nicht verdaubaren Anteile werden mittels der muskulären Reinigungskontraktionen weitertransportiert.

Der Vagusnerv ist dabei ein zentraler Kommunikationsweg. Dem Organismus muss das schon sehr wichtig sein, denn im Verdauungstrakt haben wir eine unglaubliche Dichte an Nervenknoten, sogenannten Ganglien. Neunzig Prozent der Nervenfasern leiten vom Bauch zum Hirn und können vermitteln, ob und welche Nährstoffe dem Körper fehlen. Nur etwa zehn Prozent gehen den umgekehrten Weg. Da könnte man schon die Frage stellen, wer da eigentlich der Chef ist – das Bauch- oder das Kopfhirn? Entwicklungsgeschichtlich betrachtet war zuerst das Darmhirn da, auch wenn wir das nicht so gerne akzeptieren wollen. Die Begriffe »Bauchgefühl«, »aus dem Bauch heraus« und »Wut im Bauch« existieren nicht nur im übertragenen Sinne.

Im Darm entstehen eine Menge an Stoffwechselprodukten aus unserer Darmbesiedlung mit Mikroorganismen, dem Mikrobiom, sowie an Botenstoffen, die unseren Alltag stark beeinflussen können. Hohe Konzentrationen finden sich an unseren »Glückshormonen« Dopamin und Serotonin. Das hat Auswirkungen auf die Stressverarbeitung und psychische Funktionen, ja selbst auf psychische und neurologische Erkrankungen wie Depres-

Leber, Galle und Pankreas

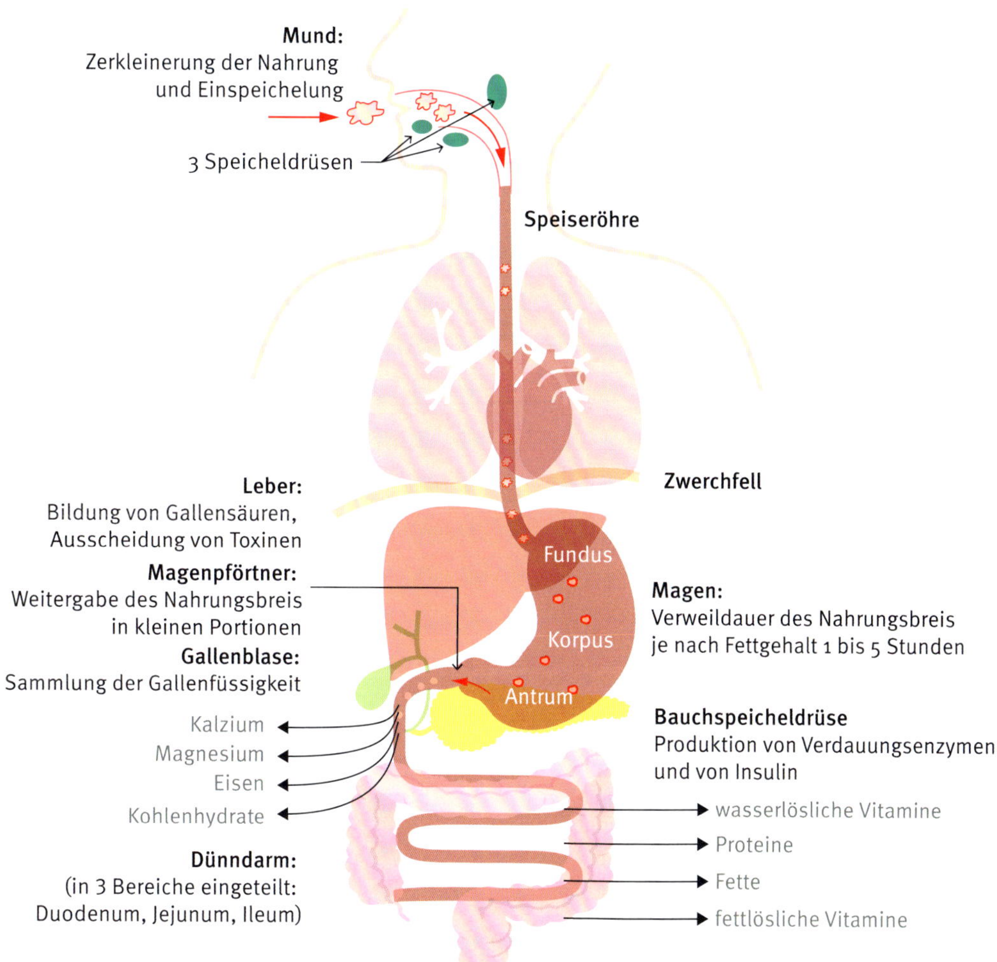

Ledochowski M. Ist es wirklich Reizdarm? 1. Aufl. Stuttgart: TRIAS; 2022.

Die Leber mag's bitter

Bitterstoffe in der Nahrung fördern den Gallefluss und unterstützen die Verdauung, indirekt auch eine Gewichtsabnahme. Im ganzen Körper sind eigene Rezeptoren für »bitter« vorhanden. Leider wurden die in vielen Gemüsesorten natürlich vorhandenen Bitteranteile zu einem großen Teil herausgezüchtet.
Wo sind Bitterstoffe versteckt? In Kräutern wie Löwenzahn, Brennnessel und Giersch, in Gewürzen wie Salbei, Kurkuma, Senfkörnern, Estragon, Thymian, Zimt und Ingwer, in Gemüse wie Spinat, Mangold, Artischocken, Chicorée, Rucola, Endivien, Oliven und Grünkohl sowie in Kaffee, grünem Tee und Bier.
Gut bekannt sind die verschiedenen bitteren Verdauungstees (Seite 92), Aperitifs oder Magenbitter. Richtig eingesetzt sind das gleichzeitig pflanzliche Heilmittel und effektive Basen- und Mikronährstoffspender.

sionen, Parkinson, Demenz oder Autismus. Aber unser Mikrobiom ist auch an der Produktion des Schlafhormons Melatonin für einen stabilen Tag-Nacht-Rhythmus beteiligt und spielt eine zentrale Rolle bei der Regulierung des Östrogenspiegels.

Einer der zentralen Mechanismen der Kommunikation zwischen mikrobieller Besiedlung und zentralem Nervensystem läuft auch über neuroinflammatorische und immunoinflammatorische Prozesse. Das heißt, Entzündungsvorgänge aus dem Darm, selbst »stille« subklinische, führen zu entzündlichen Reaktionen im Nerven- und Immunsystem. Entscheidend ist dafür, wie gut oder schlecht die Schleimhautbarriere im Darm funktioniert.

Die Leber ist unsere faszinierende Chemiefabrik und ein bewundernswertes, ständig aktives Entgiftungsorgan. Alles, was vom Darm resorbiert wurde und mit der Pfortader zur Leber kommt, wird dort von Immun- und Fresszellen untersucht und gegebenenfalls aus dem Verkehr gezogen, bevor die umfangreichen Stoffwechsel- und Entgiftungsvorgänge in der Leber stattfinden.

Die Leber kann nach dem Essen bei hoher Belastung etwa 50 Prozent der aufgenommenen und aufgespalteten Glukose in der Speicherform Glykogen vorübergehend in ihren Zellen deponieren. Ähnlich reagiert sie bei hoher Fettbelastung mit Fetteinlagerung. Um optimal funktionieren zu können, müssen ausreichend basische Mineralstoffe verfügbar sein (siehe Kapitel Säure-Basen-Haushalt ausbalancieren, ab Seite 77). Auch für einen Leberwickel (Seite 55) ist sie recht dankbar.

Die Leber schmerzt in der Regel nicht, doch woran erkennt man, dass es ihr nicht gut geht? Man kann sagen, der Schmerz der Leber ist die Müdigkeit. Die Müdigkeit, besonders nach dem Essen, ist ein deutliches Kriterium dafür, dass die Leber überfordert ist.

Vom Dünndarm in den Dickdarm: Was im ziemlich bakterienarmen Teil des Dünndarms nicht aufgenommen wird, gelangt weiter durch den Darmschlauch bis in den Dickdarm, von wo aus die nicht verwertbaren Nahrungsreste über den Enddarm ausgeschieden werden. Im Dickdarm gibt es eine schier unglaubliche Dichte an Bakterien, die alle nur darauf warten, dass endlich Futter für sie kommt. Hier ist es finster, schön warm und feucht – alles zusammen ideale Bedingungen für Fermentationsprozesse, die es zu vermeiden gilt.

Die überragende Bedeutung der Darmgesundheit

Schauen wir uns einmal genauer an, warum ein gesunder Darm, das Zentrum unseres Körpers, für die Gesundheit des ganzen Organismus so eine große Rolle spielt – und was bei Defekten passiert.

Die Darmschleimhaut: Aufnahme und Schutz vor Aufnahme

Der Körper steht im Grunde vor einem großen Dilemma. Schon jedes Kind weiß, dass man essen muss, um groß und stark zu werden. Aber jedes Nahrungsmittel stellt zuallererst einen Fremdkörper für unseren Organismus dar, vor dem er sich auch schützen muss. Genauso, wie vor den unzähligen Mikroorganismen wie Bakterien, Viren, Pilzen und Parasiten sowie vor Toxinen, die über den Mund in unser Inneres gelangen.

Was es einmal durch Mund und Magensaft geschafft hat, trifft im Dünndarm auf eine einschichtige Schleimhaut, die eine höchst wirksame Barriere darstellt. Im Darm ist noch nicht *im* Körper! Dieser ca. sieben bis acht Meter lange Verdauungsschlauch entspricht vielmehr einer eingestülpten Außenwelt, die uns vom Mund bis zum After durchzieht. Wie wir an den Beispielen von Erbrechen oder Durchfall sehen, besteht hier immer noch die Chance für unseren Körper, sich rasch und effektiv von Unerwünschtem zu befreien, bevor es ins Körperinnere aufgenommen wird.

Die Schleimhautbarriere

An der Schleimhautbarriere entscheidet sich, was in den Organismus hineingelangen darf und was draußen bleiben muss, weil der Organismus sich schützen will und folglich die Aufnahme blockiert.

Es stehen verschiedene Schutzmechanismen zur Verfügung:

- eine bakterielle Schutzschicht durch ein gesundes, artenreiches Mikrobiom. In einer funktionierenden, symbiotischen Zusammensetzung bietet sie einen effektiven Schutz (Kolonisationsresistenz) gegenüber krankmachenden Arten, Viren, Parasiten usw. (Mehr dazu im Kapitel über das Mikrobiom, Seite 23).
- die darunter liegende ziemlich dichte Schleimschicht (Mukus). Das Bakterium Akkermansia muciniphila baut diese Schleimschicht auf der Schleimhaut ab und regt dadurch deren Neubildung an. Es geht um das richtige Maß. Ein Zuwenig ist ebenso wie ein Zuviel nicht gut für eine optimale Funktion.
- dichte Verbindungen zwischen den Zellen der Darmschleimhaut wie Tight junctions, Zonula occludens, Desmosomen etc., die als physikali-

sche Barriere wirken und die Zwischenzellräume abdichten.
- das Immunsystem im Bereich der Transitstrecke zur Lymphe und zum Blut mit ihren Fress- und Abwehrzellen. Je nach Intensität der Aktivierung kann eine Immuntoleranz oder Abwehr initiiert werden. Das Dumme daran ist, dass diese oft unterschwellige Entzündung häufig nicht lokal begrenzt bleibt, sondern über die verschiedenen Darm-Organ-Achsen Auswirkungen auf den gesamten Organismus haben kann.

Wenn die Barriere defekt ist

Wenn diese Barrieremechanismen uns nicht ausreichend schützen können, dann kommt es zu Entzündungsvorgängen in der Darmwand. Zunächst meist in kleinen, lokalisierten Arealen und ziemlich unbemerkt, selbst bei endoskopischen Untersuchungen (Magen-Darm-Spiegelungen). Daher auch die Bezeichnung »stille« bzw. »stumme Entzündung« oder »Silent Inflammation«.

In einem ganz geringen Ausmaß dürfte dieser Prozess Teil einer normalen, gesunden Verdauung sein. Er ist wichtig, um unser Immunsystem für die Balance zwischen Abwehr und Toleranz zu trainieren. Wenn diese minimalen Entzündungsvorgänge aber größere Ausmaße erreichen und länger bestehen bleiben, stellen sie ein veritables, aber oft übersehenes Problem dar. Die Symptome sind einfach zu unspezifisch und dezent.

Dabei gibt es seit etlichen Jahrzehnten klare Beweise dafür, dass auch solche subklinischen Entzündungsvorgänge über Botenstoffe oder Kreuzreaktionen Auswirkungen auf alle Organsysteme haben können. Über neuroinflammatorische (Seite 20) und immunoinflammatorische (Seite 20) Wege befeuert eine »Silent Inflammation« die Entstehung chronisch degenerativer Erkrankungen (wie Diabetes, koronare Herzkrankheit, Morbus Parkinson, Alzheimer, vorzeitige Alterung, Krebserkrankungen u. v. m.).

Stress beeinträchtigt die Schutzmechanismen

Egal ob körperliche (z. B. durch zu viel Sport) oder psychische Überbelastung: Stress wirkt sich auf die Dichte der Schleimhautbarriere besonders im Darm negativ aus. Es kommt zu einer Auflockerung der Verbindungen zwischen den Zellen und da-

Die Schleimhautbarriere

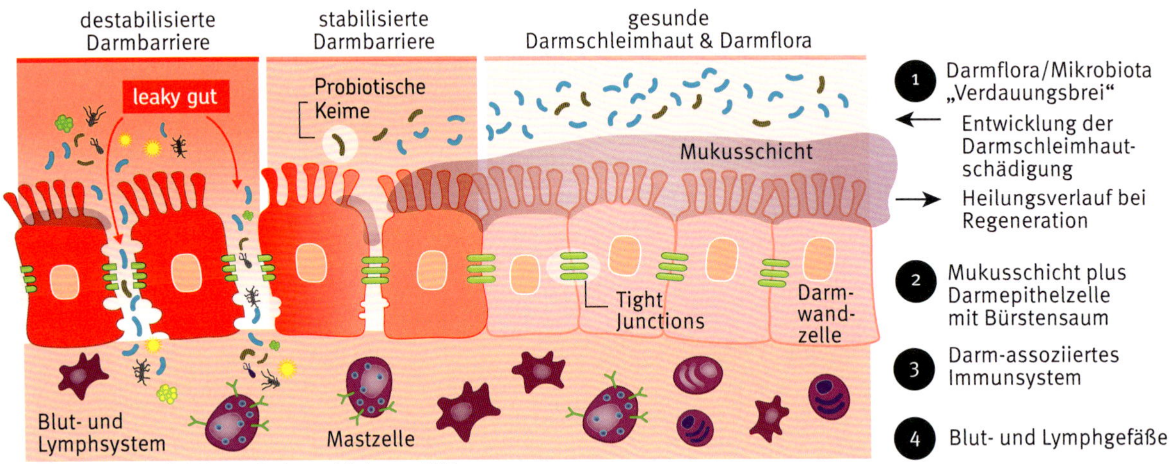

Chen N. MCAS - Mastzell-Aktivierungs-Syndrom. 1. Aufl. Stuttgart: TRIAS; 2023.

mit zu einer vermehrten Durchlässigkeit für Partikel, die eigentlich vom Immunsystem ferngehalten werden sollten. Ob Viren oder Bakterien, die dann eine Entzündung im Gewebe auslösen oder nicht völlig verdaute Nahrungsbestandteile, die in der Folge eine Allergie oder Unverträglichkeitsreaktion initiieren können – jede Entzündung und weitere (Zer-)Störung des Schleimhautschutzes hat über die Verbindungen wie Darm-Hirn-, Leber- oder Hautachsen weitreichende Auswirkungen auf den gesamten Organismus. Die resultierende stille Entzündung verursacht große und weitreichende gesundheitliche Probleme.

Daher ist unser Ziel bei der Nahrungsaufspaltung eine Zerkleinerung in Mund, Magen und Dünndarm bis zu dem Punkt, wo unsere Nahrungspartikel durch die intakte Schleimhaut aufgenommen werden können und von unserem Immunsystem nicht mehr als körperfremd identifiziert und abgewehrt bzw. bekämpft werden. Dieser Zustand wird als Immuntoleranz bezeichnet.

Das Mikrobiom

Bakterien gestehen wir in der Regel wenig Sympathien zu, wir verbinden sie oft mit mangelnder Hygiene. Dabei ist unser Mikrobiom mit seinen Stoffwechsel- und Immunfunktionen für uns lebenswichtig. Mittlerweile wird es sogar als eigenes Organ angesehen.

Der Mensch besteht aus etwa 10 Billionen (10^{13}) Zellen. Zusätzlich finden sich auf und in ihm mindestens ebenso viele Bakterien, etwa 90 Prozent davon allein im Verdauungstrakt. Die als Darmschlauch eingestülpte Oberfläche gleicht damit einer Bakterien-Schlauchkultur, einem Fermenter mit einem angeschlossenen Organismus – damit sind wir gemeint, die Menschen.

Bei gesunden Erwachsenen gehören mehr als 90 Prozent der über tausend verschiedenen Darmbakterien zu den vier dominierenden Phyla (Bakterienstämmen) Firmicutes, Bacteroidetes, Actinobacteria und Proteobacteria. Bei einem Ungleichgewicht, einer Dysbiose, kommt es zu einer Reduktion der Bakterienvielfalt (Diversität) und es überwiegen einzelne Gattungen, zumeist eiweißverwertende Proteobakterien bei Fäulnisprozessen im Darm. Dabei entstehen dann entzündungsfördernde und zelltoxische Stoffwechselprodukte wie Bakteriocine, Ammoniak, Indole und Phenole. Dahingegen finden wir oft einen Mangel an Säurebildnern wie Laktobazillen und Bifidobakterien mit ihren antimikrobiellen, antiviralen, immunmodulierenden und immunstimulierenden, entzündungshemmenden, verdauungsfördernden Eigenschaften.

Bezüglich der uns besiedelnden Viren, Pilzen, Parasiten usw. wissen wir derzeit nur wenig. Aber eines steht fest: Eine gute Diversität des Darmmikrobioms bietet uns die besten Voraussetzungen für eine gute Balance.

Unser Lebensstil zusammen mit unseren Essgewohnheiten lässt in unserem Darm ein eigenes, spezielles Milieu entstehen. In der Folge siedelt sich diejenige Mikrobiota hier als Untermieterin an, für die die Umgebungsbedingungen ideal ist. So entsteht ein höchst persönliches Mikrobiom, ähnlich individuell wie ein Fingerabdruck. Bei einer abrupten Veränderung der gewohnten Ernährung können diese Mikroorganismen sich wie die Hausherren aufspielen und sehr nachdrücklich ihre Gewohnheitsrechte einfordern. So wie wir das beim Zuckerentzug kennen.

Was die Zusammensetzung des Mikrobioms beeinflusst

Ernährung: Eine veränderte Nahrungszusammensetzung, aber auch Nahrungsmangel oder -überangebot können das Darmmikrobiom relativ schnell verändern. Verträgliche Ballaststoffe, z. B. fermentierte, fördern die Biodiversität des Mikrobioms.

Darmschleimhaut: Das Zusammenspiel zwischen den Kohlenhydraten aus der Nahrung und den Verdauungsenzymen der Bauchspeicheldrüse sowie des Bürstensaums der Darmschleimhaut beeinflussen die Glykosylierung der Darmschleimhaut und der chemischen und biochemischen Bindung von Zuckern an Fette, Eiweiß oder sekundäre Pflanzenstoffe. Zum einen wird das Angebot an Kohlenhydraten, die den Bakterien als Kohlenstoffquelle zur Verfügung stehen, zum anderen deren Adhäsion (Anhaftung an die Schleimhaut) verändert.

Immunsystem: Auch in Abwesenheit von Entzündungen ist das Immunsystem aktiv und reguliert beständig das Darmmikrobiom.

Psyche: Die Psychoneuroimmunologie und die Psychoneuroendokrinologie bestätigen die engen Interaktionen von Psyche, Darm, Immun- und Hormonsystem.

Oxidativer Stress, Bakteriophagen und Bakteriocine können die Veränderungen des Mikrobioms bis hin zu einer Dysbiose bewirken.

Medikamente, z. B. Metformin oder Antibiotika. Bei einigen Medikamenten ist der negative Einfluss auf das Mikrobiom bereits nachgewiesen und kann tiefgreifende und langanhaltende Auswirkungen haben.

Verschiedene Umwelteinflüsse bewirken eine Veränderung des Darmes und seines Mikrobioms

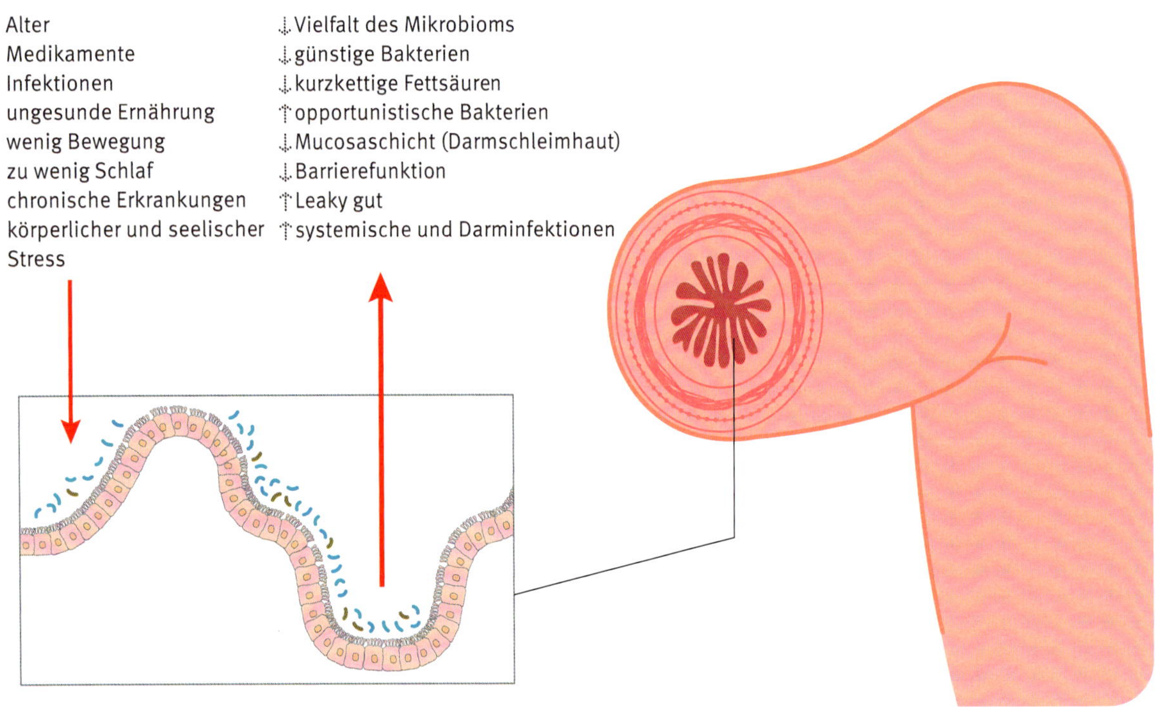

Schlechte Ernährung und Antibiotika

Unsere »westliche« Ernährung mit wenig Ballaststoffen, viel stark verarbeiteten Produkten, raffinierten Zuckern, reichlich Fett und tierischem Protein führt zu einer geringen Vielfalt der Darmmikrobiota. Dadurch werden chronisch entzündliche Darmerkrankungen sowie generell Entzündungen gefördert, aber auch die Entstehung verschiedener metabolischer und Krebserkrankungen. Natürlich auch Adipositas. Wenig Bewegung und Stress tragen noch das ihre dazu bei.

Auch Antibiotika können die harmonische Symbiose innerhalb der Mikrobiota des Darms empfindlich stören und uns krank machende Bakterien eine freie Nische für ihr Überleben anbieten. Diese »Antibiotika-Dysbiose« kann abhängig von der Art des Antibiotikums sogar über Monate bis hin zu mehreren Jahren andauern und sehr unangenehme, hartnäckige Beschwerden auslösen.[5]

Wenn wir diese und alle weiteren Einflussfaktoren berücksichtigen, dann erkennen wir auch sehr klar, dass die Therapie einer Dysbiose ebenfalls multimodal sein muss. Es wird nicht ausreichen, nur ein Probiotikum zu schlucken. Um wieder nachhaltig ins Gleichgewicht zu kommen, werden wir auch die Faktoren verändern müssen, die diese Balance stören.

Darmträgheit: folgenreich, verbreitet, aber unbekannt

In seinem ersten Buch schreibt F.X. Mayr schon 1912, was passiert, wenn der Darm müde ist und ihm die Kraft fehlt, um sich richtig an den Nahrungsbrei anschmiegen und ihn aufnehmen zu können. Dann kann er sich natürlich auch nur langsam und unvollständig wieder leer und sauber machen. So entsteht ein ideales Milieu für Bakterienwachstum, eine regelrechte Brutkammer. Wie Motten zum Licht streben die Darmbakterien und Pilze dieser »Futterstelle« zu. Wenn dieser träge Darmabschnitt im Dünndarm liegt, dann wachsen diese gefräßigen Mikroorganismen aus dem Dickdarm nach oben und es kommt zu einem bakteriellen Überwucherungssyndrom (»small intestinal bacterial overgrowth«, SIBO), bei dem schon ziemlich bald nach dem Essen die Beschwerden der Fehlverdauung spürbar werden.

Wie bereits erwähnt, geschieht aber auch im Dickdarm noch einiges, was unsere Gesundheit und unser Wohlbefinden betrifft (Seite 20). Je nach den durch unsere Lebensweise angezüchteten Bakterienstämmen einerseits und weiter aufspaltbaren Rückständen im Nahrungsbrei andererseits kommt es eher zu Gärungs- oder zu Fäulnisprozessen mit potenziell toxischen Stoffwechselprodukten. Die Folgen spüren wir über verschiedene Darmbeschwerden, Blähungen und den sauren oder fauligen Geruch der Winde oder des Stuhls.

Wenn der Verdauungstrakt überfordert ist

Wie immer geht es also auch hier um das richtige Maß – um die Berücksichtigung der individuellen Verdauungsleistung im jeweiligen Moment. Zu wenige Ballaststoffe über längere Zeit beeinträchtigen die Ernährung der Schleimhautzellen im Dickdarm und reduzieren die für unsere Gesundheit wichtige Artenvielfalt des Mikrobioms, doch ein Zuviel verursacht die oben genannten Probleme und Gesundheitsstörungen.

Die Folgen von Überforderungszuständen des Verdauungstrakts führen zu den verschiedenen Bauchformen (Seite 14), die wir bereits kennengelernt haben. Die äußere Erscheinung des Bauchs wird in erster Linie vom Dünndarm geprägt. Wie schon der Name andeutet, ist er bei einem guten, normalen Spannungszustand in etwa kleinfingerdick und braucht wenig Platz, trotz seiner Länge von einigen Metern. Gut tonisiert kann er seine frotteeartig strukturierte innere Oberfläche mit seiner Unzahl an Darmzotten optimal mit dem Nahrungsbrei in Kontakt bringen. Dafür sorgt die Ringmuskulatur. Die verschiedenen Nervennetzwerke in der Darmwand steuern die dafür nötigen Muskelaktionen, auch die der Längsmuskeln, die für den Transport des Darminhalts verantwortlich sind.

Eine Reizung der Schleimhaut im Darm führt, wie auch sonst im Körper, zunächst zu einer Gegenreaktion: Der Darm schmerzt und verkrampft sich, dadurch wird der Bauch mehr eingezogen. Wenn der zugrunde liegende Reiz bald aufhört, dann normalisiert sich alles und der Darm geht wieder in den normalen Spannungs- und Funktionszustand zurück.

Was aber, wenn der Darm ständig überfordert und überreizt wird? Irgendwann wird die Gegenreaktion für den Organismus zu anstrengend und erscheint sinnlos. In der Folge wird der Darm müder, damit auch seine Muskulatur. Er gibt nach, wird weiter und länger, weniger sensibel, der Transport wird langsamer, seine Reinigung inkomplett. Das Resultat dieser Stagnation, nämlich die präkare vermehrte Fermentation, haben wir schon erwähnt (Seite 20). Optisch ist klar zu erkennen, dass der Darm eindeutig mehr Platz braucht und der Bauch größer wird.

Sie sehen jetzt, ein großer Bauch kann, muss aber nicht mit zu viel Fett und Gewicht verbunden sein. Je länger diese Überforderung bestehen bleibt, desto deutlicher werden die Folgen der vermehrten Belastung durch die Giftstoffe aus dem Darm, die Enterotoxine, für uns über Energiemangel und Müdigkeit spürbar.

Durchfall trotz trägen Darms?

Oft bekomme ich dann energischen Einspruch zu hören: »Träger Darm? Ich habe eher Durchfall!« Das kommt nicht selten vor und ist kein Widerspruch. Ein träger Darm kann sich nicht ganz zusammenziehen und vollständig entleeren, dadurch ist die Verweildauer des Verdauungsbreis erhöht und es bilden sich mehr Gase, die dann schon auf geringe zusätzliche Reize gehörig Stuhldrang auslösen. Das Resultat kann ein weicher bis flüssiger Stuhl sein, manchmal überzeugend drängend, aber nicht entleerend, sondern nur, bis der Überdruck weg ist. Der Rest bleibt im trägen Darm liegen, füttert die Bakterien, bildet Gase und erneut

Tonusveränderungen des Dünndarms

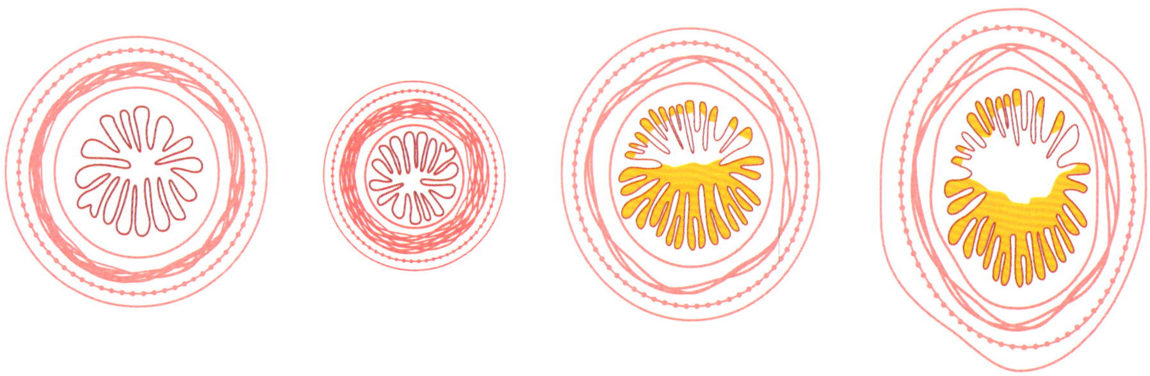

(1) Normotonus mit gutem Kontakt von Schleimhaut und Nahrungsbrei

(2) Hypertonus mit Muskelspasmus

(3) Hypotonus mit Stagnation von Nahrungsbrei, Zersetzung und Gasbildung

(4) Atonie (z.B. bei Mega-/Dolichocolon) mit Gärung und Fäulnis

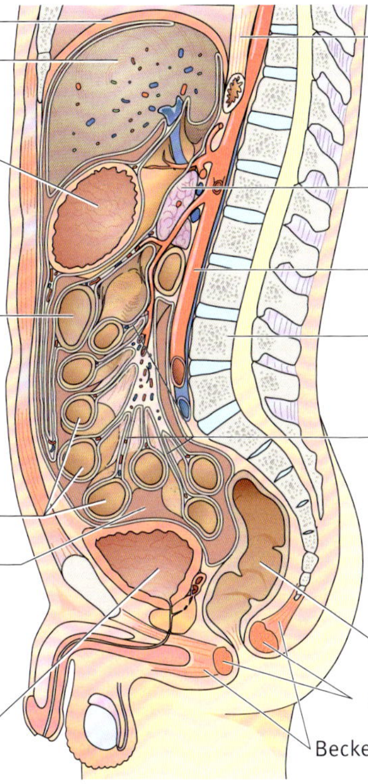

Schünke M, Faller A. Der Körper des Menschen. 18., unveränderte Auflage. Stuttgart: Thieme; 2020.

Seitlicher Schnitt durch den Bauchraum

einen Überdruck aus. Ein sich selbst unterhaltender Kreislauf. Was Sie durchaus auch selber erkennen können: Bei einem leeren Darm mit gutem Tonus wird auch die Bauchform wieder schön klein und flach, der Körper richtet sich wieder auf und bekommt seine Spannkraft zurück. Ein Prozess, den zu beobachten im Verlauf der Kur viel Freude macht.

Ganz wichtig ist es, zu verstehen, dass diese Prozesse physiologische, funktionelle Veränderungen darstellen. Das bedeutet, dass Ärztin oder Arzt häufig trotz Beschwerden keine manifeste »Krankheit« diagnostizieren können. Dass noch keine Krankheit erkennbar ist, muss man sehr positiv sehen, denn so können Sie frühzeitig und effektiv gegensteuern, wenn Sie die Reaktionen Ihres Körpers verstehen! Der Darm wird Ihnen vertraut. Und damit sind prinzipiell auch über weite Strecken eine Erholung und sogar Rückbildung dieser Veränderungen möglich.

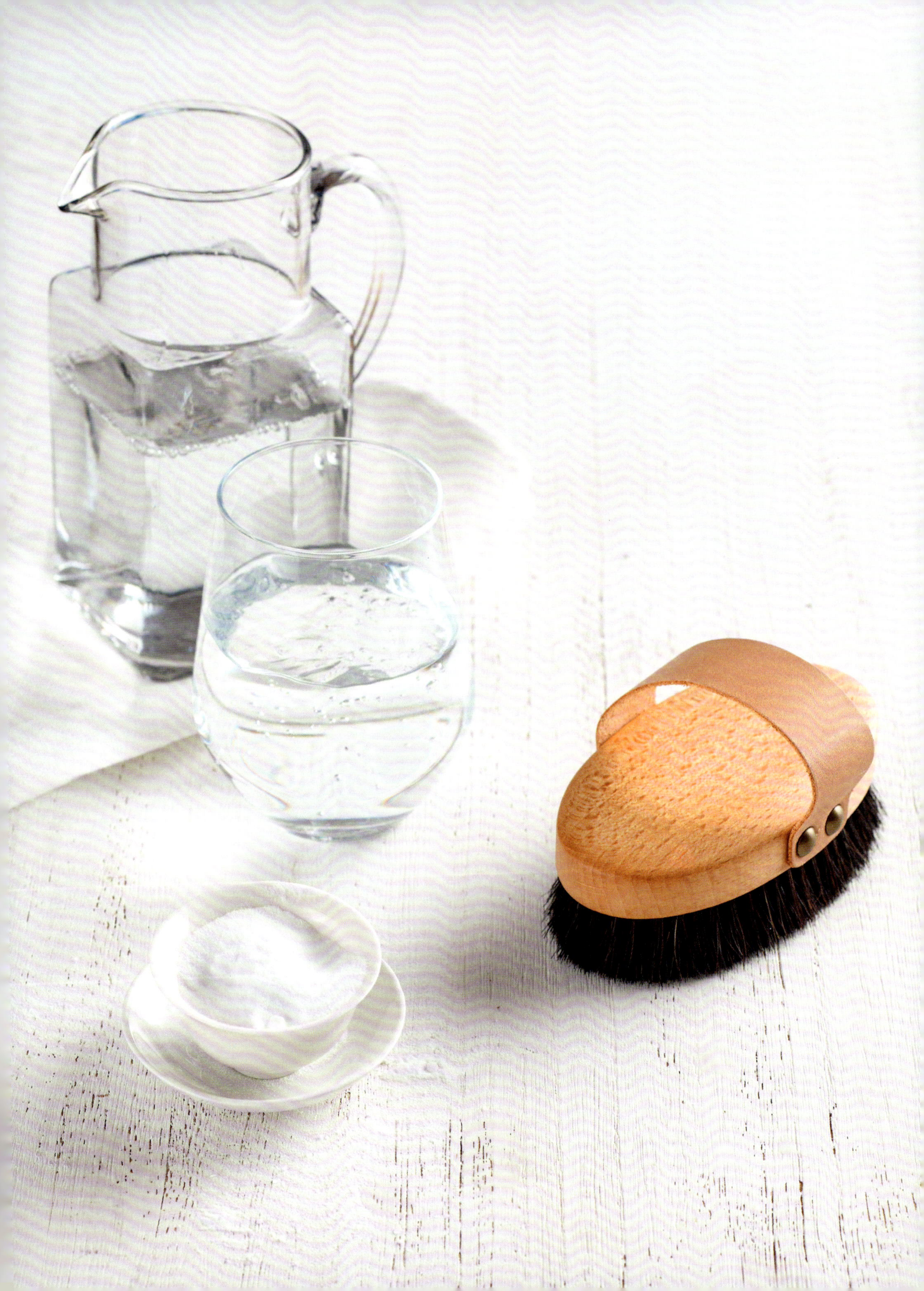

Heilwirkungen und Prävention

Durch die umfassenden Entlastungs- und Reinigungsprozesse im Körper hat eine mehrwöchige Mayr-Kur sehr starke gesundheitliche Auswirkungen. Das bleibt nicht auf den Darm beschränkt, sondern betrifft letzten Endes alle Organe und jede Körperzelle.

Hilft mir die F.X.-Mayr-Kur?

Werde ich gefragt, bei welchen Beschwerden ich eine Mayr-Kur empfehle, gilt für mich: Immer dann, wenn ich feststelle, dass der Verdauungstrakt nicht wirklich in Ordnung ist, unabhängig von der Diagnose.

Ich kann natürlich nicht versprechen, dass alle Beschwerden durch eine Mayr-Kur verschwinden werden, das wäre absolut unseriös. Aber ich weiß, dass sich durch die Kur viele spürbare Verbesserungen ergeben und der Körper wieder in die Lage versetzt wird, seinen »inneren Arzt« zu aktivieren und die eigenen Reparaturprozesse in Gang zu setzen. Dadurch können viele Probleme eine deutliche Besserung erfahren, die auf den ersten Blick gar nicht mit dem Darm gekoppelt sind.

Der große Vorteil einer Therapie nach F.X. Mayr liegt in der individuell angepassten Kurgestaltung, so dass auch Patientinnen und Patienten mit ernsthaften Begleit- und Grunderkrankungen, für die andere Heilfastenmethoden nicht in Frage kommen, auf diese Weise wirksam behandelt werden können. Außerdem kommen zu der reinen Kalorienreduktion noch viele weitere therapeutische Maßnahmen zum Tragen.[6]

Wenn der Darm gesund ist, ohne Gärung und Fäulnis, dann ist die Lymphe klar und das Blut unbelastet. Alle Zellen können gut ernährt werden und arbeiten. Wie bereits erwähnt sagte F.X. Mayr: »Wenn die Wurzel einer Pflanze gesund ist, dann kann sie auch gut gedeihen. Und der Darm ist das Wurzelsystem für die Pflanze Mensch«. Eine Mayr-Kur ist daher ideal zur Prophylaxe und bei beginnenden Beschwerden, weil die körpereigenen Selbstregulationsprozesse noch sehr verlässlich arbeiten und sich der Erfolg schnell einstellen kann. Das Achtsamkeitstraining, das zur Mayr'schen Esskultur gehört, wirkt nachhaltig, ermöglicht ein Erfahrungswissen und damit eine Selbstwirksamkeit.

Ich möchte nochmals darauf hinweisen, dass Sie sich bei bestehenden Erkrankungen und bei Medikamenteneinnahme von einer Ärztin oder einem Arzt begleiten lassen sollen. Dadurch können Sie das ganze Potential ausschöpfen, dass Ihnen eine gut geführte, ausreichend lange Mayr-Kur bieten kann. Werden Sie nicht zu Ihrem eigenen »Kurpfuscher«!

Nicht nur meine eigenen Beobachtungen, sondern auch etliche Studien zeigen deutlich, dass sich eine Mayr-Kur und die Ernährung nach den Prinzipien von F.X. Mayr positiv auf die Gesundheit auswirken. So sind in einer Anwendungsbeobachtung eindrückliche Veränderungen von klinischen

Messdaten, subjektiven Beschwerden und Blutlaborparametern durch die F.X.-Mayr-Therapie zu beobachten[7]. Die Ergebnisse legen nahe, dass die Therapie nach F.X. Mayr einen stark positiven Effekt auf die häufigsten Beschwerdebilder hat und vor allem jene Stoffwechselparameter verbessert werden, die die häufigsten Zivilisationserkrankungen begünstigen.

Eine weitere Studie, die auch meine eigenen Erfahrungen aus der Praxis einbezieht, zeigt, dass die F. X.-Mayr-Kur geeignet sein dürfte, um Risikoparameter wie erhöhtes Körpergewicht, erhöhte Werte bei Waist-to-Hip-Ratio, Cholesterin, Triglyceriden und Blutdruck therapeutisch zu behandeln. Durch Senkung des Nüchtern-Blutzuckers dürfte eine vorbeugende Funktion gegen Diabetes Typ II bestehen. Alle anderen Blutwerte bleiben stabil.[8] Somit stellt die unter ärztlicher Aufsicht durchgeführte F.X.-Mayr-Kur eine sichere und effektive Methode zur Prävention des metabolischen Syndroms (Seite 32) dar. Darüber hinaus wird durch die nachweislich verbesserte physische und psychische Befindlichkeit ein Anreiz zur Lebensstilveränderung gesetzt.

Schauen wir uns deshalb im Folgenden einige Erkrankungen und Beschwerdebilder an, bei denen wir die Erfahrung gemacht haben, dass die Mayr-Ernährung helfen kann.

Magen-Darm-Krankheiten

Magen-Darm-Krankheiten, funktionelle Beschwerden, Reizdarm, Dyspepsien und Reflux sind äußerst häufig. Es ist verblüffend, wie schnell sich die oft über viele Jahre bestehenden Beschwerden im Rahmen einer Kur bessern können!

Wie die Mayr-Kur hilft: Durch die Unterstützung der Darmentleerung mittels salinischer Wässer und eine mehr oder weniger intensive Fastenphase kommt es zur Entlastung von gereizten Darmabschnitten. Krankmachende Mikroorganismen werden dadurch reduziert und die Irritation der Schleimhaut und des enterischen Nervensystems geht zurück. In der Folge normalisiert sich die Motilität im Verdauungstrakt und funktioniert nach einer Kur wieder besser. Durch die Eigenerfahrung während der Kur und das bessere Problemverständnis ist man auf den Alltag besser vorbereitet und weiß sich eher zu helfen.

Detox

Ich weiß, Detox ist so ein Schlagwort, bei dem sich vielen die Haare sträuben. »Verschlackung, noch nie gesehen« ist eine häufige empörte Reaktion von Fachleuten auf den umstrittenen Begriff.

Doch ein bisschen Abstraktion darf schon sein. Schließlich sind Umwelt- und Stoffwechselgifte eine unbestreitbare Tatsache, mit der unser Organismus konfrontiert ist. Und obwohl die Leber als unser größtes Entgiftungsorgan mit äußerst komplexen Abbau-, Umbau- und Reinigungs-Mechanismen unseren Körper gesund erhalten soll, kennen wir die Be- und Überlastung durch Toxine und Enterotoxine (wie Ammoniak, Harnsäure etc.), die dann im Körper in und an Membranen, Gelenken, Sehnen, Haut, in den Zellen usw. deponiert werden. Sie stören Funktionen, lösen sogar Entzündungen aus und fördern chronisch degenerative Krankheiten, selbst im zentralen Nervensystem.

Wie die Mayr-Kur hilft: Die gute Nachricht ist, dass sich sehr vieles wieder mobilisieren und ausscheiden lässt, selbst Gichtknoten. Unbelastetes, nicht mit Nährstoffen überfülltes Blut und Lymphe sind die Voraussetzung für ein wirksames Konzentrationsgefälle und die Auflösung und Entfernung. Das Schonprinzip nach Mayr ermöglicht dadurch Reinigung – nennen wir sie ruhig Entschlackungsvorgänge – in allen Geweben.

Störungen des Zuckerstoffwechsels

Das »Syndrom X« oder »Metabolische Syndrom«, dieses Quartett aus deutlich erhöhtem Blutzucker, Gewicht, Blutdruck und Blutfetten, betrifft gut 30 bis 35 Prozent der Deutschen, bei den 50- bis 70-Jährigen sogar um die 40 Prozent. Einen Prädiabetes, also eine Diabetes-Vorstufe findet man bei 20 Prozent, einen manifesten Diabetes Typ 2 immerhin bei über sieben Prozent, Tendenz deutlich zunehmend. Angesichts des bekannten und dadurch erhöhten Risikos für Herz-Kreislauf-Erkrankungen, Nierenfunktionsstörungen, Erblindung und Fußamputationen, aber auch Krebserkrankungen und Demenz, bedeutet das eine enorme Belastung sowohl für Lebensqualität und -erwartung als auch für unser Gesundheitssystem. Eine ständige Überversorgung mit Glukose aus unterschiedlichsten Quellen und gleichzeitig ein reduzierter Energiebedarf durch fehlende Muskelaktivität führt zu Insulinresistenz und letztlich toxischen Blut- und Gewebezuckerkonzentrationen (siehe auch Kapitel Zucker reduzieren, Seite 72).

Wie die Mayr-Kur hilft: Gleichzeitig wissen wir, dass das Fasten, eine Mayr-Kur und die Lebensstiländerung hervorragende Möglichkeiten für eine Verbesserung bieten – und das sehr schnell! Nicht wenige Patientinnen und Patienten können nach einer konsequenten Kur ihre Medikamente reduzieren oder sogar teilweise ganz darauf verzichten. CL Gillies kommt in seiner Metaanalyse zum Schluss, dass die Anpassung des Lebensstils dabei mindestens genauso wirksam ist wie pharmakologische Interventionen und zur Remission führen kann.[9]

Eine anschließende gesunde, überwiegend pflanzliche Ernährung wie z. B. eine mediterrane Ernährungsweise mit der Esskultur nach Mayr mit einer spürbar besseren Vitalität ermöglicht große Nachhaltigkeit des Erfolges.

Histaminintoleranz

Bei einer Histaminintoleranz (HIT) besteht ein erworbenes Ungleichgewicht zwischen der gesamten Histaminbelastung des Körpers und dessen Abbaumöglichkeiten. Obwohl eine genetische Disposition dazu bestehen kann, ist eine HIT nicht angeboren. Es handelt sich auch um keine Allergie oder immunologische Unverträglichkeit und es werden keine Antikörper gebildet. In der Praxis ist die häufigste Ursache dieser Beschwerden eine Störung der Verdauungsprozesse im Darm mit vermehrten Zersetzungsvorgängen im Nahrungsbrei und allergieähnlichen Symptomen. Ein Start mit der Stufe 1 oder 2 der Mayr-Kur bringt in der Regel schlagartige Verbesserung. Danach kommt es auf den sensiblen und langsamen Aufbau mit frischen, histaminarmen Nahrungsmitteln an.

Wie die Mayr-Kur hilft: Bei Verdacht auf Histamin als Auslöser Ihrer Beschwerden sollten Sie sich an Ihre Ärztin oder Ihren Arzt wenden. Eines lässt sich ganz klar sagen: Je gesünder Ihr Darm ist, desto weniger Probleme werden Sie mit oder durch Histamin haben.[10]

Bewegungsapparat und Körperhaltung

Die Abbildung der typischen Körperhaltungen (Seite 14) weist uns ja schon deutlich darauf hin, dass ein enger Zusammenhang zur Gesundheit des Verdauungstraktes besteht. Während der gesunde Darm wenig Raum in der Mitte des Bauches beansprucht, fordert der gereizte, überlastete Darm deutlich mehr. Er will nicht gestört werden und benötigt Platz, leider auf Kosten seiner Nachbarorgane. Der Bauch wird größer, drängt in jede freie Lücke. Das Zwerchfell weicht nach oben aus, dadurch werden Herz und Lungen eingeengt. Eine Reizung wirkt sich auf die Muskeln in der Umgebung aus, mit Fernwirkung über die Faszienkette auf beinahe den ganzen Körper, vom Kiefer bis zu den Füßen.

Wie die Mayr-Kur hilft: So, wie sich der Darm durch die Kur wieder verbessert, so richtet sich auch der Mensch wieder auf, physisch und psychisch. Atmung und Bewegung werden freier, nur weil es dem Darmtrakt wieder gut geht. Auch der Beckenboden muss nicht mehr krampfhaft den abgesunkenen Darm tragen, weil er wieder von selbst in seiner Aufhängung schwebt, und kann endlich normal funktionieren.[11]

Inkontinenzbeschwerden, selbst der Abfluss der Lymphe und des Venenblutes erfahren eine sichtbare Verbesserung. Rezidivierende Harnwegsinfekte oder gynäkologische Probleme haben viel zu tun mit einer Dysbiose im Darm und lassen sich durch eine Mayr-Kur sehr positiv beeinflussen.

Übergewicht

Ein schwerwiegendes gesundheitliches Problem ist die Tatsache, dass mehr als 50 Prozent der Bevölkerung Übergewicht haben und immerhin noch 20 Prozent an Fettsucht (Adipositas) leiden. Die Kosten für das Gesundheitssystem steigen dadurch stark an. Bei Verfassen dieses Buches betragen sie für Deutschland über 30 Milliarden Euro im Jahr. Man kann sich gar nicht vorstellen, was man mit diesem Geld sonst Sinnvolles auf die Beine stellen könnte. Dazu kommt noch der individuelle Verlust an Lebensqualität und Lebensfreude für die Betroffenen sowie die massive Förderung von Folgekrankheiten.[12]

Das Gewebe ist oft prall gespannt durch Fett, Zucker- und Eiweißeinlagerungen, die enorm viel Wasser speichern. Damit wirkt es aber wie ein Filter, und der Nährstofftransport zu den Zellen stagniert, die Matrix vermüllt. Die Zellen mit ihren Mitochondrien leiden paradoxerweise trotz Überfütterung an einem Mangel. Das Gewebe übersäuert, wird steifer und verletzungsanfälliger.

Wie die Mayr-Kur hilft: Übergewicht lässt sich durch eine kalorienreduzierte Diät während der Kur sehr gut reduzieren. Sowohl subkutanes als auch viszerales Fett können sich schnell zurückbilden. Die rasch spürbare Entlastung, die Haltungsänderung und bessere Beweglichkeit bringen ein schon verloren geglaubtes Körpergefühl zurück. Bewegung und die neu erlernte Esskultur mit früherem Sättigungsgefühl und mehr Befriedigung durch die Mahlzeit tragen zur Nachhaltigkeit bei.

Ein besonderes Problem stellt die Häufung der Fettlebererkrankungen bei Adipositas dar, die sich aber durch eine Diät und anschließende vernünftige Ernährung ebenso sehr gut zurückbilden können.[13]

Auch das Gewebe profitiert. Durch eine Ernährungsumstellung mit Fastenphasen werden die Transitstrecken wieder frei. Durch die jetzt bessere Versorgung mit Mikronährstoffen bildet sich auch der Gewebehunger zurück. Die Situation ist ja gut bekannt: Wir essen einerseits genügend – oder noch mehr –, aber der Körper verlangt nach mehr, weil noch etwas fehlt, was durch eine Aufnahmestörung des Darms oder verlegte Transitstrecken nicht in den Zellen ankommt.

Energiemangel

Die Mitochondrien sind die Kraftwerke in unseren Zellen, die uns mit Energie versorgen. Eine durchaus häufige Fehlfunktion führt zu Energielosigkeit bis hin zu lähmender Müdigkeit. Das ist bei chronischen Krankheiten, Diabetes usw. oft der Fall.

Wie die Mayr-Kur hilft: Durch die Fastenwirkung und Förderung der Autophagie werden dysfunktionale Strukturen abgebaut und recycelt, das heißt, die Zahl der funktionsfähigen Mitochondrien nimmt wieder zu.

Alterungsbeschwerden

Die Beschwerden, die mit der natürlichen Alterung einhergehen, werden durch unsere üblichen Lebensgewohnheiten sehr gefördert. Es sammeln sich Stoffwechselprodukte im Körper an, die nicht ausreichend ausgeschieden werden konnten. Das kann sich durch Ablagerungen in den Blutgefäßwänden und im Bindegewebe bemerkbar machen, genau wie an Alterserscheinungen der Haut (wie Altersflecken, Wärzchen, Erschlaffung).

Wie die Mayr-Kur hilft: Durch den Fasteneffekt der Mayr-Kur und die Normalisierung der Autophagie kann ein gewisses »Reverse-Aging« erzielt werden, eine teilweise Umkehr von Zellalterungsprozessen.[14] Selbst gefühlt und von der Umgebung beobachtet würde man von einem Verjüngungseffekt von etlichen Jahren sprechen.

Die Kalorienreduktion wird schon länger als wirksamer Ansatz zur Verzögerung des Alterns und altersbedingter Krankheiten angesehen (Seite 78).[15] Eine kürzlich durchgeführte Metaanalyse ergab sogar, dass sie wahrscheinlich die vernünftigste und vorteilhafteste Anti-Aging-Strategie ist[16] und in Bezug auf Menschen das Potenzial hat, das Risiko altersbedingter Krankheiten zu verringern und bestimmte Biomarker für die Langlebigkeit zu verbessern,[17] die für die Prävention von altersbedingten Krankheiten wie Typ-2-Diabetes, Herz-Kreislauf-Erkrankungen oder Krebs von wesentlicher Bedeutung sind.

In einer Untersuchung an Menschen, die freiwillig eine Fastenkur nach F.X. Mayr durchführten, konnte ein signifikanter Anstieg der DNA-Reparaturkapazität festgestellt werden.[18] Da reduzierte DNA-Reparaturmechanismen aufgrund akkumulierter DNA-Schäden eng mit beschleunigten Alterungsprozessen verbunden sind,[19] kann eine erhöhte DNA-Reparaturkapazität als sehr positiv angesehen werden. Bei einer vor Drucklegung dieses Buches noch laufenden Studie werden Alterungsvorgänge in der DNA gemessen. Nach zwei Wochen mit der Mayr-Kur zeigte sich schon ein sehr bemerkenswerter »Re-Aging«(Verjüngungs-) Effekt.

Herz-Kreislauf-Störungen

Die Blutgefäße reagieren, ähnlich wie die Spannung der Darmwand, mit Verkrampfung und Druckerhöhung auf akute Reizung und mit Erschlaffung und Erweiterung bei chronischer Belastung.

Wie die Mayr-Kur hilft: F.X. Mayr demonstrierte seinen Patientinnen und Patienten immer, wie sehr sich die Herz-, Kreislauf- und Blutdruckparameter durch die Mayr-Kur und die Bauchbehandlung verbessern lassen.

Ich denke dabei an meine eigenen Patientinnen und Patienten mit ausgeprägter Herzinsuffizienz, die schon nach zwei Wochen schier unglaubliche Verbesserung verspürten. Der Blutdruck geht in Richtung Normalisierung, bei Krampfadern finden wir oft ganz deutliche Verbesserungen, besonders an den Beinen. Die Durchblutung und damit die Sauerstoffversorgung verbessern sich. Die Herzbelastung durch das oft hochgedrückte Zwerchfell verschwindet, das Gewicht ist weniger belastend, die Blutfette werden besser usw., vor allem die Leistungsfähigkeit nimmt eindrucksvoll zu. Erhöhte Blutdruckwerte werden in der Regel schnell niedriger.

Hautprobleme

Die Haut wird auch als Spiegel des Darms bezeichnet. Der Dermatologe und Immunologe Prof. Michael Sticherling nennt das treffend »eine Floskel mit wissenschaftlichem Rückgrat«. Diese Bestätigung unserer langjährigen Erfahrung tut gut. Über Jahrzehnte waren Patienteninnen und Patienten verunsichert, weil sie einen ganz deutlichen Zusammenhang zwischen ihrer Ernährung, dem Darm und ihrer Haut verspürten, aber immer zur Antwort bekamen, dass keine Verbindung bestehe.

Wie die Mayr-Kur hilft: Durch die ständige Wechselwirkung des Mikrobioms mit den Immunzellen, auch denen der Haut (Darm-Haut-Achse), manipuliert der Substanzencocktail aus dem Darm das Nervensystem und die Hautdurchblutung. Diesen Zusammenhang hat F.X. Mayr schon in seinem Buch »Schönheit und Verdauung«[20] ausführlich dargestellt. Seine betrübte Feststellung, dass fast niemand so schön sei, wie er es mit einem gesunden Darm sein könnte, schloss er mit der positiven Perspektive, dass es daher niemanden gäbe, der durch eine Gesundung des Darms nicht schöner werde.

Ich muss schon sagen, meine Erfahrung gibt ihm da völlig recht! Es ist unglaublich, wie schnell die Haut wieder schöner wird. Während der Mayr-Therapie haben wir bei unzähligen Patientinnen und Patienten mit Akne und anderen Hautproblemen die Erfahrung gemacht, dass sich die Haut nachhaltig verbesserte. Was ja durchaus logisch ist, weil ja auch die Haut von innen her ernährt und über die Lymphe gereinigt wird. Unter Umständen kommt es anfänglich zu einer kurzen Verschlechterung, während der in der Haut schlummernde Prozesse aktiviert werden. Viele berichten, dass ihnen eine jährliche Mayr-Kur ausreicht, um ihr Hautproblem gut im Griff zu haben. Sehr eindrucksvoll fällt nach ein paar Wochen der Kur auch immer wieder mehr Spannkraft und ein jugendlicheres Äußeres.

Neubeginn: Eine Fastenreise zu sich selbst

Sie kennen das? Man steckt im Leben fest und möchte etwas verändern, aber es fehlt die Vorstellung, wie man das bewerkstelligen und wohin die Reise überhaupt gehen soll. Fastenzeiten schaffen seit jeher ideale Gelegenheiten dazu. Religionsgründer, Philosophen und Wissenschaftler nutzten häufig dieses Loslassen von allem Unnotwendigen, um den Kopf und die Gedanken frei werden zu lassen. Dadurch entsteht Raum für neue Gedanken und Ideen, manchmal auch alte, die man im Alltag einfach vergessen hat. Es entsteht eine neue Freiheit, manche eingefahrenen Muster zu verlassen.

Das ist ein sehr kreativer Prozess, der oft viel Lebensfreude erweckt. Er birgt die Chance, mit Lust und Neugierde in die Zukunft zu gehen und offen zu sein für Neues.

Auch die frische körperliche und geistige Energie, die durch die Kur wieder spürbar wird, stärkt das Vertrauen in sich selbst und die Zuversicht, hilfreiche Veränderungen in seinem Leben durchziehen zu können! So kann die Kur oft zum Startpunkt für einen Neubeginn werden.

Die Grundpfeiler der Mayr-Medizin

Die Mayr-Kur hilft bei allen Überforderungsproblemen des Darms, indem sie das Verdauungssystem möglichst schont und gleichzeitig von Belastendem befreit. Ein gesunder Verdauungstrakt schafft beste Voraussetzungen zur Regeneration und Heilung vieler Beschwerden.

In der Natur finden wir die Lösung bei Überforderungszuständen vorgelebt und die Medizin hat sie als Grundprinzipien übernommen. Sie stellen auch die Grundpfeiler in der Mayr-Medizin dar.

Franz Xaver Mayr registrierte durch genaue Beobachtung von Menschen, aber auch von Tieren in freier Natur deren Reaktion auf Überbelastung. Eine Überlastungsfolge ist das sogenannte »Sickness behavior«, ein diffuses Krankheitsgefühl mit Appetitlosigkeit und Ruhebedürfnis. Schonung und Entledigung von überlastenden Faktoren sind dafür immer die wesentlichen Heilprinzipien und stellen auch die Grundpfeiler in der Mayr-Medizin dar. Wie der Gipsverband für eine gebrochene Gliedmaße ermöglicht die Mayr-Diät die zur Heilung benötigte Schonung des Darms.

Bei der Milden Ableitungsdiät steht die umfassende Schonung insbesondere des Verdauungstrakts im Vordergrund. Gerade zu Beginn orientiert sich die Auswahl der Lebensmittel nach diesem Schutz vor Überbelastung. Somit können sich die Verdauungsorgane gut erholen und es bleibt genügend Energie für erforderliche Reparatur- und des Darmtrakts und seiner Schleimhaut, was sich letztlich in einer verbesserten Funktion äußert.

Schonung

Schonung ist die erste Konsequenz bei jeder Überforderung.

Maßnahmen zur Schonung:

- Ausgeruht, entspannt und ohne Ablenkung zum Essen kommen, so steht die Energie ungeteilt der Verdauung zur Verfügung.
- Kleine Bissen nehmen, erst gut gekaut und mit Speichel vermengt schlucken.
- Leicht verdauliche Kost auswählen und davon nicht zu viel. Anfangs ist oft eine Fastenphase oder eine stark reduzierte Menge sehr hilfreich. So sind auch die Rezeptvorschläge (ab Seite 81) aufgebaut.

Säuberung und Befreiung von Überlastendem

Anwenden von Bittersalzen: Der Verdauungstrakt soll von den belastenden Stoffen gereinigt werden, die in einem trägen Darm über Gebühr lange liegen bleiben. Dazu verwenden wir salinische Salze zur Unterstützung der Leberentgiftung über die Galle, zur Berieselung der Schleimhaut und Lösung von Rückständen. Das Ziel ist die regelmäßige gründliche Entleerung, nicht ständiger Durchfall!

Bewusstes Atmen und Trinken: Das sogenannte Entgiften soll auf jeder Ebene stattfinden. Das beginnt schon bei der Atmung, die bei körperlicher Bewegung vertieft erfolgt und uns hilft, eine Dominanz des Sympathikus auszugleichen, der bei Stress und Belastung die Organe aktiviert. Reichliches Trinken spült die Nieren und versorgt die Haut, die über zusätzliche Durchblutungsanregung zur vermehrten Ausscheidung angeregt wird.

Psychische Belastungen: Schonung und Loslösen gelten ebenso für psychisch Belastendes.

Kalorienreduktion und Fasten: Deutliche Kalorienreduktion und Fastenperioden helfen, Ablagerungen auch aus den Geweben und der Matrix der Zwischenzellräume zu mobilisieren und in den Zellen die »Müllabfuhr« (Autophagie) zu aktivieren.

Schulung und Selbstermächtigung

Beide sind wesentliche Pfeiler für nachhaltige Veränderungen des Lebensstils und der Ernährungsgewohnheiten. Sie wirken auf mehreren Ebenen:

- Bewusstere Esskultur schärft Sinne und Instinkte.
- Genießen und schmecken sorgen für mehr Zufriedenheit und frühere Sättigung.
- Mit zunehmender Verdauungskraft kann der Darm auch, wie bei einem guten Training, vollwertigere und vielfältigere Kost verdauen. Eine Überschonung soll vermieden werden.
- Die neue Achtsamkeit macht eventuelle Zusammenhänge zwischen Essen und Lebensstil einerseits und Beschwerden andererseits deutlich. Dadurch werden der Situation entsprechende Verhaltensänderungen möglich.

Substitution

Substitution ist immer dann sinnvoll oder sogar notwendig, wenn etwas Wichtiges fehlt. Nach meiner Erfahrung ist das sehr häufig der Fall. Das können Makro- ebenso wie Mikronährstoffe sein, die als Kofaktoren für optimal ablaufende Stoffwechselprozesse benötigt werden.

Nährstoffmängel beheben durch …

- ein gutes, breites Basisangebot, das dem Körper einfach einmal kurmäßig für seine Selbstregulation zur Verfügung gestellt wird. Natürliche Nährstoffe mit nachgewiesener guter Bioverfügbarkeit (wie z. B. LaVita Nährstoffkonzentrat) bieten hierbei Vorteile.
- die Bearbeitung seelischer Belastungen. Denn die Ergänzung von Fehlendem und der Ausgleich von Mangelzuständen gilt nicht nur für die Ernährung! Wir leben in einem biopsychosozialen Kontext, was bedeutet, dass Körper und Seele eine Einheit bilden. Defizite, auch seelischer Natur, können uns während einer solchen Reinigungsphase in der Mayr-Kur bewusstwerden und bieten uns die Chance, sie als wichtiges Element in unserem Leben zu erkennen und achtsam zu integrieren. Unbewusst und nicht beachtet sind sie sonst häufige Ursachen für verschiedenste Kompensationshandlungen, gerade beim Essen.
- mehr körperliche Bewegung in einem vorwiegend sitzenden Lebensstil. Das hat klar nachgewiesene positive, verjüngende Auswirkungen auf unsere körperliche wie psychische Gesundheit und Langlebigkeit.

Wer war Franz Xaver Mayr?

Franz Xaver Mayr war seiner Zeit weit voraus. Schon früh erkannte er die immense Bedeutung von Darm und Verdauung für die Gesundheit.

Franz Xaver Mayr wurde 1875 in der Mitte Österreichs, im steirischen Ennstal geboren. Er wuchs in dieser ländlichen Umgebung in nahem Kontakt zur Natur auf. Mit wachem Geist und scharfer Beobachtungsgabe ausgestattet, nahm der junge Franzl seine Umgebung aufmerksam wahr. Beim Hüten der Kühe machte er sich Gedanken darüber, warum die Kuhfladen auf der Alm so anders beschaffen waren, das Hinterteil nicht beschmutzten und nicht so widerlich rochen wie der Kot der Tiere im Stall.

Als aufgewecktes Kind wurde ihm der Besuch des Gymnasiums ermöglicht. Mit 16 Jahren musste er wegen einer Tuberkuloseerkrankung für mehrere Monate in eine Lungenheilanstalt. Sonne, frische Luft, Ruhe und kräftiges Essen waren die Heilmittel in der Vor-Antibiotika-Ära. Dabei fiel ihm auf, dass die Kranken, die bei dem Essen besonders kräftig zulangten, nicht etwa früher gesund wurden, sondern später oder gar nicht.

Im Medizinstudium in Graz machte er durch seinen Fleiß und seine Intelligenz auf sich aufmerksam. Er hatte berühmte Lehrer für Bakteriologie, Pathologie und Diagnostik. Nebenbei arbeitete er in der Wasserheilanstalt St. Radegund, wo er lernte, chronisch verstopfte Patientinnen und Patienten mit einer speziellen Bauchmassage zu behandeln. Das Darmthema wiederholte sich also für ihn, und als er von seinen Professoren erfahren wollte, woran man denn einen gesunden Darm erkennen könne, bekam er keine befriedigende Antwort darauf. Also machte er sich selbst an die Erforschung dieses Themas, das ihn sein Leben lang faszinieren sollte. 1901 wurde Franz Xaver Mayr summa cum laude zum Doktor der gesamten Heilkunde promoviert.

Bei seiner Arbeit in St. Radegund und danach in Johannesbrunn bei Troppau sowie ab 1906 in Karlsbad beobachtete er immer wieder den immensen Einfluss des Verdauungssystems auf den allgemeinen Gesundheitszustand und auf die Entwicklung chronischer Krankheiten. Durch seine Vergleiche mit einem Zustand der Idealgesundheit stellte er Abweichungen davon sehr früh fest und konnte zu behandeln beginnen, oft bevor noch eine Krankheit richtig manifest wurde. Seine akribischen Untersuchungen veröffentlichte er in mehreren Büchern.[21] Aber es sollte ziemlich genau 100 Jahre dauern, bis der wissenschaftliche Mainstream seine empirischen Forschungsergebnisse mit unzähligen Studien indirekt bestätigte.

Niemand ist so gesund, wie er sein könnte

Durch genaue Untersuchung kam Franz Xaver Mayr zur Überzeugung, dass fast alle seiner Patientinnen und Patienten Funktionsstörungen im Verdauungstrakt aufwiesen und deshalb »praktisch niemand so gesund ist, wie er sein könnte«. Es war ihm ganz klar, dass sich zuallererst der Darm erholen und reinigen müsse, und dass Fasten den Königsweg dorthin darstelle. Wie schon früher Paracelsus, wollte er Lehrmeinungen nicht unüberprüft übernehmen. Seine höchste Lehrmeisterin sollte die eigene, gründliche Erfahrung sein. Seine Theorie überprüfte er Zeit seines Lebens akribisch und fand sie durch seine Diagnostik während der Behandlungen immer bestätigt. Also änderte Mayr konsequent in der Therapie sowohl die Menge wie auch die Art der Nahrung, um Überforderungen des Verdauungstraktes zu vermeiden: Morgens und abends musste ein kleines Gebäck mit Milch oder Malzkaffee gut gekaut werden, mittags gab es leichte, bekömmliche Kost. Dazu verordnete er Bauchbehandlungen als »Darmgymnastik«, um die Muskelaktivität im Darm wieder in Schwung zu bringen. Nachdem er selbst die heilende Wirkung von Fastenkuren erfahren hatte, verschrieb er auch seinen Patientinnen und Patienten immer öfter solche »Rasttage für den Darm«, die, individuell angepasst, bis zu vier Wochen dauern konnten. In dieser Zeit gab es als Mahlzeit jeweils täglich nur eine Tasse Hafer- oder Gerstenschleimsuppe zu löffeln.

Ab 1940 führte Franz Xaver Mayr dann seine Praxis in Wien mit Fasten, diesen Rasttagen oder später mit Milch und Semmeln. Die eingespeichelte Milch diente ihm als konzentrierte, von der Kuh vorverdaute Nahrung mit gesunden Inhaltsstoffen und Vitaminen, die Semmel als perfekter Kautrainer. Das war sein Kompromiss, um die Patientinnen und Patienten nicht zu stark mit ihren beim Fasten mobilisierten Ablagerungen und Toxinen zu belasten.

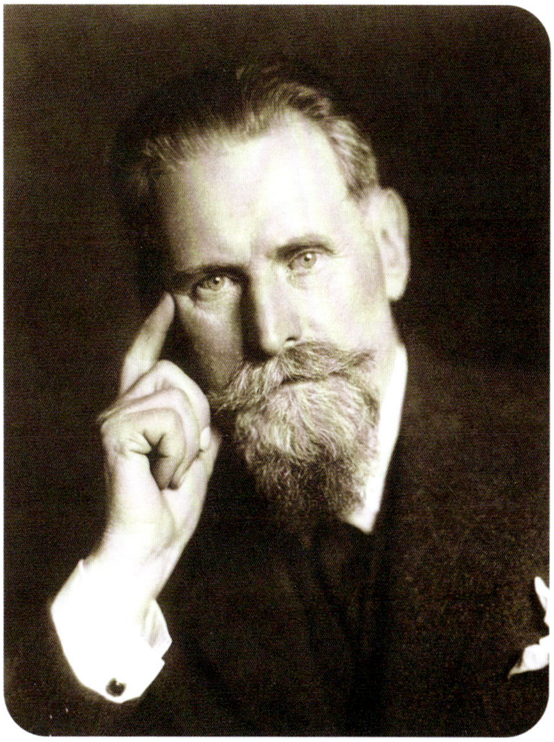

Franz Xaver Mayr. Quelle: Gesundheitshotel Spanberger, Dr. F.X. Mayr Geburtshaus.

In Wien interessierten sich einige Ärzte für die von ihm entwickelte Diagnostik und Therapie und verbreiteten seine Methode. Dr. Ernst Kojer und Dr. Erich Rauch gründeten dann die »Internationale Gesellschaft der Mayr-Ärzte«, die mittlerweile schon weit über tausend Ärzte in Kursen ausgebildet hat. Mayr starb fast 90-jährig im Jahr 1965.

Die »Milde Ableitungsdiät« als schonende Fastenform bzw. Aufbaudiät wurde von Dr. Rauch und Peter Mayr auf Basis der Methoden von F.X. Mayr entwickelt. Nahrungsmittelunverträglichkeiten machten eine weitere Individualisierung notwendig.

Erkennen, verstehen – tun!

Das Erkennen von Überbelastungen ist schon einmal ein wichtiger erster Schritt und das Verstehen der Zusammenhänge eine immense Hilfe, vielleicht sogar die Voraussetzung für eine Veränderung. Aber das Wichtigste fehlt noch: Es zu tun! Erst so kann es real werden.

Sind Sie bereit? Jetzt suchen Sie noch den passenden Zeitpunkt, um zu starten. Welche Kriterien spielen dabei eine Rolle?

Sie brauchen die Bereitschaft. Die wichtigste Voraussetzung ist Ihre innere Bereitschaft, sich auf das Abenteuer einer Veränderung einzulassen. Denn ein Abenteuer ist es allemal, seine Essgewohnheiten infrage zu stellen und evtl. neu zu gestalten. Es ist immer wieder überraschend, wie gern wir in liebgewordene Abhängigkeiten zurückfallen würden. Daher ist es sehr hilfreich, wenn wir uns der Freiwilligkeit unseres Handelns bewusst sind und so eine neue Freiheit erlangen können. Die Freiheit, etwas zu tun oder zu lassen, etwas zu essen oder nicht – anstatt unfrei und fast zwanghaft wie ein Pawlow'scher Hund zu reagieren. Durch die verbesserte Wahrnehmung kann eine spannende Neuorientierung möglich werden!

Sie brauchen Zeit. Nehmen Sie sich eine Spanne von mehreren Wochen Zeit, in denen Sie sich Freiräume für Regeneration und Entspannung schaffen – ein bisschen Urlaubs- und Erholungsatmosphäre. Denn Sie wissen ja schon: Damit diese Prozesse stattfinden können, muss Energie frei sein. Wenn alle Energie für Arbeit, Sport usw. aufgebraucht wird und nichts übrigbleibt, muss der Körper auf bessere Zeiten warten, um sich reparieren und erholen zu können.

Sie brauchen Schonung. Während der Kur sollen möglichst keine großen Festessen geplant sein, denn Sie wollen dem Körper ja eine Schonphase ermöglichen. Und genauso, wie bei einer Gelenküberlastung eine vorübergehende Ruhigstellung verordnet wird und ein kleiner Wettkampf zwischendurch kontraproduktiv wäre, so stört ein üppiges Gelage die Regeneration des Verdauungstrakts.

Sie brauchen ein Ziel. Was noch wichtig ist, bevor Sie anfangen: Was ist eigentlich Ihr Ziel? Was soll passieren? Aber bitte bleiben Sie fair und realistisch dabei!

Entlastung und Darmreinigung waren für F.X. Mayr das primäre Ziel, damit alle Stoffwechselprozesse wieder möglichst optimal ablaufen können und der gesamte Körper wieder in eine gute Selbstregulation kommt. Das Körpergewicht war für ihn meist sekundär. Daher schränkte er die Nahrungsmenge oft nicht so stark ein. Leicht verdaulich musste sie sein, sodass der Darm schon nach dem ersten Stück Dünndarm leer bleiben und sich mit sich selbst beschäftigen und sich erholen konnte.

Wenn außerdem verstärkte Autophagie, eine Reinigung der Gewebematrix oder eine Gewichtsabnahme Ihr Ziel sind, und Sie sich daher bewusst für ein strengeres Fasten entscheiden, dann wählen Sie während der Kur kleine Portionsgrößen von 500 bis 600 kcal am Tag.

Am besten sprechen Sie Ihr Vorhaben mit einem Mayr-Arzt ab; zumindest, wenn irgendwelche Unsicherheiten bestehen.

Esskultur nach F.X. Mayr

Wenn Ihnen Ihre Gesundheit und Ihr Wohlbefinden am Herzen liegen, dann schenken Sie Ihren Mahlzeiten die gebührende Aufmerksamkeit. Denken Sie daran: Es geht um einen komplexen, sinnlichen Prozess.

Gewöhnen Sie sich während der Kur die Esskultur nach F.X. Mayr an, dann lässt sie sich auch im Alltag beibehalten.

Wie Sie die Esskultur umsetzen:

- Nehmen Sie sich genügend Zeit für die Mahlzeiten, mindestens eine halbe Stunde, besser länger.
- Verzichten Sie auf eine hohe Flüssigkeitszufuhr während des Essens.
- »Erkunden« Sie mit kleinen Bissen, achtsam und mit Freude Ihr Essen und kauen Sie gut, jeden Bissen mindestens 30- bis 40-mal.
- Hören Sie auf zu essen, sobald das Hungergefühl verschwunden ist.
- Geben Sie dem Magen zwischen den Mahlzeiten genügend Zeit, um wieder leer und aufnahmebereit zu werden. Vier bis sechs Stunden sollen es sein, Zwischenmahlzeiten und Snacks würden nur stören.
- Trinken Sie in der Zeit zwischen den Mahlzeiten ausreichend Wasser oder dünne Kräutertees.
- Nehmen Sie abends idealerweise nur Tee oder eine gute Gemüsesuppe zu sich. Wenn nötig, ist auch eine Kleinigkeit aus der MAD ohne Rohkost möglich.
- Wenn Sie tagsüber noch keine Gelegenheit für mindestens eine halbe Stunde Bewegung hatten, wäre jetzt auch am frühen Abend noch die richtige Zeit dafür.

Es kann losgehen!

Sie haben sich zu einer Mayr-Kur entschlossen, haben sich genügend Zeit eingeräumt, Ihr näheres Umfeld weiß von Ihrem Vorhaben und kann Sie darin unterstützen. Die Voraussetzungen stimmen!

Hier ein kleiner Überblick, was Sie erwartet: Nachdem Sie sich bereits einige Tage über die Vorkur von einigen ungünstigen Gewohnheiten verabschiedet haben, starten Sie in der strengen Schonphase mit dem kleinen Kurgebäck (je nach Toleranz). Es hat sich ganz zu Beginn bestens für das Kautraining bewährt. Dazu gibt es eine Zulage mit Eiweiß und/oder gutem Fett. In weiterer Folge werden mit basischen Gemüsesuppen wieder langsam mehr Ballaststoffe zugeführt, die ein epigenetisches Training für die Verdauungsenzyme darstellen und freie Fettsäuren für die Ernährung der Darmschleimhaut liefern. Wenn das gut vertragen wird, erfolgt der weitere Kostaufbau nach den Prinzipien der Milden Ableitungsdiät (MAD) mit gut bekömmlichen, angepassten Gerichten. Ein Verzicht auf das Abendessen beschleunigt den Kurerfolg durch die vielstündige, nächtliche Rastphase, so wird das Frühstück wieder zum »Breakfast«, dem Fastenbrechen.

Das Ziel ist, später eine abwechslungsreiche und möglichst vollwertige Kost wieder gut vertragen und verdauen zu können; sich im Alltag selbst wahrnehmen zu können, wann man seinen Verdauungstrakt mehr oder nur gering belasten darf und sich dem entsprechend zu verhalten. Der wohlwollende Blick in den Spiegel hilft für die Diagnose und zur Kontrolle des therapeutischen Erfolges.

Eine solche Kur sollte unter ärztlicher Begleitung durchgeführt werden, die zu einer F.X.-Mayr-Kur genauso gehört wie die Bauchbehandlung. Die einzelnen Kurphasen müssen nicht unbedingt in einer Kurklinik oder einer ähnlichen Einrichtung stattfinden. Das ist auch zu Hause möglich.

Wir möchten Ihnen im Folgenden einen Kurbegleiter an die Hand geben, der Ihnen zeigt, wie Sie in den einzelnen Phasen vorgehen.

Vorkurphase

Für einen sanften Übergang und zur Vermeidung von Entzugssymptomen auf Zucker, Kaffee oder Alkohol hat es sich nach meiner Erfahrung sehr bewährt, sich schon eine Woche bis zehn Tage vorher von diversen Abhängigkeiten des Alltags zu entwöhnen. Es sollte aber nicht zu abrupt sein.

Vielleicht möchten Sie sich auch neugierig fragen, was Ihnen da wirklich fehlt, worum es bei diesen Gewohnheiten oder Reflexen eigentlich geht. Machen Sie sich aber kein schlechtes Gewissen, sondern schauen Sie einfach verständnisvoll neugierig hin.

Stimmen Sie sich innerlich ein auf die Kur. Machen Sie sich vertraut mit den physiologischen Vorgängen, die in Ihrem Körper ablaufen und studieren Sie dazu unser Buch. Dann ist das eine höchst interessante, spannende Zeit, die auf Sie zukommt.

Die Vorkur gibt Ihnen die Gelegenheit, sich mit der Esskultur nach F.X. Mayr gut einzustimmen.

So gehen Sie vor:

- Stellen Sie sich zu Beginn entspannt vor den Spiegel und werfen Sie einen Blick auf den Istzustand. Betrachten Sie von vorne und von der Seite die Form Ihres Bauchs und Ihre Körperhaltung. Machen Sie am besten Fotos (von vorne und von der Seite) zur Dokumentation.
- Jetzt ist Zeit für ein kurzes Wohlfühlritual. Nach dem Aufstehen machen Sie, noch bettwarm, einen kurzen kalten Kneipp-Guss: Beginnen Sie mit dem rechten Bein, von der Kleinzehe außen auf der Rückseite des Beines bis zum Beckenkamm, dann nach vorne zur Leistengegend und auf der vorderen Innenseite bis zur Großzehe. Das gleiche links. Dann ein kurzer Armguss, vom rechten Kleinfinger entlang der Außenseite bis zur Schulter und innen wieder hinunter zum Daumen. Danach links. Ein kurzer kreisförmiger Guss um den Nabel regt den Darm gut an. Wichtig ist, dass Sie davor und danach kein Kältegefühl haben. Es geht nicht darum, möglichst kaltes Wasser zu verwenden, sondern darum, einen Reiz zu setzen, auf den Ihr Körper gut antworten kann.
- Danach bürsten Sie den ganzen Körper ab. Das Trockenbürsten fördert die Hautreinigung, den Lymphfluss und die Durchblutung. Die Reihenfolge gleicht dem Kneippen: rechtes Bein, dann links, rechter Arm, dann links. Nach dem kreisförmigen Bürsten des Bauchraums ist es ein angenehmer Abschluss, auch den Brustkorb (ohne die empfindlichen Brustwarzen) mit liegenden Achterschlingen zu bürsten. Eine sogenannte Klosterbürste mit Naturhaar und Kupferfäden eignet sich besonders gut dafür.
- Beginnen Sie nun schon mit der Bittersalzanwendung (rechte Seite), die Sie die ganze Kur über fortführen.

- Das Allerwichtigste ist immer die Mayr'sche Esskultur (Seite 41): In Ruhe gut zu kauen und auf Zwischenmahlzeiten zu verzichten!
- Trinken Sie während der gesamten Kurphase täglich zwei bis vier Liter Flüssigkeit. Das hilft, mobilisierte Stoffwechselprodukte auszuscheiden.
- Lassen Sie, wenn möglich, das Abendessen aus und nehmen Sie nur etwas dünn gebrühten Kräutertee, eventuell mit dem Saft einer Orangenspalte versetzt oder essen Sie eine gute Gemüsesuppe, z.B. aus den Rezepten ab Stufe 3. (ab Seite 100).
- Wichtig: Es muss ein Abstand von mindestens 30 Minuten zu einer Tabletteneinnahme oder dem Essen eingehalten werden. Wenn Sie Kontrazeptiva einnehmen, sollten Sie das während dieser Zeit vielleicht zur größeren Sicherheit besser abends tun.
- Gönnen Sie sich eine halbe Stunde mäßiger Bewegung täglich, das fördert den Kurerfolg.
- Gehen Sie relativ früh ins Bett, 22 Uhr ist eine gute Empfehlung, auf jeden Fall aber vor Mitternacht.

Was esse ich während der Vorkur?

Wählen Sie gut verträgliche einfache Mahlzeiten mit wenig Rohkost, Vollkorn oder Fruchtsäften. Bekömmliches gedünstetes Gemüse ist immer okay, entweder mit Beilagen oder Fleisch oder Fisch, auch einfache Gerichte wie Kartoffeln mit Quark.

Zu Hause können Sie sehr gut auch auf die Rezepte der Stufe 5 (ab Seite 118) zurückgreifen. Essen Sie außer Haus, dann ist das Prinzip der Trennkost hilfreich und praktikabel: Fisch bzw. Huhn plus Gemüse oder aber die Kombination aus Kartoffeln, Süßkartoffeln oder Reis und Gemüse. Es eignen sich z.B. Möhren, Spinat, Zucchini, Kohlrabi und Wurzelgemüse sowie kleine Mengen reifes Obst über den Tag (siehe auch Lebensmittelliste, Seite 82).

Vermeiden Sie möglichst alles, was Ihnen bekanntermaßen Blähungen und Völle verursacht: Salat und Rohkost, große Portionen Kohl und Hülsenfrüchte, Fettgebackenes, Zucker, Alkohol und Fruchtsäfte. Trinken Sie während der Mahlzeiten

Die Bittersalzanwendung

Setzen Sie jeden Abend 1 TL Bittersalz (alternativ Karlsbader Salz oder 2 TL Magnesiumcitrat) aus der Apotheke mit etwas Wasser an, füllen Sie morgens mit warmem Wasser auf 250 ml auf und trinken Sie die Lösung auf nüchternen Magen. Ziel ist eine tägliche gute Darmentleerung zur Vermeidung von Stagnation, keinesfalls aber ständiger Durchfall! Mit Magnesiumcitrat wird zudem ein häufig vorhandener Magnesiummangel verbessert.

So soll die Bittersalzanwendung im Verlauf der Kur wirken:

- **1. Kurwoche:** Es darf zu mehreren weichen bis flüssigen Entleerungen am Tag kommen. Besonders solange die Ausscheidungen recht scharf, dringlich und übelriechend sind, sollen sie nicht zu lange im Darm verbleiben.
- **2. Kurwoche:** Zwei bis drei weiche bis flüssige Entleerungen am Tag sind ausreichend.
- **3. Kurwoche:** Wir möchten einen weich geformten Stuhlgang ein- bis zweimal täglich.
- **Während der Überleitungszeit und im Alltag:** Es ist sinnvoll, die Gewohnheit beizubehalten, frühmorgendlich 250 ml Wasser zu trinken. Das löst den gastrokolischen Reflex aus und bewirkt dadurch die Aktivierung der Dickdarmbewegungen. Setzen Sie dem Glas Wasser idealerweise 1 EL naturtrüben, unpasteurisierten Apfelessig mit ½ TL Honig als natürliches Probiotikum zu.

DIE KURPHASEN IM ÜBERBLICK

VORKUR (1 WOCHE BIS 10 TAGE)

gut verträgliche einfache Mahlzeiten. Nur wenig Rohkost, Vollkorn oder Fruchtsäfte.

Erwachen	Morgentrunk	nüchtern 2 TL Magnesiumcitrat in 250 ml Wasser	mindestens ½ Stunde Abstand zu Medikamenten oder zum Essen
	Wohlfühlritual	Kneippgüsse, Trockenbürstung	
gegen 6–7 Uhr	Frühstück	Mayr-Essschulung	
Vormittag	Trinkkur	reichlich Flüssigkeit, keine Zwischenmahlzeit	klares Wasser, dünne Kräutertees, keine aufputschenden oder süßen Getränke
gegen 12–14 Uhr	Mitagessen	Mayr-Essschulung	
nach der Arbeit	After work ritual	Zwerchfellatmung, Singen (sich Luft machen)	deutliche Zäsur, jetzt beginnt die Freizeit, Arbeit bleibt im Büro – „rest & digest"
gegen 17–19 Uhr	Abendessen	früh, wenig, leicht, nicht roh oder auch gar nicht	Dinner cancelling ist eine der wirksamsten Anti-Aging-Massnahmen
gegen 22 Uhr	Schlafenszeit	Ruhe, dunkel, kühl, gute Luft	

STUFE 1 (1 BIS 3 TAGE)

Entlastungstage: maximale Entlastung des Darmtrakts.

Frühstück	1–2 Tassen Kräutertee mit 1 Spalte Orange zum Auspressen	mit kleinem Löffel gegessen
Mittagessen	1–2 Tassen Kräutertee mit 1 Spalte Orange zum Auspressen oder 1–2 Tassen klare Gemüsebrühe	mit kleinem Löffel gegessen
Abendessen	1–2 Tassen Kräutertee mit 1 Spalte Orange zum Auspressen plus evtl. 1 TL Honig	mit kleinem Löffel gegessen

STUFE 2

sehr starke Entlastung des Darmtraktes, nur wenig Verdauungsleistung nötig.

Frühstück	Kurgebäck plus Aufstrich oder warmer Brei	
Mittagessen	Kurgebäck plus Aufstrich oder Gemüsebrühe mit Einlage Stufe 2	
Abendessen	1–2 Tassen Kräutertee mit 1 Spalte Orange zum Auspressen plus evtl. 1 TL Honig	

STUFE 3

sehr starke Entlastung trotz mehr Energiezufuhr, nur wenig Verdauungsleistung nötig.

Frühstück	Kurgebäck plus Aufstrich oder warmer Brei	
Mittagessen	Kurgebäck plus Aufstrich oder Gemüsebrühe mit Einlage Stufe 3	
Abendessen	ideal Stufe 1 weiterhin; sonst Kurgebäck plus Aufstrich oder Gemüsebrühe mit Einlage Stufe 3	Stufe 1 am Abend zumindest an 2 Tagen in der Woche

STUFE 4

starke Entlastung mit gleichzeitigem Training bei leicht verbesserter Verdauungsleistung, minimaler Ballaststoffanteil möglich.

Frühstück	Kurgebäck plus Aufstrich oder warmer Brei	
Mittagessen	Kurgebäck plus pürierter Suppe Stufe 4	
Abendessen	ideal Stufe 1 weiterhin; sonst Kurgebäck plus Aufstrich oder Gemüsebrühe mit Einlage Stufe 3	Stufe 1 am Abend zumindest an 2 Tagen in der Woche

STUFE 5

Entlastung mit gleichzeitigem Training bei mäßiger Verdauungsleistung, Ballaststoffanteil nimmt langsam zu, milde Ableitungsdiät.

Frühstück	Kurgebäck plus Aufstriche oder warmer Brei	
Mittagessen	Suppe und Hauptgericht Stufe 5	
Abendessen	ideal Stufe 1 weiterhin; sonst Kurgebäck plus Aufstrich oder Gemüsebrühe mit Einlage Stufe 3	Stufe 1 am Abend zumindest an 2 Tagen in der Woche

STUFE 6

Übergangstraining bei verbesserter Verdauungsleistung, erhöhter Ballaststoffanteil möglich.

Frühstück	Kurgebäck plus Aufstriche oder warmer Brei	
Mittagessen	Suppe und Hauptgericht Stufe 6	
Abendessen	ideal Stufe 1 weiterhin; sonst Kurgebäck plus Aufstrich oder Gemüsebrühe mit Einlage Stufe 3	Stufe 1 am Abend zumindest an 2 Tagen in der Woche

Von da aus ein Sprungbrett in die normale Ernährung

nur wenig. Verzichten Sie auf Zwischenmahlzeiten, Snacks und Naschereien.

Eine Mayr-Kur ist auch eine Trink-Kur

Wasser ist für uns Menschen lebensnotwendig. Unser Organismus besteht zu über 50 Prozent aus Wasser, im Alter etwas weniger, beim Säugling sind es sogar 70 Prozent. Da ständig Flüssigkeit über die Atmung, die Haut, den Urin und den Stuhl ausgeschieden wird, müssen wir für ausreichend Nachschub sorgen, sonst nimmt unsere körperliche und geistige Leistungsfähigkeit ab, denn Wasser wird für sämtliche chemischen Reaktionen und den Transport von Nährstoffen, Stoffwechselendprodukten und Atemgasen in unserem Körper benötigt sowie zur Temperaturregulation. Ob Blut oder Lymphe, ob Speichel oder Magensaft – ohne Wasser geht nichts!

Unser Bedarf hängt von etlichen Faktoren ab: unserem Energieumsatz, dem Wasser- und Salzgehalt der Nahrung, der Temperatur usw. Als Faustregel für den täglichen Flüssigkeitsbedarf gilt: Ein Milliliter Wasser pro verzehrter kcal, also bei 2000 kcal etwa zwei Liter am Tag, oder 35 Milliliter pro kg Körpergewicht – inklusive des Wassers aus der Nahrung. Die Deutsche Gesellschaft für Ernährung empfiehlt deshalb als reine Trinkmenge täglich rund 1,5 Liter Wasser oder andere kalorienfreie Getränke. Ca. fünfzig Prozent der Bevölkerung schafft das; aber ein Drittel aller Frauen und ein Viertel aller Männer erreichen dieses Ziel nicht und trinken einfach zu wenig.[22]

Da es während der Mayr-Kur ganz wesentlich darum geht, den Körper von belastenden Rückständen zu befreien, müssen Sie natürlich darauf achten, genügend Wasser als Transportmittel dafür bereitzustellen! Während einer Fastenphase darf die Trinkmenge ruhig etwa ein Liter mehr sein als sonst im Alltag. Nicht zu vergessen: Trinken nimmt häufig den Hunger und viele Beschwerden. Vielleicht haben Ihnen ja auch nicht die Kalorien gefehlt, sondern einfach das Wasser!

In der Praxis haben Sie die Möglichkeit, sich ganz gut zu kontrollieren, indem Sie auf die Farbe Ihres Urins achten. Ein leichter Gelbton ist ideal, intensivere Färbung deutet auf einen Flüssigkeitsmangel hin oder auf die Zufuhr von B-Vitaminen als Nah-

Urinfarbe als Indikator für die Flüssigkeitsversorgung

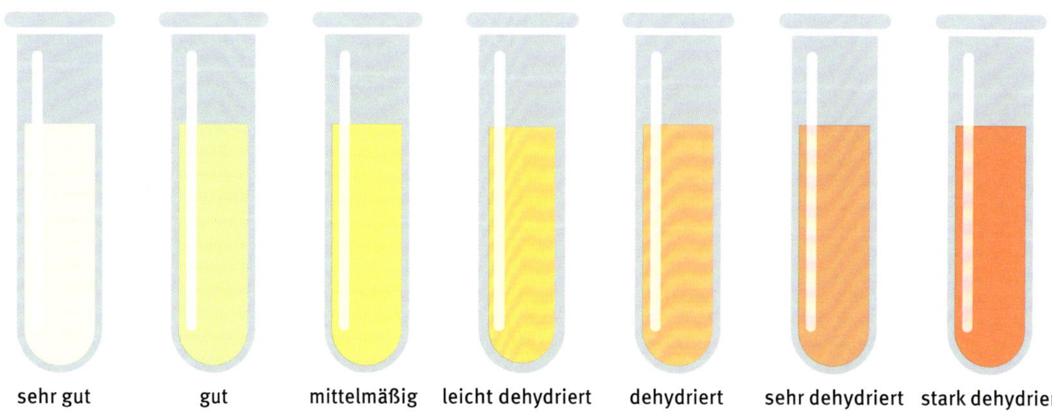

rungsergänzung. Diese Selbstbeobachtung hat sich bestens bewährt.

Verteilen Sie die Trinkmengen aber über den Tag. Kurz vor oder direkt zu den Mahlzeiten sollten nur kleine Mengen getrunken werden, weil sie den bereitgestellten Magensaft verdünnen würden. Wenn ohnehin schon ein schwacher Verdauungsapparat vorliegt, wäre das ungünstig. Auch die Temperatur des Getränks spielt eine Rolle für die Verweildauer im Magen – kalte Flüssigkeit muss erst angewärmt werden und braucht daher länger.

Was eignet sich als Getränk?

Nicht alles, was flüssig ist, ist ein passendes gesundes Getränk. Säfte und flüssige Milchprodukte sind sehr gehaltvoll und eher als Nährstofflieferanten zu werten.

Als reines Getränk zum Durststillen ist in erster Linie gutes trinkwarmes Trinkwasser geeignet. Ein Spritzer Zitronensaft oder naturtrüber unpasteurisierter Apfelessig verwandelt einfaches Wasser zu einem Probiotikum. Kohlensäure lässt das Wasser zwar frischer erscheinen, liefert aber auch mehr Säure. Dünn gebrühter Kräutertee ist ein gut geeigneter Durstlöscher und leicht basisch.

Frucht- oder Gemüsesäfte dagegen sollten nicht als Getränk gesehen werden, sondern als Elektronen- und Mikronährstofflieferanten und dementsprechend bewusst »gegessen« werden. Man muss sich nur klarmachen, welche Menge an Obst oder Gemüse damit in Sekundenschnelle in den Magen gekippt werden! Daher also kleine Schlückchen, gut mit Speichel vermischt, bewusst genießen.

Sauermilchprodukte kennen wir seit der Bronzezeit vor mehr als 5000 Jahren. Mit ihrem hohen Eiweiß- und Fettgehalt gehören sie schon mehr zu den mineralstoffreichen Lebensmitteln als zu den Getränken und sollten ebenfalls nicht einfach hinuntergeschluckt werden. Das Einspeicheln ist hier wichtig für eine gute Verdaulichkeit, daher zum Essen einen Löffel verwenden oder nur kleine Schlucke nehmen.

Nutzen Sie die Vielfalt flüssiger Milchprodukte. Für die Herstellung von Dickmilch oder Sauermilch reichen Zimmertemperatur und Bakterienkulturen, während Joghurt bei Temperaturen um 40 bis 45 Grad Celsius entsteht. In den verschiedenen Regionen der Erde gibt es kleine, landestypische Variationen. Neben Kefir kennen wir das indische Lassi, das persische Dugh oder den türkischen Ayran, ein Joghurt- oder Milchgetränk, das mit 0,5 bis 2 Teilen Wasser gut vermischt und zur Mittagszeit getrunken wird. Die lokalen Spezialitäten ermöglichen sowohl süße, fruchtige Versionen als auch eher salzige Varianten, evtl. mit Gurke oder ähnlichen Zutaten. Gewürze wie Kreuzkümmel runden geschmacklich ab. Durch die unterschiedlich stark ausgeprägten Gärungsprozesse kann ein prickelnder, leicht alkoholischer (bis 2 % Alkohol) Geschmack entstehen.

Stufe 1: Fastentage zur Entlastung

Zur Entlastung von Darm und gesamtem Organismus sind als Einstieg in die Kur zwei bis drei Fastentage sehr gut geeignet. Dabei kommen auch die körperzelleigene Müllentsorgung und das Recycling – die Autophagie – gut in Schwung. Bei kurzen Fastenpausen unter 16 bis 18 Stunden ist das weniger der Fall.

Fasten muss nicht unbedingt sein, aber es ist, bei entsprechender Konstitution, eine elegante, schnelle und tiefgreifende Heilmethode – weswegen sie unbedingt nur mit ärztlicher Abstimmung eingesetzt werden soll, sofern es sich nicht nur um einzelne Tage handelt. Längere, mehrwöchige Fastenperioden sind ebenfalls möglich und bringen tiefgreifendere positive Effekte mit sich. Für Un-

Führen Sie ein Kurtagebuch

Halten Sie in Ihrem Kurtagebuch in regelmäßigen Abständen fest, wie es Ihnen mit der Kur ergeht. Es wird ganz entscheidend für den langanhaltenden Erfolg sein, dass Sie Ihr Tagebuch während der Kurphase mit Ihren Eindrücken, Wünschen, Vorstellungen füttern.

Mit dem Entschluss, sich auf eine mehrwöchige Kur und Ernährungsumstellung einzulassen, kommt es zu einer deutlichen Änderung des gewohnten Alltags. Das bietet die ideale Gelegenheit, mit Neugierde zu beobachten, wie sich diese Verhaltensänderung auf Sie auswirkt.

Gerade wenn Sie die Kur zu Hause durchführen, ist die Selbstbeobachtung durch das regelmäßige Erfassen des Befindens sehr sinnvoll, sie ersetzt aber nicht die Beurteilung durch die begleitende Ärztin oder den begleitenden Arzt. Durch die Selbstbeobachtung fällt es Ihnen auch leichter, die Wirkung der Kur zu beurteilen und zu entscheiden, ob Sie sich gerade in der für Sie passenden Kurstufe befinden, ob Sie vielleicht schon in die nächste Stufe übergehen können oder ob es ratsam wäre, wieder eine Stufe zurückzugehen.

Fragen Sie sich: Was war in der letzten Zeit nicht günstig an meinen Lebensgewohnheiten, was möchte ich gern ändern? Was vorher nicht gut war und Probleme verursacht hat, wird auch nach einer Kur nicht besser, wenn Sie nichts daran verändern. Realisierbare Ziele, die Sie sich regelmäßig in Erinnerung bringen, neu überprüfen und gegebenenfalls anpassen – das kann ohne Druck ein sehr praktikabler Schlüssel zum Erfolg sein!

Solche realisierbaren Ziele können eine enorme Hilfe für eine nachhaltige Umstellung sein, wenn Sie sich angewöhnen, alle paar Wochen sich etwas Zeit zu nehmen und in Ruhe diese Notizen und Vorhaben betrachten. Ohne schlechtes Gewissen, wenn etwas nicht geklappt hat. Es ist einfach eine Erinnerung, eine Möglichkeit zur Überprüfung und gegebenenfalls Änderung; vielleicht auch zur Umsetzung, wenn es Ihnen wichtig ist.

Auf jeden Fall bietet das die Möglichkeit, sich selbst und seine Wünsche besser kennenlernen zu können. Manchmal tauchen dabei ganz alte Sehnsüchte auf, die im Laufe der alltäglichen Wichtigkeiten einfach immer mehr überlagert wurden und letztlich »untergegangen« sind. Das kann eine sehr schöne Entdeckungsreise zu sich selbst werden!

Kurtagebuch

KURSTUFE 1 ◯ 2 ◯ 3 ◯ 4 ◯ 5 ◯ 6 ◯

Befinden	Häufigkeit der Eintragungen	Datum:	Datum:	Datum:	Datum:	Datum:	Datum:
Wohlbefinden, Stimmung 	täglich						
Leistungsfähigkeit während des Tages Von sehr gut über gut, neutral und weniger gut bis schlecht	täglich						
Energie nach dem Essen Von frisch und frei bis müde und abgeschlagen nach dem Essen	täglich						
Wie oft wurde jeder Bissen gekaut? Durchschnittliche Anzahl von 5- bis über 30-mal	täglich						
Mahlzeitendauer Dauer in Minuten: von 5 Minuten bis über 30 Minuten	täglich						
Schlafqualität Von ausgeschlafen und fit bis unausgeschlafen und müde; Dauer in Stunden	täglich						
Körperhaltung Seitliches Profil der gesunden Haltung des Oberkörpers	jeweils am Anfang und am Ende der Kur						
Bauchform 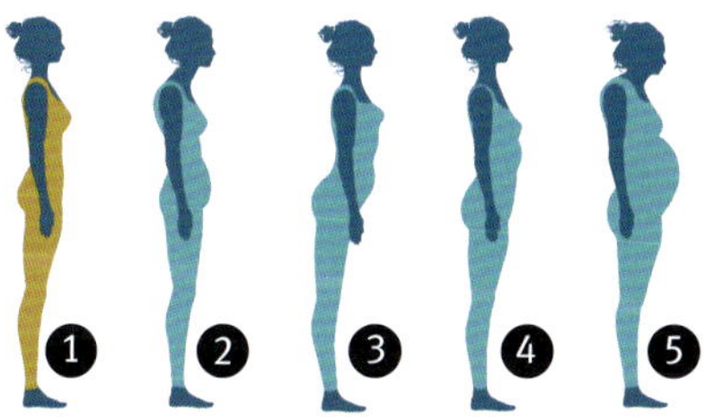	jeweils am Anfang und am Ende der Kur						
Körpergewicht/BMI* und Taille-Hüft-Verhältnis oder Kibler-Falte***** Von Beginn bis Ende einmal wöchentlich	wöchentlich						
Stuhlgang Wie oft am Tag? Wie geformt? Entleerend? Winde mäßig und geruchlos, sauer oder faulig?	täglich						

*Berechnung des Body-Mass-Index: Körpergewicht in kg geteilt durch Körpergröße in m^2.

**Berechnung des Taille-Hüft-Verhältnisses (WHR): Bauchumfang in cm geteilt durch Hüftumfang in cm. Als ungünstig und gesundheitlich bedenklich gelten bei Männern Werte über 0,9; bei Frauen über 0,85.

***Bewertung der Kibler-Falte der Haut: An mehreren Stellen des Körpers (besonders an Bauch und Brust) eine Hautfalte abheben, um deren Dicke zu beurteilen und damit eine Idee vom Fett- und auch vom Versorgungszustand des Gewebes zu erhalten. Wenige Millimeter dicke Falte: leere Bindegewebsspeicher: mehrere Zentimeter starker, praller Wulst: höchstwahrscheinlich genügend Energievorräte in Form von Fett und Zucker-Eiweißverbindungen.

Wie lange sollen Sie in den einzelnen Stufen bleiben?

Das kann sehr unterschiedlich sein. Im Normalfall erleben wir mit der Schonkost eine recht schnelle Verbesserung. Ist das nicht der Fall, sollten Sie sich mit Ihrer Mayr-Ärztin oder Ihrem Mayr-Arzt besprechen, denn im Einzelfall kann dieser Prozess unter Umständen mehrere Wochen dauern. Wenn sich der Bauch – auch nach dem Essen – gut und unbelastet anfühlt und keine Beschwerden im Verdauungstrakt bestehen, kann die Belastung gesteigert und in die nächste Stufe übergegangen werden. »Wenn Sie sich mit der nächsten Belastungsstufe nicht so gut wie vorher fühlen, dann gehen Sie wieder zurück.« – so lautete der Ratschlag von Dr. Mayr.

tergewichtige sind lange Fastenperioden aber kontraproduktiv. Sie sollten die beiden ersten Stufen entweder überspringen oder aber nur sehr wenige Tage Fasten (Seite 54).

Solche Fastentage können auch nach einer Kur zur Entlastung immer wieder einmal in den Alltag eingeschoben werden. Es ist jedes Mal verblüffend zu erleben, wie entspannt und bereitwillig der Körper diesen zeitlich begrenzten freiwilligen Nahrungsverzicht annimmt.

Wichtig: Fasten bedeutet nicht Hungern! Die innere Einstellung macht einen wesentlichen Unterschied. Dieser freiwillige Verzicht auf nicht Notwendiges, ohne Stress für den Körper, bedeutet maximale Entlastung für den Darm und bietet dem Organismus die Möglichkeit, ein bisschen des angesammelten Zuviels aus dem Körper zu entfernen. Es trägt dazu bei, mithilfe der Autophagie unbrauchbare Proteine aus der Matrix der Zellzwischenräume, aber auch im Zellinneren zu recyceln.

So gehen Sie vor

Planen Sie für die Fastentage ein paar Urlaubstage oder ein längeres Wochenende ein, um sich ganz auf sich selbst konzentrieren zu können. Legen Sie in dieser Zeit öfter Ruhepausen ein.

Unterstützen Sie Ihre Leber am besten einmal täglich mit einem heißen Leberwickel (Seite 55), das fördert den Prozess.

Zur Unterstützung der Reinigung des Darmtrakts ist eine Berieselung mit einer milden Bittersalz- oder Glaubersalzlösung hilfreich, wie Sie es schon aus der Vorkurphase (Seite 42) kennen. Die tägliche Bittersalzlösung führt zu einer sanften Lösung von Rückständen im Darm. Es gibt auch natürliche Mineralwässer, die Bittersalz oder Glaubersalz enthalten und ähnlich wirken.

Fastentage sind Trinktage: Da in dieser Phase viele Stoffe mobilisiert und ausgeschieden werden, müssen Sie ausreichend Flüssigkeit (zwei bis vier Liter täglich) zuführen, um über Darm, Nieren, Haut und Atmung ausleiten zu können. Trinken Sie reichlich Wasser (besser warm als kalt) und dünn gebrühte Kräutertees: morgens einen Herz-Kreislauf-Tee, über den Tag einen Tee für Nieren und Blase, morgens und abends eine Leber-Galle-Mischung und zur Nacht einen beruhigenden Schlaftee. Es gibt schon sehr gute fertige Mischungen, die Sie während des Tages abwechseln oder unter Berücksichtigung der Organuhr aus der Traditionellen Chinesischen Medizin zu bestimmten Zeiten trinken können.

Morgens, mittags und abends gibt es Tee. Wenn der Tee als Mahlzeit dient, dann sollte er gemächlich gelöffelt werden. Abends darf auch gerne ein Teelöffel Honig eingerührt werden.

Mittags können Sie sehr gut eine mineralstoffreiche, basische Gemüsebrühe (Seite 92) (1–2 Suppentassen) essen. Sie sollte selbstgemacht sein und nicht etwa aus einer Instantbrühe bestehen. Mit einem Teelöffel gelöffelt stellt sich eine Sättigung, die meist eine halbe Stunde nach der Nahrungsaufnahme eintritt, schneller ein.

Stufe 2: Etwas zu beißen

In Stufe 2 erfahren Sie eine sehr starke Entlastung des Darmtrakts, in der nur wenig Verdauungsleistung nötig ist. Der Darm wird nach der Fastenphase langsam wieder an feste Nahrung gewöhnt.

Obwohl für F.X. Mayr das Fasten den Königsweg der Selbstregulation darstellte, war ihm wichtig, das richtige Essverhalten wieder zu erlernen und zu integrieren. Gutes Kauen ist eine wesentliche Hilfe beim Essen: Erst so kommen der ganze Geschmack und die Aromen eines Nahrungsmittels richtig zur Geltung. Eine Zufriedenheit und ein Sättigungsgefühl stellen sich früher ein. Das Kauen wird zu einem Ritual, das zumeist im Alltag noch lange beibehalten wird – und, wie schon beschrieben, die Nahrung kommt besser mechanisch vorbereitet in den Magen.

Dieses Kauen sollen Sie in Stufe 2 lernen, es stellt sozusagen eine Art Training dar. Jetzt brauchen Sie noch ein geeignetes, leicht verdauliches Nahrungsmittel. Unser Kurgebäck (Seite 96) hat sich dafür bestens bewährt.

So gehen Sie vor

Nun haben Sie die Auswahl aus den Rezepten für Stufe 2 (ab Seite 94). Wenn Sie das Kurgebäck nicht selbst backen wollen, dann können Sie ebenso ein Stück altbackenes glutenfreies oder ein Dinkelgebäck wählen, selbstverständlich zuckerfrei. Leicht verträgliche Aufstriche ohne Gemüse, einfache Breie ohne Obstbeigaben, Joghurt und Gemüsebrühe mit Gemüseeinlage stehen nun auf Ihrem Speiseplan.

Morgens gibt es Kurgebäck (Seite 8 und 96). Genießen Sie es mit einem Aufstrich (ab Seite 96) aus unseren Rezepten. Sie stellen Eiweiß, Vitamine oder gute Fette zur Verfügung. Wenn Ihnen ein warmes Frühstück lieber ist, dann wählen Sie einen warmen Brei ohne Obst (ab Seite 97). Auch Joghurt ist möglich.

Mittags wählen Sie wieder aus Kurgebäck mit Aufstrich oder einer Gemüsebrühe (Seite 9), die auch schon eine Gemüseeinlage enthalten darf. Für geeignete Einlagen finden Sie ebenfalls im Rezeptteil Tipps (ab Seite 92).

Nachdem Kautraining für die Nachhaltigkeit eine ganz wichtige Rolle spielt, sollte zumindest bei einer Mahlzeit ein Kurgebäck präsent sein. Haben Sie also einen Brei gefrühstückt, sollte jetzt das Kurgebäck auf den Tisch kommen. Hatten Sie dagegen schon Kurgebäck zum Frühstück, können Sie sich gelegentlich auch für eine andere Mahlzeit entscheiden.

Abends gibt es, wie schon in Stufe 1, nur einen Kräutertee, den Sie mit etwas Honig süßen oder mit etwas frisch gepresstem Saft einer Orange aromatisieren können.

Das Dinner Cancelling ist eine wirksame Anti-Aging-Methode. Es ist empfehlenswert, auch in den weiteren Stufen mindestens zweimal in der Woche das Abendessen ausfallen zu lassen.

Nehmen Sie nur kleine Bissen, die Sie jeweils mindestens 30-mal kauen, dabei mit Speichel vermengen und bewusst schmecken – das ist das Motto, gemäß einem russischen Sprichwort, das soviel heißt wie »Länger kauen – länger leben«. Stoffwechselcoach Jürgen Schilling, ein Verfechter des

Was geschieht beim Fasten im Körper?

Die Länge der Fastenperiode bei der F.X.-Mayr-Kur bestimmen Sie und Ihr Wohlbefinden. Der normalgewichtige Körper besitzt gute Reserven für mehrwöchige Fastenperioden, dennoch sollten Sie längere Fastenzeiten über drei bis sieben Tage mit Ärztin oder Arzt abstimmen.

Die Energiezufuhr im Alltag geschieht in erster Linie über die laufende Nahrungszufuhr. Etwaige Überschüsse kann der Körper kurzzeitig im Blut als Glukose oder in der Muskulatur oder Leber in der Speicherform Glykogen zwischenspeichern oder langfristig in Fettdepots auf Vorrat legen. Somit können zwischenzeitliche Perioden geringer Essens-Zufuhr oder erhöhten Bedarfs gut und ohne Leistungsabfall ausgeglichen werden.

Fastenstufen bei der Kur

In der Vorkurphase (Seite 42) wird die Energiezufuhr zumeist noch nicht stark reduziert sein. Der Verzicht auf Zwischenmahlzeiten normalisiert den Insulinausstoß und damit das Verlangen nach Süßem. Tägliche körperliche Bewegung steigert den Muskelstoffwechsel und bereitet den Organismus auf die Energiebereitstellung aus den Fettdepots vor. Diese Vor-Aktivierung ist für den problemlosen weiteren Fastenverlauf sehr hilfreich.

Ab Stufe 1 (ab Seite 47), am ersten richtigen Fastentag, wird der Körper seine Energie vorwiegend aus den Glykogenreserven der Muskeln und der Leber mobilisieren. Auch in den nächsten Tagen ist der Nachschub an Glukose aus der Nahrung stark reduziert. Als Kompensationsmaßnahme wird Eiweiß zur Energiebereitstellung (Gluconeogenese in der Leber) herangezogen. Oft wird angenommen, dass dafür Muskeleiweiß verwendet wird. Es wäre allerdings ein ziemlich kontraproduktives evolutionäres Konzept, dem Jäger bei Nahrungsmangel auch noch die Muskelkraft wegzunehmen. In verschiedenen Fastenstudien wurde nachgewiesen, dass die Muskulatur kaum angegriffen wird, zumindest solange der Körper bewegt wird. Woher kommt dann das Eiweiß? Prof. Wendt und andere konnten nachweisen, dass in den Gewebsmembranen und im Bindegewebe Zucker- und Eiweißverbindungen gespeichert und bei Bedarf mobilisiert werden.[23] Es handelt sich um Säuren, die Unmengen an Wasser binden und als eine Art zähes Gel die Transitstrecke zwischen Blutkapillare und Zelle, aber auch von der Zelle zu den Lymphgefäßen beeinträchtigen können. Das erlebe ich auch ständig in der Praxis: Prall vollgestopftes Gewebe wird schon nach wenigen Fastentagen freier, als Folge rutschen Ringe von den Fingern usw. Gleichzeitig kommt es oft zu einem anfänglichen raschen Gewichtsverlust, weil diese Zucker- und Eiweißverbindungen zur Energiebereitstellung aufgefressen werden, die Säuren verschwinden, und das viele daran angelagerte Wasser nicht mehr im Gewebe halten können.

Je nach Gewöhnung an längere körperliche Bewegung und kurze Fastenphasen kann diese Übergangsphase nur ganz kurz oder aber auch eine Woche dauern. Danach hat sich der Körper an die verringerte Energiezufuhr adaptiert und verwendet jetzt seine meist sehr ausgiebigen Fettreserven. Auch das Gehirn hat sich an die Ernährung durch Ketonkörper (aus abgebauten Fettsäuren) gewöhnt und braucht nur noch ganz geringe Mengen an Glukose. Je nach Ausgangszustand ist somit Fasten bei Normalgewicht für drei bis vier Wochen gut möglich – moderates Fasten mit unserer Milden Ableitungsdiät noch länger, dabei lässt sich ja auch der Kalorienanteil bei Bedarf anpassen. In dieser Zeit findet auch kein nennenswerter Muskelabbau statt. Bei gleichzeitiger regelmäßiger Bewegung kommt es sogar zu deutlich gesteigerter Muskelkraft.

Die Zeit danach

Der ganze Körper fühlt sich leichter, beweglicher und um vieles jünger an, der Kopf wird frei und voller Elan und Lebensfreude, die Gedanken klarer – das sind so die häufigsten Kommentare, die ich am Ende der Kurphase höre. Auch physiologisch ist es, als ob im Organismus eine Reset-Taste gedrückt würde.

Die Regeneration wirkt langfristig, auch die achtsame Esskultur wird zumeist über viele Monate beibehalten und die Ernährung schrittweise gesünder. Nicht durch Verzicht, sondern durch mehr Sinnlichkeit und Genuss!

Ganz entscheidend für den langanhaltenden Erfolg wird es sein, dass Sie schon während der Kurphase Ihr Tagebuch (Seite 48) mit Ihren Eindrücken, Wünschen, Vorstellungen füttern und jetzt regelmäßig zu Rate ziehen. Das kann Sie sehr effektiv bei einer Neuorientierung unterstützen!

Wie lange darf ich fasten?

Die Frage nach der optimalen Dauer der Fastenzeit lässt sich natürlich in einem Buch nie befriedigend beantworten. Dazu muss man immer die höchst individuelle Situation berücksichtigen. Ein paar Kriterien können uns trotzdem hilfreich sein zur Einschätzung, zum Beispiel das Körpergewicht. Der Body-Mass-Index liefert einen groben Richtwert, berücksichtigt aber leider nicht die Konstitution des Menschen, auch nicht die Körperzusammensetzung oder Fettverteilung. Aber es leuchtet ein, dass bei einem BMI von unter 20 eine Fastenperiode mit einhergehendem Gewichtsverlust nur speziellen Indikationen in Absprache mit einer erfahrenen Ärztin oder einem erfahrenen Arzt vorbehalten bleiben sollte.

Jeder Tag einer freiwilligen Entlastung des Körpers bietet ihm die Möglichkeit zur Regeneration. Es ergibt durchaus Sinn, solche Gelegenheiten auch während des Jahres zu schaffen, besonders nach Zeiten der Überbeanspruchung. In einer ganz aktuellen Studie über das Fasten wird festgestellt, dass tiefgreifende Veränderungen, die den ganzen Körper inklusive das Nervensystem betreffen, einfach Zeit brauchen. Erst nach drei Tagen echten Fastens treten diese Effekte ein. Vielleicht findet sich ein- oder zweimal im Jahr dafür eine passende Zeit? [24]

guten Kauens, nennt das »schmauen« (aus schmausen und kauen zusammengesetzt). Es ist erstaunlich und manchmal fast ein bisschen enttäuschend, dass durch das gute Kauen schon nach einem Stück Kurgebäck kein Hunger mehr vorhanden ist! Dieses sich Zeit nehmen und bewusst gut kauen, das können die meisten für viele Monate gut mit in den Alltag übernehmen, wie G. Petereit in ihrer Achtsamkeitsstudie nachweist.[25]

Hören Sie auf zu essen, wenn das Hungergefühl verschwunden ist. In der Regel reicht eine Portion. Zwischen den Mahlzeiten essen Sie mindestens fünf Stunden lang nichts. Trinken ist jederzeit möglich und gut!

Stufe 3: Es wird energiereicher

Die Stufe 3 ist eine energiereichere Form der Stufe 2. Sie erfahren weiterhin eine sehr starke Entlastung trotz höherer Energiezufuhr, es ist noch immer nur wenig Verdauungsleistung nötig. Während für sehr viele (besonders endomorphe Pykniker, Seite 66) die Mayr-Kur eine gerne genutzte Möglichkeit zur Gewichtsabnahme darstellt, steht aus medizinischer Sicht die Regulierung der Verdauungsfunktionen im Vordergrund.

Für Untergewichtige geht es (entsprechend dem ektomorphen, leptosomem Astheniker, Seite 66) um gute Bekömmlichkeit und darum, genug, aber nicht zu viel zu essen. Für sie kann diese Stufe die strengste Fastenstufe sein, d. h., Untergewichtige beginnen ohne ärztliche Begleitung erst mit Stufe 3 mit der Kur oder sie gehen bereits nach ein bis drei Tagen des Fastens auf diese Stufe über. Übergewichtige dagegen werden Stufe 3 in der Regel nicht brauchen, es sei denn, sie ist medizinisch indiziert. Hier ist unbedingt eine Mayr-Ärztin oder ein Mayr-Arzt für die Feinabstimmung gefragt! Auch allgemein möchte ich hier noch einmal auf die ärztliche Unterstützung in der Kur hinweisen.

Wenn sich der Darm erholt, können Untergewichtige oft schon in dieser Stufe wieder Gewicht zulegen. Das Maß der individuellen Verträglichkeit ist auch im weiteren Aufbau strikt zu beachten.

So gehen Sie vor

Wählen Sie nun aus den Rezepten, die ab Stufe 3 (ab Seite 101) gelten. Auch die Rezepte für Stufe 2 sind weiterhin möglich. Es kommen weitere milde Aufstriche mit pflanzlichen Ölen, die jetzt auch gut verträgliches gekochtes Gemüse enthalten, dazu. Die warmen Breie können nun auch mit Toppings (Seite 101) wie Kräutern, Gewürzen, Nüssen und Samen aufgepeppt werden, und die klare Brühe (ab Seite 103) kann einen Fleisch- oder Fischanteil enthalten. Dazu gibt es Einlagen mit Getreide und Quark, z. B. Polentanockerl oder Buchweizenfrittaten. Warme Eiergerichte wie Rührei oder weichgekochtes Ei bereichern den Speiseplan.

Morgens: Das Frühstück entspricht dem von Stufe 2 mit Upgrade: Das Kurgebäck (Seite 96) darf jetzt nicht nur mit einem gehaltvolleren Aufstrich (ab Seite 108), sondern auch mit Butter bestrichen werden. Wer ein warmes Frühstück bevorzugt, wählt einen Brei mit Topping (ab Seite 101).

Mittags essen Sie ebenfalls wie in Stufe 2, haben bei den Brühen (ab Seite 103) und den Suppeneinlagen aber jetzt schon eine größere Auswahl (ab Seite 103). Alternativ entscheiden Sie sich z. B. für Rührei oder ein weichgekochtes Ei.

Abends wird nun auch eine Mahlzeit eingeführt, die aus Kurgebäck mit Aufstrich oder einer Gemüsebrühe mit Einlage besteht. Verzichten Sie aber weiterhin möglichst zweimal in der Woche auf das Abendessen.

Unterstützung durch ausreichende Ruhephasen, heiße Wickel mit der Wärmflasche für die Leber (siehe Kasten rechts) und eher heiße Getränke sind sehr hilfreich und angenehm.

Es gelten alle Regeln, die Sie schon aus den vorherigen Stufen kennen.

Stufe 4: Es darf noch etwas mehr sein

Diese Stufe ermöglicht eine starke Entlastung mit gleichzeitigem Training bei leicht verbesserter Verdauungsleistung. Ein minimaler Ballaststoffanteil ist möglich.

Man glaubt es gar nicht, aber selbst eine pürierte Gemüsesuppe enthält einige Ballaststoffe als Training für unsere Verdauung und unser Mikrobiom. Achtsames Schmecken und Einspeicheln bleiben weiterhin ganz wichtig. Die Regel lautet: Feste Nahrung soll man trinken, Flüssigkeiten soll man kauen. Je besser unsere Nahrung verdaut werden kann, desto mehr Energie erhält der Körper und umso besser ist die Sättigung.

So gehen Sie vor

Wählen Sie nun zusätzlich aus den Rezepten, die ab Stufe 4 (ab Seite 110) gelten. Für das Kurgebäck, das sie noch immer begleitet, sind weitere Aufstriche mit gekochtem Gemüse vorgesehen. Warme Eiergerichte wie Rührei und weichgekochtes Ei werden jetzt auch mit Gemüse zubereitet, die warmen Breie können mit gekochtem Obst serviert werden. Nun ist auch ein kaltes Frühstück möglich in Form eines Müslis, das zur besseren Verträglichkeit über Nacht eingeweicht wird. Es enthält noch kein Obst. Außer den klaren Suppen können Sie nun pürierte Suppen ohne Anreicherungen genießen.

Morgens gibt es wie gehabt das Kurgebäck (Seite 8 und 96) mit Butter und Aufstrich (ab Seite 112) oder aber ein Müsli (Seite 112). Wenn Sie ein warmes Frühstück vorziehen, dann haben Sie die Auswahl unter den warmen Breien mit Obst und Toppings (Seite 111).

Leberwickel

- Sie brauchen: einen alten Kopfkissenbezug oder ein altes Leintuch, ein Handtuch und eine Wärmflasche.
- Befeuchten Sie den Kopfkissenbezug oder das Leintuch mit warmem Wasser und füllen Sie die Wärmflasche mit gut warmem (aber nicht mit kochend heißem) Wasser.
- Legen Sie sich nun entspannt auf den Rücken und platzieren Sie das feuchtwarme Leintuch auf den rechten Oberbauch, schlagen Sie die Wärmflasche darin ein und decken Sie das Ganze mit dem Handtuch ab. Bleiben Sie so entspannt zumindest zehn Minuten liegen.
- Wenn im Arbeitsalltag für den Wickel keine Zeit bleibt, legen Sie zumindest Ihre warmen Hände einige Minuten entspannt auf den Oberbauch (über Magen und Leber).
- Sie können beides gut mit ein paar tiefen, langsamen Atemzügen verbinden, die Bauch- und Brustkorb füllen und das Zwerchfell mobilisieren.

Mittags stehen jetzt zusätzlich zu den klaren auch pürierte Suppen ohne Anreicherungen (Seite 114) auf dem Plan oder ein warmes Eiergericht mit Gemüse (Seite 117). Dazu kann Kurgebäck gereicht werden.

Abends essen Sie wie in Stufe 3.

Weiterhin gelten alle Regeln, die Sie schon aus den vorherigen Stufen kennen. Und hören Sie ruhig auf zu essen, wenn Sie keinen Hunger mehr verspüren. Sie müssen die Portionen nicht aufessen.

Ab Stufe 4

Rührei aus dem Ofen mit geschmorten Tomaten

Für 2 Portionen
⏲ 45 Min.

3 Eier (Größe M) • 1 EL Gemüsebrühe • Salz • 1 TL Ghee (Butterschmalz) • 200 g Kirschtomaten • 1 Dillstängel

- Den Backofen auf 180 °C (Ober-/Unterhitze) vorheizen. Eier, Gemüsebrühe und Salz in einer Schüssel leicht verquirlen.
- 2 kleine Auflaufförmchen mit Ghee auspinseln und die Eimischung hineinfüllen. Die Kirschtomaten waschen, trockentupfen, in eine Auflaufform geben und salzen.
- Die Förmchen in ein Wasserbad setzen und auf der mittleren Schiene im vorgeheizten Ofen 20–30 Minuten stocken lassen. Das Rührei mit einem Löffel immer wieder durchrühren und so lange im Ofen lassen, bis es eine cremige Konsistenz hat.
- Nach etwa 10 Minuten Backzeit die Tomaten ebenfalls in den Ofen schieben und ca. 15 Minuten weichschmoren lassen.
- In der Zwischenzeit Dill waschen, trockentupfen und die Fähnchen abzupfen.
- Das Rührei und die geschmorten Kirschtomaten auf Tellern anrichten und mit Dill garnieren.

Nährwerte pro Portion
162 kcal • 11 g E • 10 g F • 4 g KH • 1 g BS

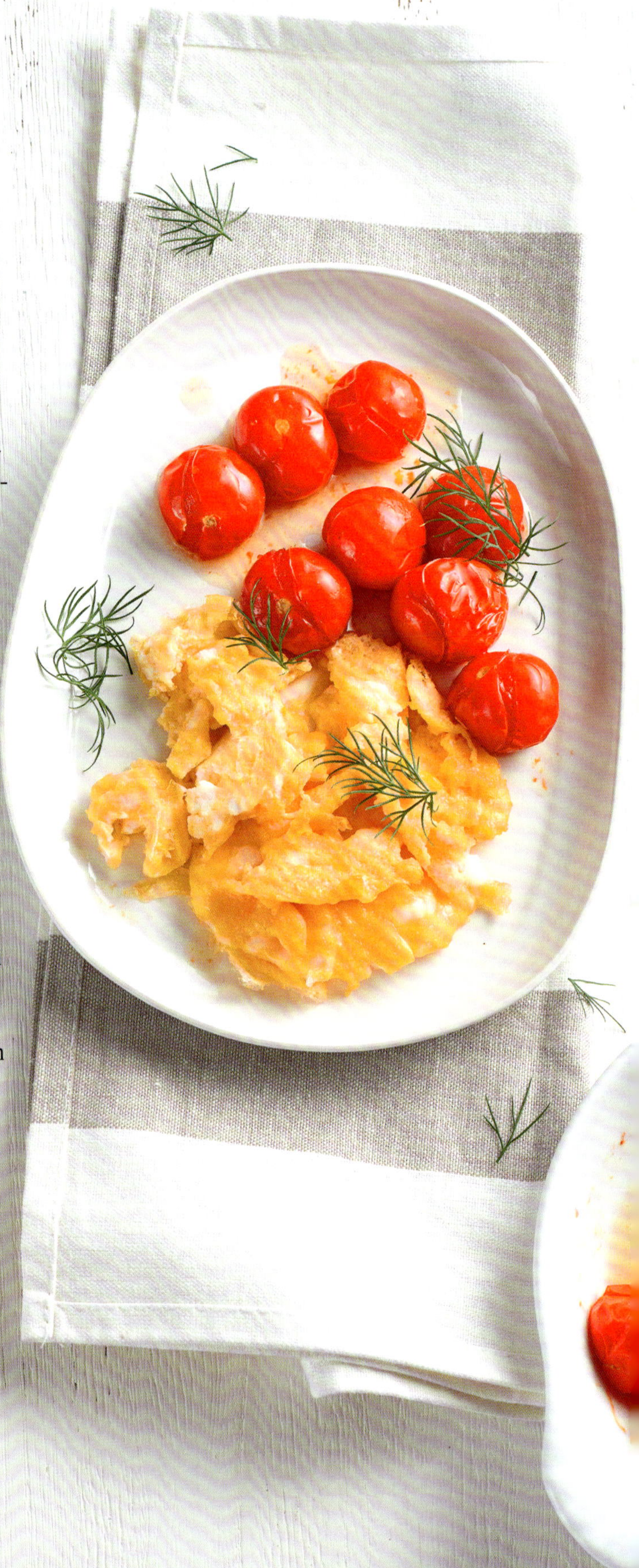

Stufe 5: Aufbautraining mit Milder Ableitungsdiät (MAD)

Hier geht es noch um Entlastung mit gleichzeitigem Training bei mäßiger Verdauungsleistung. Der Ballaststoffanteil nimmt langsam zu.

Die begleitende ärztliche Bauchbehandlung beinhaltet immer auch eine aktuelle Diagnostik, die den Zustand der Verdauungsorgane erkennt. Es ist absolut nicht beabsichtigt, den Darm länger zu schonen als nötig, denn eine Überschonung ist auch nicht hilfreich. Dabei könnte es zur Reduktion oder Abschaltung von Genen kommen, die wir für eine regelrechte Aufspaltung und Aufnahme von naturbelassenen Lebensmitteln brauchen. Das Ziel ist immer, das Verdauungssystem zu trainieren, um eine möglichst hochwertige und vielfältige Nahrung gut und ohne Dysbiose vertragen zu können. Das fördert die Diversität des Darmmikrobioms und unsere Gesundheit.

Deswegen ist das sorgsame Aufbautraining ein wichtiger Bestandteil der Kur. Dr. Erich Rauch und Peter Mayr entwickelten dafür das Prinzip der »Milden Ableitungsdiät«, das sich für die Kurausleitung und den Übergang in die Normalkost sehr bewährt hat.

So gehen Sie vor

Wählen Sie nun zusätzlich aus den Rezepten, die ab Stufe 5 (Seite 118) gelten. Es stehen jetzt auch vegetarische Gerichte, solche mit Fleisch oder Fisch auf dem Plan.

Das Prinzip der Trennkost bildet die Basis für die Hauptgerichte der Milden Ableitungsdiät. Zu Beginn hilft es, die Essenszusammenstellung besonders bekömmlich zu halten. Dabei werden die Lebensmittel in neutrale Lebensmittelgruppen (z. B. Gemüse, Beeren, Fette, Milchprodukte mit über 50 Prozent Fettanteil), Kohlenhydratgruppen (z. B. alle »Sättigungsbeilagen«, Brot, Gebäck, Süßungsmittel) und Eiweißgruppen (z. B. Fleisch, Fisch, alle Milchprodukte unter 50 Prozent Fettanteil, Nüsse und Eier) eingeteilt. Das Prinzip besteht darin, kohlenhydrathaltige Lebensmittel und Eiweißquellen nicht gemeinsam aufzunehmen. Gemüse sollte ein zentraler Teil Ihrer Ernährung sein. Dazu gibt es Kohlenhydrate – das, was wir so unromantisch »Sättigungsbeilagen« nennen – wie Kartoffeln und Getreide. Oder aber es gibt zum Gemüse Eiweiß

Das Trennkostprinzip

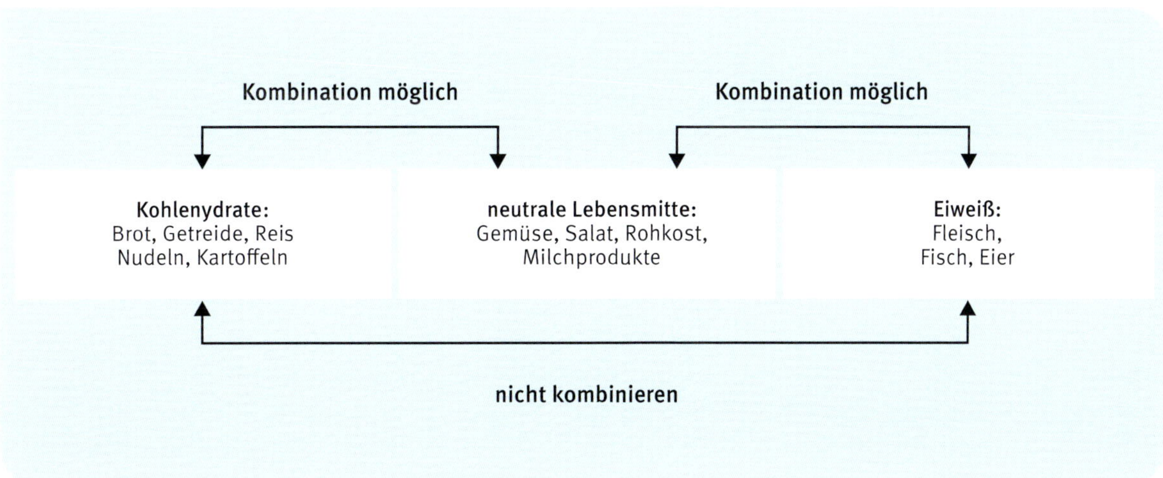

aus Fisch oder Fleisch, Eiern, Milch und Milchprodukten oder pflanzlichen Quellen.

Die Milde Ableitungsdiät bevorzugt weiterhin basische Suppen und vegetarische Gerichte, vereinzelt (einmal wöchentlich) auch Fisch- und Fleischgerichte. Sie kann über Nacht gequollenes Müsli mit Obst beinhalten, Kraftbrühen von Rind, Fisch oder Geflügel, Cremesuppen mit Anreicherungen wie Sahne, Butter oder Ghee, warme Eiergerichte wie Spiegelei oder Omelett sowie Brot und Gebäck.

Morgens können neben dem Kurgebäck auch bekömmliche Brote und Gebäck (ab Seite 122) mit Sauerteig oder etwas Hefe (wenn verträglich) auf den Tisch kommen. Die Müslis (ab Seite 120) werden jetzt noch etwas gehaltvoller und trainieren die Verdauung.

Mittags genießen Sie eine Suppe, für die jetzt auch weitere Zutaten für mehr Auswahl sorgen (ab Seite 125), oder eines der Hauptgerichte für Stufe 5 (ab Seite 130). Für die Eiergerichte gibt es jetzt mit Toppings mehr Abwechslung (ab Seite 124).

Abends essen Sie wie in Stufe 3 und 4.

Weiterhin gelten alle Regeln, die Sie schon aus den vorherigen Stufen kennen.

Stufe 6: Der nächste Schritt in Richtung Alltagsernährung

Diese Stufe bildet ein Übergangstraining bei verbesserter Verdauungsleistung. Sie führen die Milde Ableitungsdiät ohne Trennkostprinzip weiter. Ein höherer Ballaststoffanteil ist möglich.

Wenn der Verdauungstrakt mit der MAD von Stufe 5 keinerlei Probleme mehr hat, dann sollte er auch mit einer ganz »normalen« gemischten Kost zurechtkommen können.

So gehen Sie vor

Wählen Sie nun zusätzlich aus den Rezepten für Stufe 6 (ab Seite 138). Die Mittagsgerichte können jetzt auch weitere Zutaten wie Linsen oder Bohnen enthalten, die die Verdauung mehr beanspruchen. Nun können Müslis auch als Dessert nach der Hauptmahlzeit serviert werden und es stehen auch Salate auf dem Plan, die allerdings anfangs zur besseren Verdaulichkeit noch aus gegarten Zutaten bestehen. Im Verlauf der Stufe 6 können auch Blattsalate mit verträglichen Dressings eingeführt werden, aber nicht abends. Für abends gibt es jetzt kleine Rezepte mit viel Gemüse, ob gegart oder eingelegt.

Die Portionsgröße kann nun langsam dem Bedarf angepasst werden.

Morgens frühstücken Sie wie in der vorherigen Stufe (siehe links).

Mittags sind jetzt alle Gerichte aus Stufe 6 möglich, darunter auch gegarte Salate und später Blattsalate mit gut verträglichen Dressings (Seite 146). Wer ein Dessert wünscht, wählt aus den Frühstücksgerichten aus Stufe 5 (Seite 120).

Abends gibt es jetzt auch eine noch größere Auswahl (Seite 158). Das Dinner Cancelling zweimal in der Woche ist aber noch immer empfohlen.

Perspektive

Sie sind jetzt schon einen weiten Weg im Ernährungsaufbau gegangen, der Übergang in die Alltagsernährung sollte gut gelingen. Nach und nach können Nahrungsmittel jetzt wieder in die Mahlzeiten aufgenommen werden, die bis jetzt vermieden wurden, weil sie mehr Verdauungskraft erfordern.

Hören Sie auf Ihren Körper, spüren Sie, wie es Ihnen nach dem Essen geht. Sie sollten durch die

Mahlzeiten gestärkt und nicht erschlagen sein! Denken Sie daran: Sie selbst merken am besten, ob sich durch eine Mahlzeit ein angenehmes Sättigungsgefühl oder eine Überforderung einstellt. Ihre Sensibilität ist essenziell für den Erfolg des Aufbaus und danach im Alltag! Sie selbst können beurteilen, wieviel Energie Sie im Moment noch für die Verdauungsarbeit des Essens bereitstellen können und entsprechend Ihr Essen auswählen.

Probieren Sie aus, wie Ihr Körper darauf reagiert, wenn Sie wieder in kleinen Mengen vermehrt Hülsenfrüchte, Lauch oder Kohl in Ihren Ernährungsplan einbauen. Gut und lange genug gekocht, mit verdauungsunterstützenden Gewürzen, stellen sie ganz hochwertige Lebensmittel dar, die auch die Diversität unseres Mikrobioms und damit unsere Gesundheit unterstützen. Manche genetischen Schalter für Verdauungsfunktionen werden einfach abgeschaltet, wenn sie zu lange Zeit nicht gebraucht werden. Eine Überschonung ist nicht zielführend – so lange wie nötig, das ja!

In besonderen körperlichen und psychischen Belastungssituationen können Sie selbstständig eine oder mehrere Stufen zurück in Richtung leichterer Verträglichkeit gehen und sich damit Ihrer momentanen Verdauungskraft flexibel anpassen. Das trifft auch bei einem Infekt zu, dadurch kann dann auch Ihr Immunsystem viel effektiver reagieren. Je müder Sie sind, je später es ist, desto kleiner und leichter verdaulich sollte Ihre Mahlzeit dann sein oder sogar auch einmal ganz ausfallen. Mit einer solchen flexiblen Anpassung werden Sie den besten Erfolg haben!

Es gelten alle Regeln, die Sie schon aus den vorherigen Stufen kennen.

Für die Nachhaltigkeit der Lebensstilveränderung wird es entscheidend sein, wie weit Sie mit diesen Änderungen innerlich einverstanden sind. Eine wesentliche Hilfe dafür ist sicherlich, wenn wir klar verstehen, warum etwas gut ist. Das kann aber das gefühlte Wohlbefinden nicht ersetzen. Beides zusammen macht uns stark und sicherer in unserem Verhalten.

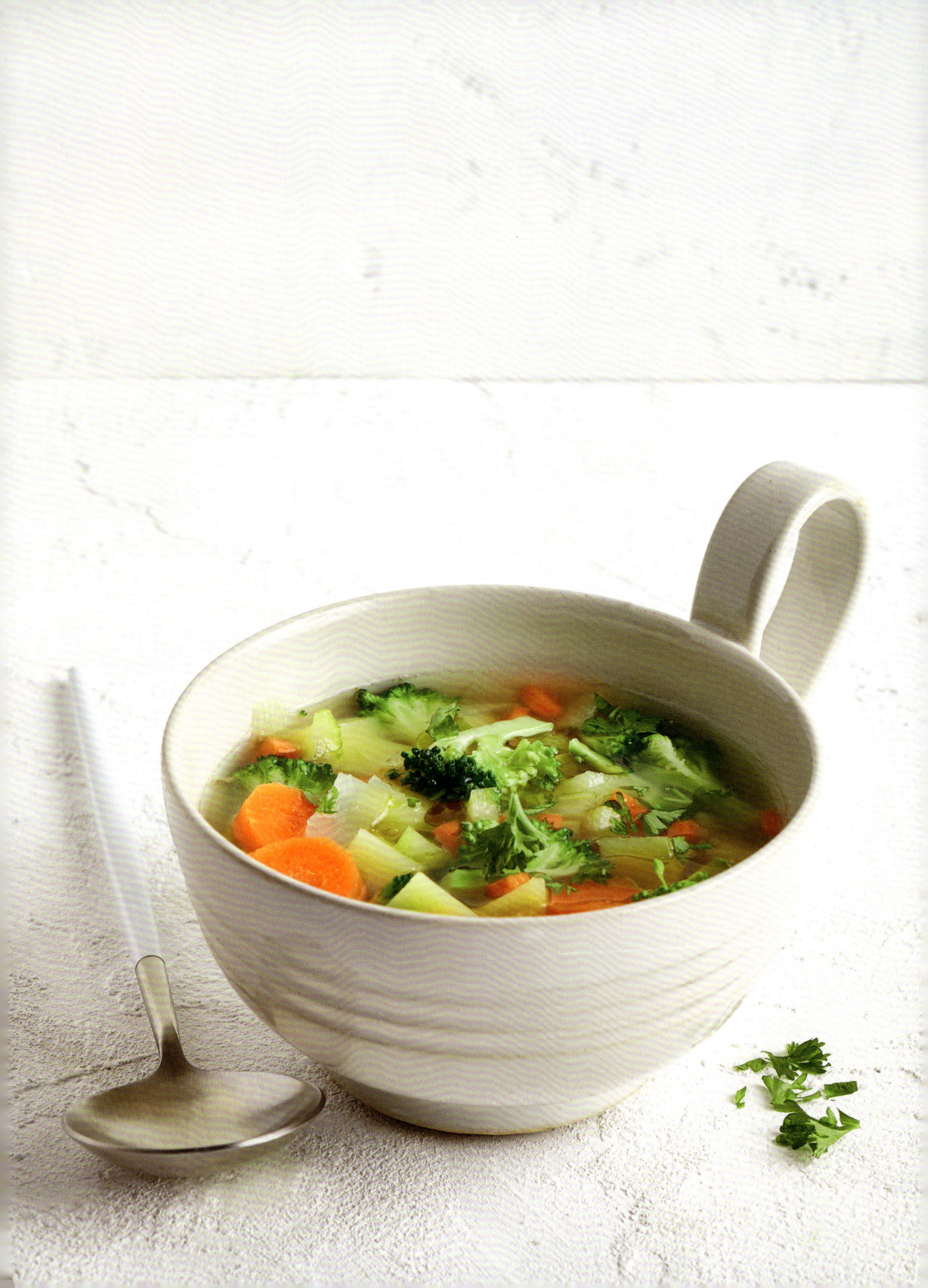

Wie gute Ernährung aussehen sollte

Die Symptome, unter denen Sie vor der Mayr-Kur gelitten haben, sollen sich natürlich nicht langsam wieder einschleichen. Dafür soll in Zukunft eine ausgewogene, gesunde Ernährung sorgen.

Praktisches Ernährungswissen für den Alltag

Was braucht man, um sich gesund und gut zu ernähren? Als allererstes das Wissen darüber! In diesem Kapitel gilt das richtige Maß auch beim Lesen, denn kleine Portionen lassen sich besser verdauen. Nehmen Sie sich also Zeit bei der Lektüre.

Ernährung ist ein äußerst komplexer Themenbereich, deswegen wird gerne vereinfacht und auf einzelne Faktoren reduziert. Wir wünschen uns eine einfache Bewertung in »gut« oder »schlecht« und hören daher so oft »Jetzt hab' ich wieder gesündigt«, wenn etwas vermeintlich »Schlechtes« gegessen wurde – gemeint ist damit aber ein falsches Essverhalten.

Hippokrates von Kos sagte: »Die rechte Ernährung und Lebensweise vermögen Großes: bei den Kranken, dass sie gesund werden, bei Gesunden, dass ihre Gesundheit erhalten bleibt."

Natürlich können wir auch mit diesem Buch nicht alle Informationen über gesundes Essen vermitteln, dazu bräuchte es ganze Bibliotheken. Aber wir wollen Sie sensibilisieren, selbst zu spüren, wie sich eine Mahlzeit auf Sie persönlich auswirkt und ein paar nützliche Details zu den wichtigsten Ernährungsthemen liefern, im Kontext mit der Verdaulichkeit betrachtet. Denken Sie daran: Entscheidend ist immer das richtige Maß. *Wie* Sie essen hat zumindest ebenso viel Einfluss wie das *Was!*

Wie sich unsere Ernährung verändert hat

Spannend, wie sich Ernährungsweise und Ernährungswissen im Laufe der Zeit verändert haben und noch auf unsere heutige Ernährung Einfluss nehmen. Werfen wir doch einmal einen Blick hinter die Kulissen der Jahrtausende. Denn was die richtige Nahrung für uns Menschen ist, lässt uns besser verstehen, wenn wir uns die Entwicklungsgeschichte ansehen. Wie machte der Mensch die Nahrung für sich nutzbar und in welchen Zeiträumen konnte sich die Verdauung an diese Gegebenheiten womöglich anpassen?

Von der »Rohkost« zum Gegarten

Der Mensch ist von seinen körperlichen Voraussetzungen her ein Omnivore, ein Allesfresser. Unsere Vor-Vor-Vorfahren mussten zumeist das essen, was Raubtiere von der Beute übrig ließen. Natürlich war das nicht alles, Wurzeln, Samen und Früchte konnten nicht davonlaufen und stellten wohl die Hauptnahrungsquelle dar.

Der große Durchbruch kam mit der Entdeckung der Nutzbarmachung des Feuers vor etwa 1,5 Millionen Jahren. Jetzt konnte der Mensch Nahrung wie z. B. Fleisch bekömmlicher machen und die Verdauung war mit weniger Energieaufwand möglich. Es stand mehr Energie für die Jagd und die Arbeit zur Verfügung. Die ergiebigere Nährstoffversorgung ließ das Hirnvolumen zunehmen und die Fruchtbarkeit ansteigen. Später waren dann durchaus auch schon Viehzucht und die Verwendung von Milch und Milchprodukten für Nomaden möglich. Über zigtausend Jahre änderte sich daran nicht viel.

Das Angebot erweitert sich

Durch die Sesshaftwerdung vor ca. 12 000 Jahren entwickelte sich eine systematische Landwirtschaft, u. a. mit Getreideanbau, der neue Nahrungsressourcen erschloss. Getreide war in Form von Grassamen zwar schon lange Teil des Nahrungsangebots, aber vorrangig als vergorenes Getränk.

Mit den Kreuzzügen, den Expeditionen und Handelsbeziehungen wurden immer mehr vormals exotische Pflanzen in unsere Agrarwirtschaft integriert, wie um 1550 die Kartoffel, dann Mais, Tomaten, Knoblauch, Rettich usw. Die Palette unseres Nahrungsmittelangebotes erweiterte sich dadurch enorm. Geschätzte zwei Drittel unserer Nahrungsmittel sind heute nicht heimischen Ursprungs. Unser Verdauungstrakt und unser Immunsystem mussten erst langsam lernen, damit umzugehen.

Oft waren verschiedene Zubereitungsformen notwendig, um diese Pflanzen für uns erst einmal genießbar zu machen. Denn Pflanzen enthalten häufig Lektine oder Enzyminhibitoren, um sich vor Fraßfeinden zu schützen. Diese machen einige Pflanzen aber auch für uns Menschen ganz schwer verdaulich bis giftig. Aus Erfahrung hat die Menschheit gelernt, dass Waschen, Einweichen, Erhitzen, Kochen und Fermentieren Techniken darstellen, um diese Pflanzen zu für uns verträgliche Lebensmittel zu machen.

Unser Brot

Brot wurde traditionell in einem zeit- und arbeitsaufwändigen Verfahren aus Sauerteig zu einem bekömmlichen Lebensmittel verarbeitet. Lektine, Enzymblocker und Gluten wurden durch Mikroorganismen während dieses vielstündigen Prozesses enzymatisch abgebaut, verringert und unschädlich gemacht. Das kann man bei der heute stark verkürzten Express-Teigführung nicht erwarten, die in der industriellen Brotproduktion zum Einsatz kommt. Zusätzliche **Hilfsmittel** gleichen mangelhafte Verarbeitungseigenschaften des Mehls aus, wie Enzyme, Quellmittel, Emulgatoren sowie Oxidations- und Reduktionsmittel. Zur Verbesserung des Teigs kommen Hydrokolloide wie Pektin und Gelatine, Gluten, Lecithin und Milchpulver zum Einsatz.
Damit wird oft die Zunahme von Brotunverträglichkeiten und Reizdarmbeschwerden erklärt. Glücklicherweise gibt es auch wieder mehr Bäcker, die sich auf die verträglichere langsame Teigführung rückbesinnen und wunderbare Backwaren herstellen. Wir als Kunden können durch unser Kaufverhalten die Qualität unserer Lebensmittel mit beeinflussen!

Wie die Industrialisierung die Ernährung veränderte

Mit der zunehmend hochindustrialisierten Nahrungsmittelproduktion sind neben vielen Vorteilen (wie günstiger Preis, Haltbarkeit, Nahrungsmittel- und Versorgungssicherheit) auch schwerwiegende neue Probleme für uns aufgetaucht. Zeit ist Geld – dieses Paradigma zeigt fatale Nebenwirkungen. Das betrifft die Natur, das betrifft Tiere und Pflanzen, die möglichst schnell wachsen müssen, um den besten Ertrag zu bringen. Und natürlich wirkt sich das auch auf uns aus, auf die Konsumenten.

Die Evolution der Ernährungsforschung

So, wie sich unsere Ernährung im Laufe unserer Entwicklungsgeschichte verändert hat, so veränderte sich auch die Ernährungsforschung.

Die Empfehlungen zu einer gesunden Ernährung ähneln heute wegen der Komplexität der Materie dem Versuch, einen Ausweg aus dem Labyrinth des Minotaurus zu finden. Da ist es hilfreich, die Grundprinzipien zu verstehen, damit man durch Details nicht so leicht verunsichert wird. Wer die Hintergründe der teils heftig geführten Streitigkeiten rund um die »richtige« Ernährung ein bisschen besser verstehen möchte, sollte sich die historische Entwicklung der Ernährungswissenschaft ansehen. Die Empfehlungen zeigen eine klare, forschungslogische Abfolge.

Von der chemischen Analyse zur Nährwerttabelle

Da sich zunächst in erster Linie Chemiker für unser Essen wissenschaftlich interessierten, wurde die Nahrung chemisch untersucht. So wurden im 19. Jahrhundert Eiweiß (Protein), Fett und Kohlenhydrate als Hauptbestandteile unserer Ernährung identifiziert.

Um 1900 dann befasste man sich weltweit intensiv mit dem Problem der Hungerbekämpfung. Wieviel Energie musste für die Gesellschaft in Form von Nahrung zur Verfügung stehen? Als Maßeinheit für die Nährwertangabe einigte man sich auf die Kalorie (kcal) aus der Wärmelehre, denn was Wärme erzeugen kann, muss unserem Organismus wohl auch Kraft geben. So entstanden Kalorientabellen, von denen sich Millionen Menschen bis heute terrorisieren lassen. Seit 2010 muss der physiologische Brennwert von Lebensmitteln zusätzlich auch in Joule (kJ) angegeben werden, wobei uns klar sein muss, dass wir immer nur Näherungswerte bekommen, die wohl nur einen von vielen Aspekten in dieser komplexen Thematik abbilden.

Auf der Suche nach den Ursachen für Mangelzustände wie Skorbut, das seit dem 16. Jahrhundert bekannt ist, wurden ab 1919 die Vitamine als essenziell wichtige »Lebensstoffe« entdeckt. Dieser Prozess dauerte bis ca. 1960 und mündete wieder in einer systematischen Erfassung, diesmal der Vitamingehalte. So entstanden unsere Nährwerttabellen mit immer mehr Spalten und Angaben.

Als logische Konsequenz wurden Mitte der 1950er-Jahre in England und Deutschland Institute für Ernährungswissenschaft gegründet. 1966 fand der erste Internationale Ernährungswissenschaftliche Kongress in Deutschland statt.

Der Fokus wurde dann über Jahrzehnte darauf gelegt, die Nahrungsauswahl nach den Angaben aus den Nährwerttabellen zusammenzustellen. Gesund war, wo viel Gutes drinnen steckte. Die exakten Zahlen hinter dem Komma täuschen eine Genauigkeit der Aussage vor, die nicht gegeben ist. Denn selbst die Zahlen vor dem Komma können enorme Schwankungen aufweisen, je nach Jahreszeit, Boden, Sorte usw.

Naturbelassene Nahrung – nicht immer nur gesund

Die Idee der naturbelassenen Nahrung ist schon sehr alt. Pfarrer Sebastian Kneipp formulierte es ganz gut: »Lasst das Natürliche so natürlich wie möglich«. Der Schweizer Arzt Max Bircher-Benner – wir alle kennen sein Müsli – entwickelte um 1900 eine »Ordnung der Ernährung«, in der alle roh genießbaren Pflanzenteile als besonders vollwertig betrachtet wurden. Mit seiner »Sonnenlichtnahrung« aus möglichst biologisch und stressfrei gewachsenem Gemüse, Obst und Getreide erahnte er bereits die Wichtigkeit der Elektronen in Lebensmitteln für unsere Gesundheit. Diese negativ geladenen Teilchen finden sich besonders in den sogenannten sekundären Pflanzeninhaltsstoffen, den Vitaminen usw. Werner Kollath unterschied um 1942 zwischen lebendigen Lebensmitteln und stärker verarbeiteter, »toter« Nahrung. Auf dieser Basis entwickelten sich in den 1960er-Jahren Max Otto Brukers vitalstoffreiche Vollwertkost, die Schnitzer-Kost und andere, bis hin zu den Gemüsesäften aus dem Slow-Juicer.

Die vorgestellten Konzepte konnten für verdauungsstarke Personen durchaus funktionieren. Es war nur geradezu tragisch, dass viele mit einem schwächeren Verdauungsapparat das eben nicht verdauen konnten und dadurch teilweise massive Beschwerden entwickelten. Aber man war verunsichert, weil das ja gar nicht sein durfte, wo man sich doch nur »gesund ernährte«. So entstand eine Generation mit vielen ernährungsbewussten und um gesunde Versorgung bemühten Menschen, die aber durch die Überforderung ihrer Verdauungsorgane gezeichnet wurde.

Obwohl schon der Frankfurter Ordinarius Dr. Karl Pirlet seit 1962 die Physiologie des Stoffwechsels ins Zentrum der Frage einer gesunden Ernährung stellte, dauerte es bis nach der Jahrtausendwende, bis die Ernährungswissenschaft und die Ernährungsmedizin das Thema der individuellen Verträglichkeit ernsthaft aufgriffen.

Was F.X. Mayr bereits erkannte

Da war Dr. F.X. Mayr schon ein Revoluzzer, wenn er um 1900 postulierte: Ernährung des Körpers findet erst statt, wenn die Nahrung auch verdaut wird. Die Überforderung führt sonst zu Gärung und Fäulnis, die beide Gesundheit und Wohlbefinden belasten. Die eigene Rücksichtnahme auf Überforderungszustände stellt eine Voraussetzung für gesunde Ernährung dar. Und das ist ein dynamischer, trainierbarer Prozess. Eine gute funktionelle Diagnostik hilft beim Verständnis und der Akzeptanz der Individualität.

Gute Ernährung – nicht nur nach der Kur

Damit Sie Ihr Essen wieder uneingeschränkt und ohne unangenehme Nachwirkungen genießen können, sollten Sie sich in Zukunft an den Grundsätzen für eine gesunde Ernährung orientieren – und sie an Ihre individuelle Verträglichkeit anpassen.

Die individuelle Konstitution berücksichtigen

Auf ihre Konstitution bezogen sind nicht alle Menschen gleich. Mit Konstitution ist der geistige (göttliche) oder genetische Bauplan gemeint, der die allgemeine und körperliche Verfassung des Menschen bestimmt und in der Konsequenz auch seine speziellen Bedürfnisse. Dafür wurden Einteilungen in Kategorien geschaffen, mit unterschiedlichen Bezeichnungen, die uns mehr oder weniger geläufig sind.

Ernst Kretschmer schuf um 1920 eine Einteilung in
- leptosome, zart gebaute und empfindsame Astheniker,
- kräftig gebaute, dynamische Athletiker,
- gedrungene, gemütliche Pykniker

William Sheldon leitete später seine Somatotypologie entwicklungsgeschichtlich ab und unterschied in
- den leptosomen Ektomorphen mit seiner Neigung zur Schlankheit (nennen wir ihn Typ A),
- den normalen oder athletischen Mesomorphen mit Neigung zur Muskulosität (hier Typ B) und
- den pyknischen Endomorphen mit Neigung zur Adipositas (hier Typ C).

Im Ayurveda haben die Charakterisierungen mit den drei Doshas Vata (Typ A), Pitta (Typ B) und Kapha (Typ C) sehr viele Ähnlichkeiten mit seiner Einteilung.

Es ist wichtig zu verstehen, dass Reintypen eher selten sind, sondern fast immer Mischtypen vorkommen. Eigentlich läge ja das Ideal in einer möglichst ausgewogenen Balance.

Unter Berücksichtigung der unterschiedlichen Konstitution lässt sich die Ernährung gut an deren Stoffwechseleigenschaften anpassen.

So lauten die Empfehlungen:
- Für Typ A: weich, warm, gekocht, gut verdaulich, mit einer Prise Schärfe
- Für Typ B: kräftigere Speisen, süßes Obst, leicht bitteres Gemüse, mäßig Rohkost und kühle Speisen

- Für Typ C: warm, scharf, bitter, Hülsenfrüchte, aber kleine Portionen

Aber denken Sie daran: Das sind zwar Erfahrungen und Versuche, die individuellen Bedürfnisse zu berücksichtigen, aber Sie selbst nehmen Ihre Reaktion auf äußere Reize, wie auch auf die Nahrung, am besten wahr (oder könnten sie wahrnehmen). Sie sind Expertin oder Experte für Ihr eigenes Wohlbefinden und Sie können dafür sorgen, dass Sie sich nach einem Reiz bzw. nach einem Essen gut fühlen. Das geht natürlich nur mit Ihrer eigenen Aufmerksamkeit.

Das Leben ist ungerecht! Sie kennen das bestimmt: Die gleiche Mahlzeit wird von verschiedenen Menschen unterschiedlich gut vertragen. Manche können einfach alles essen, was der liebe Gott verboten hat und kommen scheinbar ungestraft davon. Andere passen ohnedies schon sehr auf bei der Auswahl ihrer Nahrungsmittel und sind trotzdem sehr schnell überfordert. Dafür kann es mehrere Gründe geben. Zum einen ist die Konstitution wesentlich, zum anderen unsere ganz individuelle Verdauungskraft. Im Ayurveda wird das sehr schön als Verdauungsfeuer (Agni) bezeichnet. Es ermöglicht die Umwandlung der Nahrung in ihre Bestandteile und in Energie. Jede und jeder Einzelne kann diese Verdauungskraft durch die Mayr'sche Esskultur höchst effektiv unterstützen.[26]

Die Rhythmen der Natur beachten

Ein gesunder Biorhythmus berücksichtigt eine Ausgewogenheit zwischen psychischer wie physischer Anspannung und Erholung. Sie wissen ja schon, dass eine hohe Sympathikusaktivierung für die Verdauungsprozesse nicht förderlich ist. Ein kurzes Entspannungsritual vor dem Essen verbessert die Aufnahmebereitschaft. Aufmerksames und fokussiertes Kauen ermöglicht Zufriedenheit und Genuss.

Die Verdauungskraft ändert sich auch im Verlauf des Tages. Morgens im ausgeruhten Zustand und mittags steht uns am meisten davon zur Verfügung, in den Abendstunden dagegen verlangsamt sich der Stoffwechsel. Es ist die Zeit, in der der ganze Mensch schon viele aktive Stunden hinter sich hat und in einem müden Körper wohl kaum voll fitte Organe zur Verfügung stehen. Die Natur kommt zur Ruhe, Regeneration und Reparaturprozesse werden jetzt verstärkt in Gang gesetzt, sind aber abhängig von der verfügbaren Energie. Je erschöpfter, desto nötiger ist vorerst die Erholung, bevor Reparatur und Neubildung passieren können.

Das Wetter und die Jahreszeiten wirken sich ebenfalls auf unseren Organismus aus. Wenn es draußen kalt und feucht ist, bekommen unserem Organismus eher wärmende Mahlzeiten, während an heißen, schwülen Sommertagen leichte, kühlende (aber nicht kalte oder gar eisgekühlte) Speisen am wohltuendsten sind.

Natürlich spielt auch das Lebensalter eine Rolle. Kinder bewegen sich normalerweise zumindest bis zur Pubertät viel, brauchen ausreichend Schlaf und vertragen für ihren aktiven Stoffwechsel auch Zwischenmahlzeiten. So etwa in unseren Sechzigern beginnt die Verdauungskraft langsam abzunehmen. Verdauungsanregende Gewürze, Bewegung an der frischen Luft, Wärme und warme Gerichte mit guten Fetten sind der Gesundheit und dem Leistungsvermögen hilfreich.

Übergewicht reduzieren

Prinzipiell betrachtet ist Übergewicht ja eine durchaus physiologisch sinnvolle Reaktion des Körpers. In Zeiten von Nahrungsüberschuss Speicher anzulegen für Perioden, in denen nicht ausreichend Nahrung vorhanden ist, ergibt durchaus Sinn. Dazu ist aber zunächst einmal eine gewisse

Vitalität notwendig, um das Zuviel überhaupt verdauen und einbauen zu können. Und natürlich sind auch die entsprechende Energie und Muskelkraft Voraussetzung, um die angelegten Vorräte ständig mit sich herumtragen zu können, den ganzen Tag, bei jeder Tätigkeit.

Stellen Sie sich nur einmal vor, wie es wäre, einen zwanzig oder dreißig Kilo schweren Rucksack ständig mit sich herumzutragen, zehn Kilo würden ja auch schon reichen! Dafür muss ganz ordentlich Muskulatur vorhanden sein, die – bei normalem Gewicht – eine neue Leichtigkeit ins Leben bringen könnte. Jedenfalls ein klarer evolutionärer Vorteil! Aber nur, solange diese Depots immer wieder einmal geleert werden.

Hier genau liegt der Unterschied zu vielen anderen, die ebenfalls zu viel essen, aber deren Verdauungstrakt diese Mengen nicht richtig verdauen kann. Dadurch können sie aus dieser zugeführten Energie nicht genügend Substanz bilden und verlieren durch diese Überforderung teilweise sogar Gewicht. Ein Trugschluss ist es, wenn ihre Umgebung sie deswegen beneidet!

Das Bestreben der Mayr-Medizin ist es, ein sinnliches und freudvolles Sich-ernähren zu fördern und die eigenen Instinkte für die Auswahl der Lebensmittel zu stärken. Dadurch und durch die Gesundung der Verdauungsorgane kommt es praktisch ganz nebenbei zu einer Normalisierungstendenz beim Gewicht. Während Untergewichtige ihre Nahrung wieder besser aufspalten und Substanz aufbauen können, werden Übergewichtige ein früheres Sättigungsgefühl verspüren, ihr Mikrobiom verbessern und so ebenfalls eine deutliche und nachhaltige Verbesserung erreichen können.

Ganz klar, Fasten und strengere Kalorienreduktion sind bei Übergewicht leichter und länger möglich, trotzdem geht es auch in diesen Fällen darum, ein neues Essverhalten zu erlernen und in den Alltag zu integrieren. Die daraus gewonnene neue Energie und das bessere Körpergefühl sind die Belohnung dafür.

Ballaststoffe in die Ernährung integrieren

Ballaststoffe sind Nahrungsbestandteile, die im menschlichen Dünndarm nicht enzymatisch aufgespalten und resorbiert werden können. Man unterscheidet die gut löslichen Pektine, Schleimstoffe, Fruktane und β-Glucane von dem schwer löslichen Lignin, der Zellulose und der Hemizellulose. Damit gelangen diese Fasern unverdaut in den Dickdarm und stehen der bakteriellen Bearbeitung zur Verfügung. Das bedeutet nicht, dass Ballaststoffe keinen Wert für die menschliche Ernährung hätten, im Gegenteil!

Der Erfolg dieser Bearbeitung ist allerdings abhängig von den vorhandenen Bakterien sowie der Verweildauer: Ein schneller Transit befördert diese Stoffe ziemlich flott und unbearbeitet aus dem Körper heraus. Bei normaler oder erst recht bei langsamerer Passage findet das Mikrobiom aber ein förderliches Klima und genügend Zeit vor, um diese Fasern unter Produktion von kurzkettigen Fettsäuren (SCFA) usw. zu zerlegen.

Bestimmte Enterotypen (Seite 70; Typ 2 und erst recht Typ 3) können das besonders gut. Die auf diese Weise entstandenen Propion-, Essig- oder Buttersäuren dienen den Darmschleimhautzellen im Dickdarm als Nahrung und sind wesentlich für die Darmgesundheit dieses Abschnittes. Die SCFA wirken neuroprotektiv, schützen also die Nervenzellen. Daneben helfen sie bei der Vermehrung von nützlichen Bakterien, ernähren die Darmschleimhaut, liefern uns Energie, regulieren das Immunsystem und den Energiestoffwechsel.

Ab Stufe 6

Chia-Pudding mit gekochten Johannisbeeren

2 Portionen

⏲ 15 Min. + Quellzeit über Nacht

60 g Chiasamen • 300 ml ungesüßter Sojadrink • Salz • 200 g Johannisbeeren

- Chiasamen, Sojadrink und Salz in eine Schüssel geben, vermengen und zugedeckt über Nacht im Kühlschrank quellen lassen.

- Am nächsten Morgen die Johannisbeeren waschen, von den Stielen streifen und in einen Topf geben. Ca. 5 Minuten aufkochen und anschließend abkühlen lassen.

- Chia-Pudding in Schälchen füllen und die gekochten Johannisbeeren als Topping darübergeben.

Nährwerte pro Portion

235 kcal • 13 g E • 13 g F • 7 g KH • 13 g BS

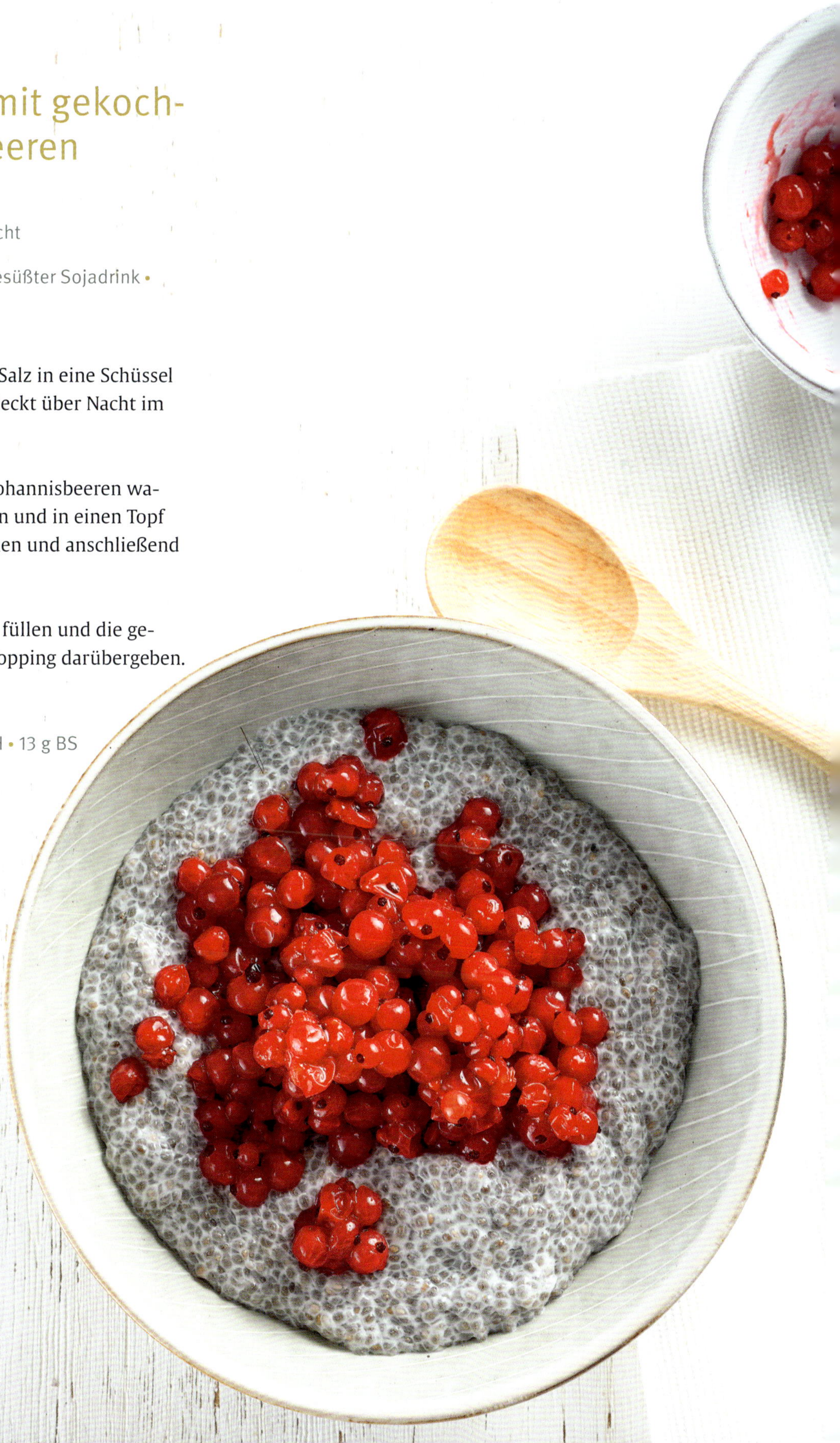

Die drei Enterotypen

Sie entsprechen funktionellen Gruppen und erklären die ziemlich stabile Zusammensetzung des Darmmikrobioms bei bestimmten Ernährungsgewohnheiten. Eine Veränderung erfordert langanhaltende konsequente Ernährungsumstellungen.

- **Enterotyp 1** wird von Bacteroides dominiert und durch Einfachzucker, tierische Fette und Protein gefüttert (wie er bei vorwiegenden Fleischessern der Fall ist).
- **Enterotyp 2** besteht hauptsächlich aus Prevotella und wird durch pflanzliche Ballaststoffe bei wenig Zucker, Fett oder Fleisch gefüttert (Vegetarier).
- **Enterotyp 3** beherbergt vorwiegend Ruminococcus und Eubakterium, die aus resistenter Stärke und Zellulose (von Hülsenfrüchten und Vollkorn) Buttersäure erzeugen und kommt deshalb vorwiegend bei einer entsprechenden Ernährung vor.

Typ 1 und 2 gehören zu den Bacteroidetes-Arten, Typ 3 gehört zu den Firmicutes. Letztere können ca. zehn Prozent mehr Energie aus der Nahrung aufnehmen und werden deswegen teilweise mit höherem Körpergewicht assoziiert.

Wir kennen auch Quellstoffe, die dadurch charakterisiert sind, dass sie ebenfalls im Verdauungstrakt nicht verdaut werden können, aber Wasser aufnehmen. Dadurch gleiten sie besser und vergrößern die Stuhlmasse, die so leichter von den Darmwänden erspürt und transportiert werden kann. Im Idealfall sind diese Quellsubstanzen ohnehin Bestandteil einer pflanzendominierten Ernährung, sonst können sie aber auch extra zugegeben werden. Leinsamen, Flohsamenschalen und Chiasamen sind Beispiele dafür und helfen, die Darmpassagezeit zu regulieren. Zu wässrige Konsistenz wird dadurch sämiger, ein zu trockener Stuhl wird voluminöser und leichter zu entleeren.[27]

Etliche Jahre lang hat man sich auf die Identifizierung einzelner Bakterien im Stuhl konzentriert, erst mit Anzüchtungen in Kulturen, dann über genetische Analysen. Dabei wurden »gute« und »böse« Keime identifiziert, bis sich herausstellte, dass alle ihre Bedeutung für unsere Gesundheit haben und es immer um eine gute Balance der einzelnen Spezies geht, damit die vielfältigen Aufgaben durch das Mikrobiom gut erfüllt werden können.

Für unsere Gesundheit ist eine große Vielfalt an Bakterienarten im Darm, man spricht von einer hohen Biodiversität, ganz entscheidend wichtig.[28]

Die empfohlene tägliche Menge an Ballaststoffen beträgt 25 g für Frauen und 38 g für Männer. Mit diesen Mengen wird der Appetit reduziert, Blutzucker- und Insulinantwort sowie die Blutfette verbessern sich. Getreide ist dabei besonders wirksam. Dies gilt aber nur, soweit diese Mengen vertragen werden! Bis dorthin ist aber oft eine lange Anpassungszeit nötig. Wenn Sie Ballaststoffe z. B. direkt nach der ballaststoffarmen Kost nach einer Mayr-Kur nicht mehr gewöhnt sind oder allgemein wenig Ballaststoffe essen, dann steigern Sie die Mengen nur langsam. Sonst treten unweigerlich Blähungen und sonstige Verdauungsstörungen auf und Sie reagieren mit Vermeidung der inkriminierten Nahrungsmittel anstelle eines langsamen Anpassungstrainings. Davon sind dann leider viele gute Hülsenfrüchte, Lauch- und Kohlgemüse mit ihren wertvollen Inhaltsstoffen betroffen, was dann auch wieder in einer reduzierten Diversität Ihres Mikrobioms resultiert. Fermentierte Lebensmittel sind zumeist leichter verdaulich und damit wesentlich besser verträglich. Wie Sie sehen, gilt es auch hier, das richtige Gleichgewicht zu finden und sich Zeit für Umstellungen zu geben.

Vollwerternährung statt Vollwertkost!

Ernährung ist das Ergebnis aus zugeführter Nahrung und unserem Verdauungsvermögen. Die angestrebte Vollwertigkeit darf sich also nicht auf das Lebensmittel beschränken, sondern muss sich auch darauf beziehen, was letzten Endes unseren Zellen für ihre Ernährung zur Verfügung steht. Es sollte also in Anlehnung an Sebastian Kneipp (Seite 65) besser heißen: Lasst die Nahrung so natürlich wie verträglich und sinnvoll!

Vielen Menschen fehlen aber häufig Selbstkompetenz oder Selbstbewusstsein, das eigene Körpergefühl ernst zu nehmen. Bei der Ernährungsanamnese lasse ich mir von meinen Patientinnen und Patienten immer ihre Essgewohnheiten schildern und bekomme beim Zuhören davon manchmal selbst Bauchweh. Der folgende Dialog ist sehr typisch: »Sagen Sie einmal, vertragen Sie das überhaupt?« – »Nein, vertragen habe ich das noch nie!« – »Warum essen Sie es dann?« – »Weil es doch so gesund ist!«.

Der Zuckerstoffwechsel

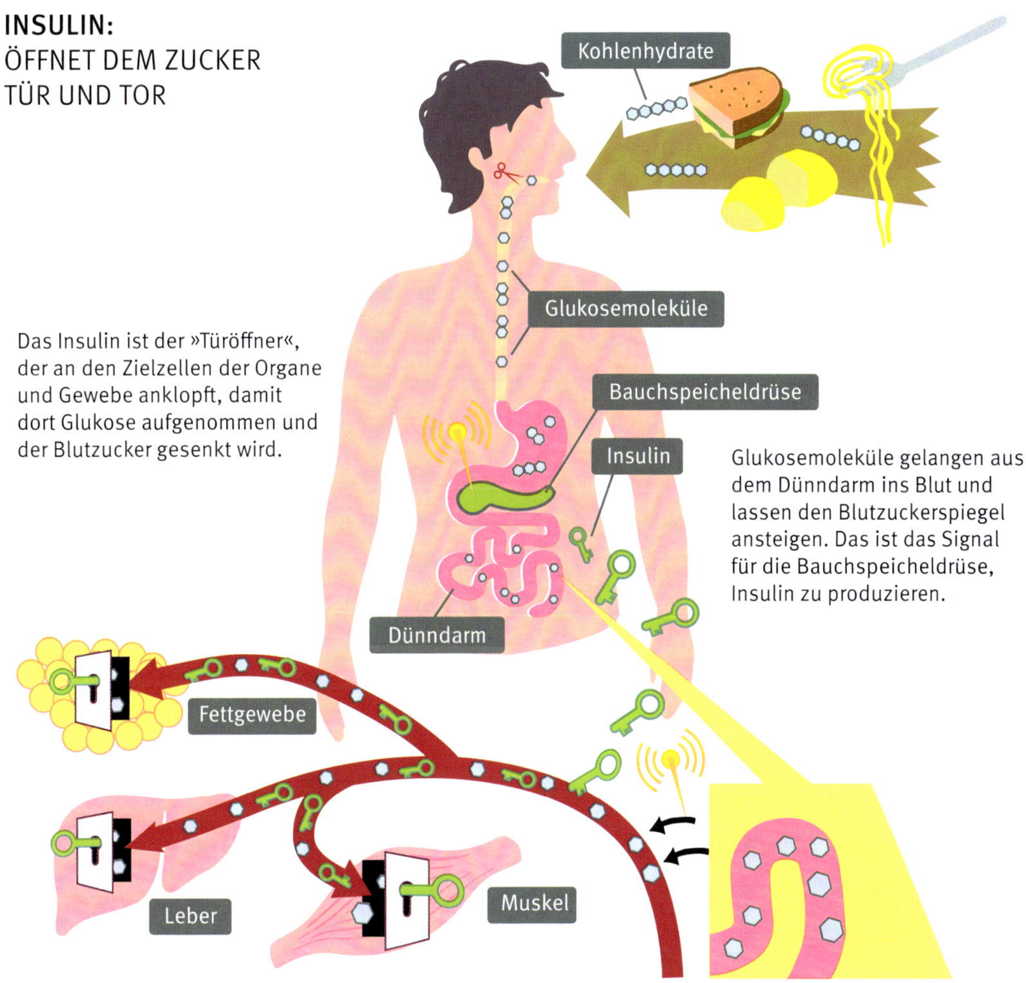

Mangiameli F, Worm N. Außen schlank – innen fett. 1. Aufl. Stuttgart: TRIAS; 2020.

In den letzten Jahrzehnten erscheinen täglich unüberschaubare Mengen an wissenschaftlichen Publikationen zum Thema Ernährung. Das macht die Interpretation aber leider nicht einfacher, weil in diesen Studien zumeist nur Einzelaspekte isoliert herausgepickt und beforscht werden. In den daraus resultierenden Empfehlungen werden diese »Rosinen« dann leider stark verallgemeinernd präsentiert. Lassen Sie sich dadurch nicht verunsichern! Die große Linie und *wie* Sie essen, ist über weite Strecken wichtiger als das *»Was«*.

Das Thema Ernährung ist nun einmal sehr, sehr komplex und es lässt sich nicht darauf reduzieren, ein Nahrungsmittel als gut oder schlecht zu kategorisieren. Aber spannend ist es schon, wenn man diese neuen Ergebnisse mit etwas kritischem Abstand betrachten kann.

Zucker reduzieren

Wieviel Zucker ist gut für uns? Die Deutsche Gesellschaft für Ernährung (DGE) wie auch die Weltgesundheitsorganisation (WHO) empfehlen, am Tag nicht mehr als zehn Prozent der gesamten Energiezufuhr in Form von frei verfügbarem Zucker zu sich zu nehmen, am besten weniger als fünf Prozent. Unser Problem ist: Die durchschnittliche Aufnahme von 35 kg Zucker im Jahr entspricht etwa 100 g täglich statt täglich 50 oder noch besser weniger als 25 g am Tag.

Das häufige Essen von kalorienreichen und eher nährstoffarmen Nahrungsmitteln mit reichlich Kohlenhydraten liefert dem Körper ein Energieangebot, das für eine hochaktive Muskulatur vielleicht gerade noch passend wäre, für unser bewegungsarmes Leben aber völlig ungeeignet ist. Unser Organismus wird überschwemmt mit Kohlenhydraten, die durch Enzyme der Mund- und Bauchspeicheldrüsen sowie der Darmwand zu Zuckern abgebaut werden und durch die Darmwand in das Blut gelangen. Jetzt müssten diese Zucker durch die aktiven Muskelzellen aufgenommen und verbrannt werden. Insulin aus der Bauchspeicheldrüse unterstützt diesen Prozess.

Bei körperlicher Inaktivität können die Muskelzellen allerdings wenig mit dem Überangebot anfangen und verweigern die Aufnahme. Der Blutzucker steigt, mehr Insulin wird benötigt. Die überschüssigen Zucker werden zu Neutralfetten (Triglyceriden) umgewandelt und verfetten die Leber und andere Organzellen – so entsteht der unglückliche Prozess des metabolischen Syndroms (Seite 32), dieser neuen Pandemie mit Übergewicht, erhöhtem Blutzucker, Blutdruck und Blutfetten.

Da für unsere Gesundheit die Blutzucker- und Insulinreaktion auf unsere Nahrung von großer Bedeutung ist, wurde ein Parameter erstellt, der uns Anhaltspunkte auf die zu erwartende Reaktion verschiedener Lebensmittel auf unseren Stoffwechsel liefern, der sogenannte Glykämische Index. Dabei kann es aber große individuelle Unterschiede geben. Dieser Wert wurde als Laborparameter für Forschungszwecke entwickelt und ist für die Beurteilung der täglichen Ernährung nicht sehr praktisch. Er beschreibt die Reaktion des Blutzuckers auf die Aufnahme von 50 g Kohlenhydraten, die über ein bestimmtes Lebensmittel zugeführt werden, und nicht die Reaktion auf 50 g dieses Lebensmittels! Daher ist die Angabe der Glykämischen Last (siehe Kasten rechts) deutlich sinnvoller.

»Low carb« und »kohlenhydratarme Ernährung« sind zwei ganz unglückliche Begriffe. Es geht einzig darum, den Blutzucker- und Insulinspiegel nicht ständig in die Höhe zu treiben und nicht darum, möglichst wenig Kohlenhydrate zu essen! Diese erwünschten komplexen Lebensmittel benötigen aber eine entsprechend gute Verdauungsleistung. Wir kennen das z. B. von Hülsenfrüchten: Sie sind sehr gesund, aber viele Menschen bekommen davon Blähungen, weil die Verdauungsenzyme

Der Glyx hinkt: ein praktisches Beispiel

Der Glyx von gegarten Möhren liegt bei 70 von 100, also ziemlich hoch. Deswegen kommen Möhren oft auf eine »Verbotsliste«. Aber: Man braucht etwa 1,6 kg Möhren, um auf 50 g Kohlenhydrate zu kommen! Im Gegensatz dazu hat Baguette zwar denselben Glyx von 70, die 50 g erreicht man aber bereits mit 104 g Baguette, also recht wenig.
Der Verzehr von 104 g Baguette führt also zu demselben Anstieg des Blutzuckerspiegels wie der Verzehr von 1,6 kg Möhren – was die Möhren rehabilitiert. Deshalb wurde die sogenannte Glykämische Last (GL) definiert, die sich auf 100 g eines Nahrungsmittels bezieht. (Glykämischer Index × Gramm Kohlenhydrate pro Portion eines Lebensmittels: 100 = Glykämische Last.)
Möhren haben damit eine GL von 3,5, Baguette eine von 39. Hier wird deutlich, dass in der Praxis nur die **Glykämische Last** ein aussagekräftiger und praxisnaher Parameter ist und nicht der Glyx!

diese Arbeit nur unvollkommen erledigen. Was im Dünndarm nicht verdaut wird, gelangt in den Dickdarm mit seinen vielen Bakterien, die sich dieser unverdauten Kohlenhydrate gerne annehmen, unter Produktion von Gasen (Stickstoff, Wasserstoff, Kohlendioxid und Methan) sowie Alkoholen.

Die Konsequenz für den Alltag? Die Leistungsfähigkeit der Verdauungsorgane muss oft in langsam ansteigende Mengen mit diesen komplexen Kohlenhydraten antrainiert werden, damit wir sie auch gut vertragen und sie ihre positive Wirkung entfalten können.

Gutes Kauen spaltet den Zucker schon im Mund und lässt uns die natürliche Süße wahrnehmen, die in reifem Obst und Gemüse, aber auch in Getreide, Kartoffeln etc. enthalten ist. Falls dann immer noch nötig, kann mit wenig Zucker nachgewürzt werden. Sie werden staunen, wie wenig Sie dann brauchen.

Und nicht zu vergessen: Verzichten Sie weitestgehend auf gesüßte Getränke. Foodwatch stellte fest, dass 58 Prozent der getesteten Getränke das Pendant von mehr als vier und bis zu 13 (!) Zuckerwürfel pro 250 ml enthalten! Bei einem jährlichen Verbrauch von ungefähr 120 l pro Person kommt man da schon auf beachtliche 1000 Stück Würfel Zucker nur aus diesem Segment.[29] Auch in Fruchtsäften ist in etwa gleich viel Zucker enthalten wie in den gängigen Softdrinks, nämlich die Menge von sieben bis neun Stück Würfelzucker pro Viertelliter Getränk.[30]

Bewegung ist während der Kur genauso wichtig wie im Alltag danach. Nur die Intensität sollte während der Kurphase so gewählt werden, dass die Nasenatmung ausreicht. So bleibt dem Organismus genügend Energie für die erwünschten Reparaturprozesse. Danach darf die Belastung ruhig wieder gesteigert werden, am besten in Abstimmung mit einer sportmedizinischen Untersuchung. Für Frauen reicht schon eine halbe Stunde täglich aus, während für Männer eine Stunde täglich optimal ist.

Gute Fette wählen

Irgendwie zucken viele Ernährungsbewusste noch immer zusammen, wenn es um Fette geht. Nach den Empfehlungen der Deutschen Gesellschaft für Ernährung (DGE) sollten sie 30 Prozent der Gesamtenergie liefern. »So viele Kalorien, sie erhöhen die Blutfette, verkalken die Gefäße und verfetten die Leber« – Fette haben einfach keinen guten Ruf. Dabei sind Fettsäuren überlebenswichtig für unsere Gesundheit und die Funktion der Zellen, besonders der Membranen. Natürliche Fette waren daher immer essenzielle Nahrungsbestandteile für die Menschen.

Lassen Sie uns also kurz über Fette reden, auch wenn es etwas komplex ist.

Gesättigte Fettsäuren

Diese Fettsäuren sind vor allem tierischer Herkunft und liefern überwiegend Energie. Unser Körper könnte sie aus Glukose oder Aminosäuren auch selbst herstellen. Ein Übermaß an gesättigten Fettsäuren in den Phospholipiden der Zellmembranen macht diese steif und unflexibel.

Kurzkettige Fettsäuren, wie sie z. B. in Butter vorkommen, sind leicht verdaulich. Die Buttersäure beispielsweise stellt die wichtigste Energiequelle der Darmschleimhautzellen dar.

Auch mittelkettige Fettsäuren werden kaum gespeichert, sondern dienen der raschen Energiebereitstellung und Wärmeerzeugung (Thermogenese). Nebenbei sind sie gegen einige Bakterien, Pilze und Viren wirksam.

Langkettige Fettsäuren neigen dazu, sowohl zusammen als auch an unserem Körper zu kleben. Sie werden mit vielen negativen Effekten von Fetten in Zusammenhang gebracht. Neben einer gesteigerten Zufuhr in Form von Nahrungsfett steigert auch Zucker die körpereigene Produktion dieser Fettsäuren.

Ungesättigte Fettsäuren

Diese Fettsäuren reagieren empfindlich, sie können durch Sauerstoff, Licht und Wärme oxidieren und »ranzig« werden. Sie sind anfällig für industrielle Härtungsprozesse, wodurch toxische Transfettsäuren entstehen. Einige dieser ungesättigten Fettsäuren sind essenziell, weil sie der menschliche Körper nicht synthetisieren kann. Sie können direkt mit den Genen kommunizieren und Botschaften vermitteln.

Einfach ungesättigte Fettsäuren können helfen, Cholesterinwerte zu normalisieren und mentale Funktionen zu verbessern.

Mehrfach ungesättigte Fettsäuren werden wiederum abhängig von der Anzahl ihrer Doppelbindungen unterteilt:

- **Omega-3-Fettsäuren** können im Körper aus Alpha-Linolensäure hergestellt werden. Sie sind unsere Superhelden, nicht nur für Hirn und Herz, und sollen daher zu einem hohen Anteil vorhanden sein. Das Verhältnis von Omega-3- zu Omega-6-Fettsäuren in unserer Nahrung beträgt derzeit 1:25 bis 1:50, was mitverantwortlich für die Zunahme von entzündlichen Krankheiten ist. Anzustreben ist hier eine Relation von zumindest 1:5 (!) (z. B. durch 2–3 EL kaltgepresstem frischem Leinöl täglich oder durch Algen-/Fischöl).
- **Omega-6-Fettsäuren** aus tierischen und pflanzlichen Quellen sind meist in der Relation zu stark in unserer Nahrung vertreten. Ihre Aufgabe liegt in der Regulation von Blutdruck und Entzündung sowie in der Infektionsabwehr.
- **Omega-9-Fettsäuren** wie Ölsäure und Nervonsäure haben positive Wirkungen auf das Herz-Kreislauf- und das Nervensystem. Der Körper kann sie selbst herstellen.

Hochwertige Proteine wählen

Dass Eiweiß für unsere Gesundheit von enormer Wichtigkeit ist, das wissen wir alle. Die Deutsche Gesellschaft für Ernährung (DGE) empfiehlt daher Erwachsenen täglich 0,8 g Eiweiß pro Kilo Körpergewicht, im Wachstum oder ab einem Alter von 65 Jahren etwas mehr.

Als Eiweißquelle fallen uns zumeist nur tierische Lebensmittel, Ei, Fleisch, Fisch und Milchprodukte ein. Die stellen tatsächlich hochwertiges Protein zur Verfügung.

Aber alle essenziellen Aminosäuren werden primär durch Pflanzen aus unseren Böden gewonnen. Wir können also den Umweg über das Tier gehen oder aber unsere Proteine direkt aus Hülsenfrüchten, Getreidesorten, Nüssen, Saaten und verschiedenen Gemüsesorten beziehen. Wie immer gilt auch hier: Erst, wenn unser Verdauungstrakt das Nahrungseiweiß gut aufgespalten hat, dann wird es über die Darmschleimhaut resorbierbar und steht in Form von Aminosäuren als Baumaterial für Muskeln, Knochen, Organe, Blut und Immunsystem zur Verfügung, aber auch zur Produktion von Hormonen und Enzymen.

Beim Abbau von Eiweiß im Körper und von Aminosäuren entsteht Ammoniak, das über Leber und Nieren ausgeschieden wird. Auch Darmbakterien können Ammoniak produzieren, besonders, wenn das Nahrungseiweiß nicht ordnungsgemäß verdaut wird. Dann kommt es zu Fäulnis im Darm mit stark riechenden Winden und Stühlen. Die entstehenden Fäulnisprodukte sind sehr schädlich für unseren Organismus, besonders für die Leber, den Darm und das zentrale Nervensystem.[31]

Die Mayr'sche Esskultur schafft die besten Voraussetzungen dafür, dass die ganze Verdauungskraft zur Verfügung steht. Und gutes Kauen vergrößert die Oberfläche der Speisen, ihre Vermischung und damit die Angriffsfläche für Enzyme enorm. Basische Bitterstoffe können diesen Prozess sehr gut unterstützen.

Fettsäurezusammensetzung verschiedener Öle und Fette

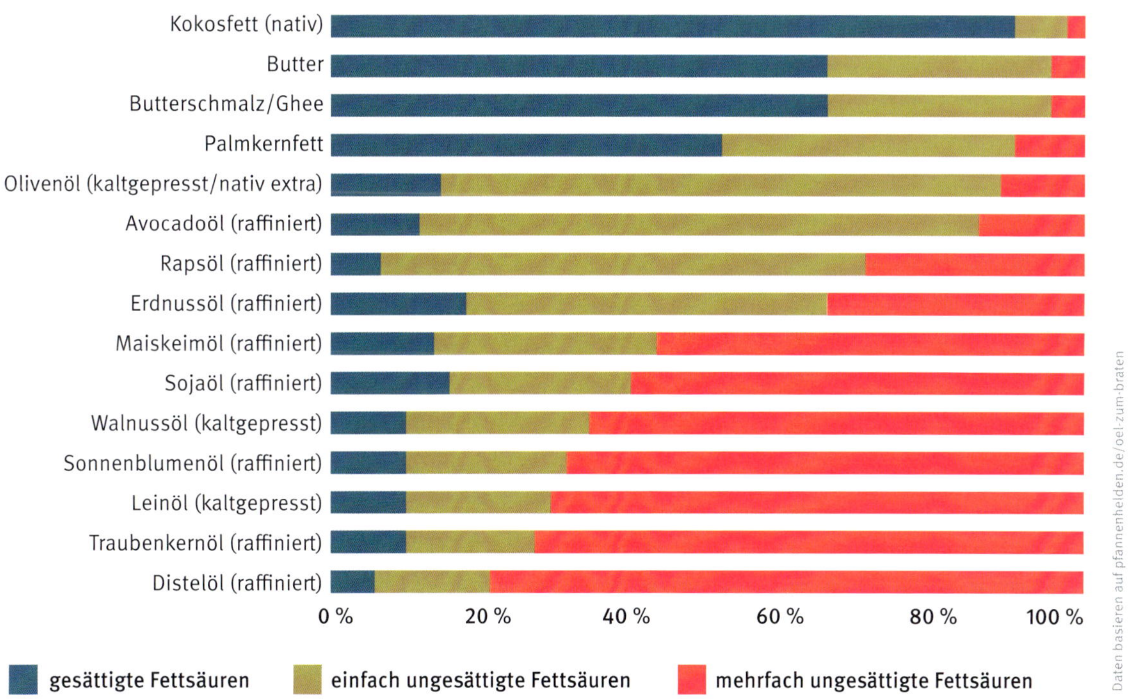

Fermentierte Lebensmittel integrieren

Fermentierte Lebensmittel werden unter Beihilfe von Pilzen oder Bakterien durch mikrobielle Gärung erzeugt. Bestens bekannt sind Hefepilze (Saccharomyces cerevisiae u. a.), Schimmelpilze (wie Aspergillus oryzae) und Milchsäurebakterien (Laktobazillen).

Den beteiligten Mikroorganismen geht es dabei eigentlich um die Energieproduktion für den Eigenbedarf. Für uns macht diesen Prozess so wertvoll, dass dabei Alkohol, Kohlendioxid und organische Säuren entstehen, wodurch die Bioverfügbarkeit der enthaltenen und auch der im Prozess entstandenen Phytonährstoffe (wie B-Vitamine und Polyphenole) wesentlich verbessert wird.

Diese Methode wird traditionell sowohl für tierische (Trockenfleisch, Fisch) als auch für pflanzliche Nahrung praktisch überall auf der Welt genutzt, angepasst an das Nahrungsangebot und das Klima. Schon seit tausenden Jahren wird die an sich sehr schlecht verdauliche Sojabohne beispielsweise durch ausgeklügelte Fermentationstechniken genießbar gemacht. In fast allen Kulturen hat man die Erfahrung gemacht, dass sich vor allem durch die Milchsäurebakterien der Milchfermentation günstige Einflüsse auf die Gesundheit und eine Verlängerung des Lebens erreichen lässt. Neben dem milchsauren Getränk Kefir kennen wir Sauerkraut und Salzgurken, Pickles, Kimchi, Umeboshi usw.

Der gesundheitliche Nutzen dieses »Functional Food« in über 5000 Varianten mit seinen prä- und probiotischen Effekten und der Vielfalt an Mikronährstoffen steht seit einigen Jahren im Zentrum der Forschung. Die dadurch erzielte größere Diversität des Mikrobioms bringt deutliche Vorteile für unsere Bakterienvielfalt und -Zusammensetzung sowie für den ganzen Verdauungs- und Verwertungsvorgang (mikrobielle und metabolomische Vorteile), deshalb wird eine tägliche Zufuhr von ca. 30 g empfohlen – wenn sie ohne Verdauungsprobleme wie Blähungen vertragen wird.[32]

Aber Achtung: Nicht alles, was fermentiert ist, ist automatisch gesund! Bei einer Spontanfermentation lässt sich nicht ganz ausschließen, dass sich unerwünschte Gäste wie Schimmelpilze und Bakterien wohlfühlen, die giftige Substanzen (Mykotoxine und Bakterientoxine) bilden. Ebenfalls können fermentierte Lebensmittel leicht Histamin und andere biogene Amine (wie Tyramin, Phenylethylamin und Serotonin) enthalten, die gesundheitliche Beschwerden verursachen können, wenn sie nicht ausreichend durch das Enzym Diaminoxidase (DAO) der Darmschleimhautzellen abgebaut werden können.

Thermische Qualität des Essens beachten

Was soll das schon wieder bedeuten? Gemeint ist nicht einfach kaltes oder warmes Essen. Vielmehr geht es um den Temperatureffekt, den ein Nahrungsmittel auf unseren Körper ausübt. Es geht darum, ob wir uns danach eher erwärmt oder abgekühlt fühlen. Traditionelle Heilmethoden haben diese Auswirkungen seit jeher berücksichtigt, ob traditionelle europäische Heilkunde, Hildegard-Medizin, Ayurveda oder Traditionelle Chinesische Medizin.

Auch wir kennen aus Erfahrung, dass uns ein Gurkensalat oder Joghurt eher kühlt und wir ihn daher mit Vorliebe in den warmen Monaten essen, denn im Winter würde es uns danach leicht frösteln. Der kalten Jahreszeit hingegen begegnen wir am besten mit warmen Eintöpfen und den Wintergewürzen, die uns im Sommer den Schweiß auf die Stirn treiben würden. Das Ziel ist immer, durch die Auswahl der Lebensmittel eine Harmonie im Körper zu bewirken und dadurch das Immunsystem zu stärken.

Mittels Biophotonenemission können diese Effekte auf den Stoffwechsel dargestellt werden.[33]

Insgesamt werden wärmende Nahrungsmittel mit erhöhten Anteilen an Koffein, Kohlenhydraten, Proteinen, Fett und Kalorien mit einer Verbesserung des Stoffwechsels und des sympathischen Nervensystems in Verbindung gebracht, ebenso mit einem größeren Oxidationspotenzial, mit gefäßerweiternden, aber auch entzündungsfördernden Wirkungen. Im Gegensatz dazu weisen kühlende Lebensmittel einen höheren Wasser- und Ballaststoffgehalt auf sowie mehr Basen und fördern entzündungshemmende und entgiftende (Ausscheidungs-)Prozesse.[34] Es gibt schöne Übersichten, die diese thermische Qualität von Lebensmitteln darstellen, zum Beispiel in Zusammenhang mit der 5-Elemente-Ernährung. So kann man leicht beim Kochen im Alltag auf eine bestimmte Wirkung oder auf eine gute Ausgewogenheit achten.

Um die energetischen Aspekte einer ausgewogenen Mahlzeit zu berücksichtigen, kann man auch in einer Mahlzeit Vertreter der einzelnen Qualitäten und Farben kombinieren. Das braucht nicht kompliziert zu sein, sondern kann liebevoll und lustvoll geschehen, eine Freude auch für die Augen, die mitgenießen.

Säure-Basen-Haushalt ausbalancieren

Bei der Energieproduktion entsteht in jeder Körperzelle Kohlensäure, bei intensiver Muskelarbeit auch Milchsäure. Im Zuge des Stoffwechsels werden ebenfalls zahlreiche Säuren freigesetzt. Zu wenig Bewegung bedeutet in der Folge reduzierte Atmungs- und Kreislauffunktion, dadurch kann der Sauerstoffbedarf nicht völlig gedeckt werden und es kommt zur Übersäuerung in den Zellen und in der Gewebematrix. Daraus resultiert eine Funktionsstörung der Mitochondrien. Und wenn diese unsere Kraftwerke nicht gut arbeiten können, spüren wir das Ergebnis des ATP-Mangels als Müdigkeit. Als effektive Vorbeugung dient täglich eine halbe Stunde aerobe Bewegung.[35]

Bei Gesunden wird das Gleichgewicht zwischen Säuren und Basen im Körper in einem engen Bereich stabil reguliert. Eine chronische Übersäuerung durch einen falschen Lebensstil mit Bewegungsmangel, »säureüberschüssiger« Ernährung, Alkohol und Nikotin hat aber weitreichende Störungen zur Folge: Durch Erschöpfung unserer Basenreserven werden z. B. Osteoporose, Diabetes, Gallensteine, Arthritis etc. begünstigt.[36]

Die zweite wichtige Quelle der Übersäuerung liegt in unserem Darm, weil durch Gärungsvorgänge Milchsäure und andere Säuren gebildet werden. Besonders, wenn nicht ausreichend basisch wirksame Mineralstoffe wie Kalium, Natrium, Kalzium, Magnesium, Eisen, Zink und Selen zur Verfügung stehen, tut sich der Körper mit der Abpufferung schwer. Der Magen spielt mit der laufenden Bildung von Natriumbikarbonat eine wichtige Rolle bei der Neutralisation. Erst wenn die Puffersysteme überfordert sind, kommt es zur Deponierung von Säuren im Bindegewebe der Matrix. Das dient als Zwischenlager, bis eine endgültige Entsorgung möglich ist.[37] Der Einfluss unserer Ernährung auf eine Übersäuerung wurde lange Jahre und wird zum Teil noch immer abgestritten. Dabei ist wissenschaftlich ganz klar nachgewiesen: Eine erhöhte Säurebelastung durch unsere Nahrung stellt ein gesundheitliches Problem dar. Selbst eine sehr milde Ausprägung der metabolischen Azidose induziert schon eine Insulinresistenz des Skelettmuskels und führt zur mitochondrialen Dysfunktion. Säurelastige Nahrung führt zur Erhöhung des Diabetes-, Hypertonie- und Arteriosklerose-Risikos.[38]

Unsere Nahrung versorgt uns mit Säure- oder Basenvorläufern. Im Allgemeinen erhöhen proteinreiche Lebensmittel wie Fleisch, Käse, Eier und andere

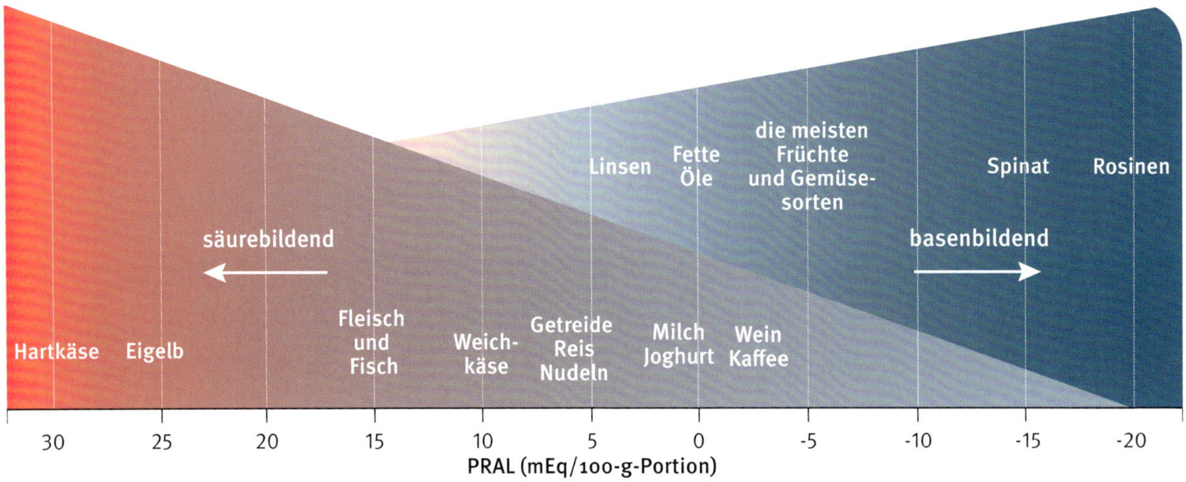

Geschätztes säurebildendes Potenzial ausgewählter Lebensmittel

die Produktion von Säuren im Körper, während Obst und Gemüse die Produktion von Basen erhöhen. Die Kapazität zur Säure- oder Basenproduktion eines Lebensmittels wird als potenzielle renale Säurebelastung (PRAL) bezeichnet. Diäten mit einem hohen PRAL-Gehalt führen so leicht zu einer beginnenden metabolischen Azidose, die aber auch schon mit der Entwicklung von Stoffwechselveränderungen wie Insulinresistenz, Diabetes, Bluthochdruck, chronischer Nierenerkrankung, Knochenerkrankungen, geringer Muskelmasse und anderen Komplikationen einhergeht.[39]

Die Konsequenz für uns im Alltag sollte sein: Ausreichend basenspendende, mineralstoffreiche Lebensmittel (Gemüse) in gut verdaulicher Zubereitung und eine gute Balance zwischen Stress und Entspannung sowie mindestens eine halbe Stunde Bewegung am Tag.

Weniger essen

Die sogenannten »Blauen Zonen« der Welt sind Hotspots mit den meisten gesunden Hundertjährigen, gemessen an der Gesamtbevölkerung. Die japanische Insel Okinawa gehört dazu. Im Jahr 2005 beschrieb Dan Buettner im National Geographic in »The Secrets of a Long Life«[40] die konfuzianische Regel, nur so viel zu essen, bis der Magen zu 80 Prozent gefüllt sei, als einen entscheidenden Faktor für Langlebigkeit auf der Insel Okinawa.

Dazu ist wohl neben Achtsamkeit und Disziplin auch ein neuer psychologischer Zugang zum Essen nötig. Dr. Brian Wansink beschreibt in »Mindless Eating«[41] eine »signifikante Kalorienlücke zwischen dem Zeitpunkt, an dem ein Amerikaner sagt: ›Ich bin satt‹, und dem Zeitpunkt, an dem ein Okinawaner sagt: ›Ich bin nicht mehr hungrig‹.« Das ist eine Erfahrung, die wahrscheinlich schon viele gemacht haben. Es ist vertrackt, wir erkennen das Problem und schauen uns selbst dabei zu, wie wir scheinbar hilflos unserem Essverhalten ausgeliefert sind. Es erinnert an einen zwanghaften Reflex, jedenfalls nicht an freien Willen. Die Folge ist natürlich: Wir nehmen unbemerkt zu, entweder indem wir uns vollstopfen oder indem wir jeden Tag gedankenlos ein bisschen zu viel essen.

Was also treibt uns da? Sehr oft sind es ungestillte Bedürfnisse aus völlig anderen Lebensbereichen, die wir, von Kindheit an konditioniert, stellvertretend oral (leicht verfügbar und darüber hinaus schmackhaft) befriedigen können. Mit diesem Thema beschäftigen sich unzählige psychologisch und ernährungswissenschaftlich gebildete Menschen – aber mit ein wenig Hausverstand und Achtsamkeit können wir uns oft selbst ein wenig unabhängiger von unseren Zwängen machen.

Im Prinzip handelt es sich dabei um eine uralte Weisheit aller Kulturen, die jetzt unter einem neuen Schlagwort verbreitet wird. Der Chirurg Lamballe formulierte es noch krasser: »Ein Drittel dessen, was der Mensch isst, genügt zum Leben. Von den übrigen zwei Drittel leben die Ärzte.«[42] Das gilt für einen großen Teil unserer Bevölkerung, die mit einem erschwinglichen Überangebot an Nahrung konfrontiert sind.

»Hara hachi bu« – iss nur 80 Prozent« und hör auf, bevor der Magen voll ist – in einer zwanglosen Form könnte auch eine neue Freiheit und Leichtigkeit in unser Leben bringen – jedenfalls aber eine bessere Gesundheit!

Was wir dabei nicht übersehen dürfen, ist, dass eine Mangelversorgung mit Mikronährstoffen auch bei uns häufig vorkommt. Gerade bei reduzierter Verdauungskraft stehen wir vor einem Dilemma: Mehr zu essen schafft der Verdauungstrakt nicht, daher geht es um eine gute Qualität der Lebensmittel, die reich an wertvollen Inhaltsstoffen sein sollen. Das trifft vor allem im höheren Alter zu, in dem der Organismus zwar weniger Kalorien, aber immer noch eine ganze Menge an Mikronährstoffen braucht. Convenience Food und »leere« Kalorien blockieren da nur Verdauungskraft, besser ist qualitativ hochwertige, frisch zubereitete Nahrung. Zumindest genauso wichtig ist aber, dass wir gut und achtsam essen (siehe Esskultur, Seite 41) und dadurch das, was im Essen enthalten ist, auch wirklich nutzen können!

Bei einer Historie mit Essstörungen beachten

Unser Essverhalten im Alltag ist ja häufig nicht ideal, doch hier geht es um verschiedene, wirklich problematische Erkrankungen. Die Magersucht (*Anorexia nervosa*), die Ess-Brech-Sucht (Bulimia nervosa) und unkontrollierte Heißhungeranfälle (Binge eating) sind potenziell gefährlich bis lebensbedrohlich und gehören deswegen unbedingt in professionelle medizinische Betreuung.

Soziokulturelle Aspekte spielen gerade (aber nicht nur) bei Heranwachsenden eine bedeutende Rolle für die eigene Körperwahrnehmung. Dazu kommen momentan vorherrschende, oft extreme Schönheitsideale und starre gesellschaftliche Normen, übersteigerte Ansprüche im sportlichen Kontext, die durch die omnipräsente Social-Media-Scheinwelt oftmals verbreitet und gestützt werden. Das ist schon wirklich sehr herausfordernd und erfordert ein stabiles Selbstwertgefühl, um nicht enorm unter Druck zu geraten!

Während der Häufigkeitsgipfel in der Pubertät und der frühen Erwachsenenperiode liegt, können diese Störungen im weiteren Leben in Vergessenheit geraten. Oft existieren sie aber latent und knapp unter der Bewusstseins-Oberfläche weiter und können unter Umständen auch nach Jahrzehnten im Rahmen einer Diätphase wieder in Erscheinung treten.

Wer selbst einmal in einer solchen Essstörung gefangen war, sollte bei Ernährungsumstellungen und Diäten ganz bewusst liebevoll und achtsam mit sich selbst umgehen. Falls die alten Themen wieder in Erscheinung treten, ist eine frühzeitige psychotherapeutische Unterstützung sehr hilfreich, um sich von diesen zwanghaften Handlungsweisen befreien zu können und einen freudvollen, selbstbestimmten Umgang mit Essen erlangen zu können.[43]

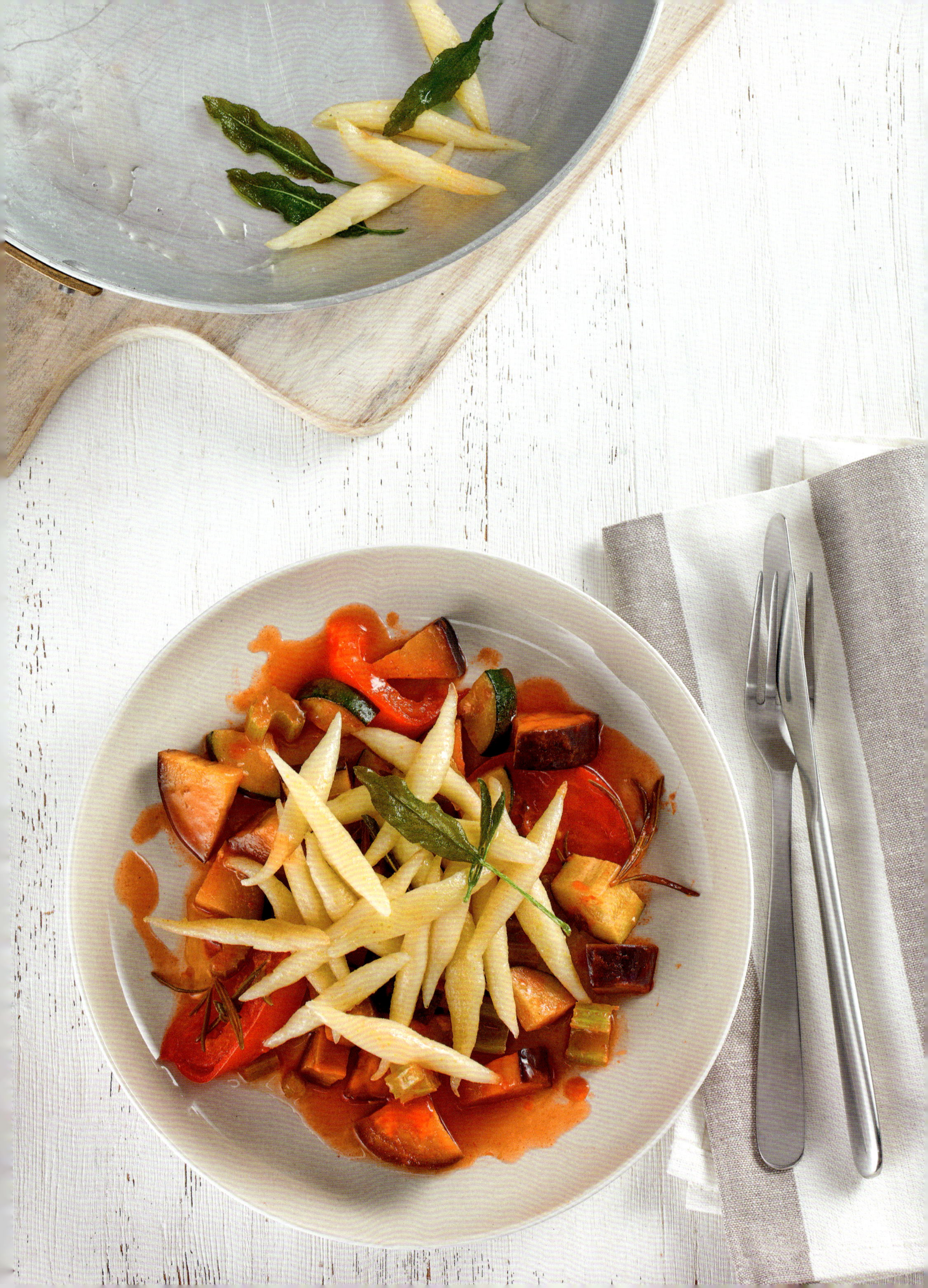

Rezepte

Schritt für Schritt wird bei unserer Mayr-Kur die Verdauung trainiert. Von der Fastenstufe über die langsame Gewöhnung an feste Nahrung bis hin zu einer verdauungsintensiveren Kost finden Sie hier für jede der sechs Stufen vielfältige Rezeptvorschläge.

« Kartoffelnudeln mit Salbei und Tomatengemüse (Seite 131)

Welche Lebensmittel eignen sich für die Kur?

Während der Kurphasen essen Sie hauptsächlich solche Lebensmittel, die gut verträglich sind und Ihre Verdauung nicht oder nur sehr wenig belasten. In späteren Stufen, wenn Sie schrittweise zur Alltagsernährung zurückkehren, führen Sie in kleinen Mengen wieder die Lebensmittel ein, die mehr Verdauungsleistung benötigen.

In unseren Rezepten werden Sie daher vor allem zu Beginn nur solche Zutaten finden, die Ihre Verdauung schonen. Sie wurden auf Basis der nachfolgenden Liste zusammengestellt: In der linken Spalte finden Sie diejenigen Lebensmittel, die erfahrungsgemäß schlechter verträglich und für die Kurphase nicht geeignet sind. Nur die in der rechten Spalte als gut verträglich aufgeführten Lebensmittel werden in den Rezepten verwendet. Hier können Sie nach Lust, Laune und Geschmack tauschen und auswählen – orientieren Sie sich dabei aber an den Empfehlungen für die einzelnen Kurstufen, um zu erfahren, ab wann die jeweiligen Lebensmittel geeignet sind.

Einteilung von Lebensmitteln in Verträglichkeit

schlecht verträglich/schlecht geeignet	**gut verträglich/gut geeignet**
Obst	
rohe Obstsorten wie Steinobst (Pfirsiche, Nektarinen, Aprikosen, Kirschen, Reineclauden, Zwetschgen/Pflaumen, Mirabellen), Birnen, Weintrauben, Stachelbeeren, Rhabarber, Grapefruit, Quitten, Mispel	rohe Obstsorten wie Bananen, Äpfel, reife Kiwis, Beeren wie Erd-, Him-, Holunder-, Brom-, Heidel-, Johannis-, Walderd- und Preiselbeeren, Ananas, Papayas, Passionsfrüchte, Mangos, Feigen, Melonen, Mandarinen, Orangen, Zitronen/Limetten, Granatäpfel, Litschis, Kumquats
getrocknete/kandierte Früchte (in größeren Mengen)	getrocknete/kandierte Früchte (in kleinen Mengen)
unreifes Obst	Kompott und Mus (aus allen Obstsorten), z. B. Sanddornbeeren, Schlehen
Zusatzinformation: Fruktose und Sorbit können die Leber stark belasten und Blähungen und Durchfall fördern.	
Gemüse, Salat und Hülsenfrüchte	
blähende Gemüsesorten wie Weiß-, Rot- und Blumenkohl, Sauerkraut, Kohlsprossen, Chinakohl, Wirsing, Zwiebeln, Lauch, Knoblauch	faserarme und junge Gemüsesorten wie Möhren, Fenchel, Knollen- und Staudensellerie, Zucchinis, Auberginen, Rote Bete, Kürbisse, Mangold, Spargel, Zuckerschoten, Tomaten, Blattspinat, gehackter TK-Spinat, Kochsalat, Petersilienwurzeln, Pastinaken, Artischocken, Topinambur, Kartoffeln, Süßkartoffeln
verholzte Gemüse wie älterer Blumenkohl oder Kohlrabi, Schwarzwurzeln	in kleinen Mengen und nur in Kombination: Brokkoli, Romanesco, junge grüne Erbsen, junge Bohnen (Wachs-, Brech-, Prinzessbohnen), Kichererbsen, Zuckermais, alle Sorten Pilze
Salatgurken mit Schale und Kernen, Paprika, Radieschen, Rettich, Pepperoni, Meerrettich	Salatgurke ohne Schale und Kerne in kleinen Mengen mit Dill, Peperonata

schlecht verträglich/schlecht geeignet	gut verträglich/gut geeignet
rohe Salate wie Gurken-, Kraut-, Chinakohl-, Paprikasalat, Chicorée, Rucola, Pak Choi, Radicchio	rohe Salate wie fein geraspelter Möhren-, Sellerie-, Eisberg-, Kopf-, Endivien- und Feldsalat, Lollo Rosso, Lollo Verde, Eichblattsalat
gegarte Salate wie Bohnensalat, Blumenkohlsalat, Kartoffelsalat mit Zwiebel	gegarte Salate wie Möhren-, Sellerie-, Spargel-, Kürbis-, Zucchini- und Fenchelsalat, Rote Bete, milder warmer Kartoffelsalat ohne Zwiebel
scharfe und fettreiche Salatmarinaden	milde Salatmarinaden mit wenig Senf
Zusatzinformation: Hülsenfrüchte nur in kleinen Mengen und in Kombination mit anderen Lebensmitteln bei guter Verdauungsleistung (ab Stufe 5/6).	
Wildgemüse, Kräuter und Gewürze	
Chili, scharfer Curry, Lauch, Kapern, Kresse und Schnittlauch in größeren Mengen, scharfe Kressesorten, Knoblauch, Meerrettich Paprikapulver (scharf und geräuchert), Pfeffer, Zwiebeln, Zwiebelpulver Senf, Ketchup in größeren Mengen, scharfe Gewürzsaucen (z. B. Worchester-, Chili-, Tabascosauce), Sardellenpaste starke Essigmarinaden Sprossen (z. B. Sojasprossen, Keimsprossen etc.)	Anis, Basilikum, Bohnenkraut, Dill, Estragon, Fenchelsamen, Kerbel, Koriander, Kreuzkümmel, Kümmel, Liebstöckel, Lorbeerblätter, Majoran, Melisse, Minze, Muskat, Petersilie, Pfefferminze, Piment, Rosmarin, Salbei, Thymian kleine Mengen Brennnessel, mildes Currypulver, stark verdünnter Essig, Gänseblümchen, Gartenkresse, Gewürznelken, frischer Ingwer, Löwenzahn, Safran, Sauerampfer, süßer und milder Senf, Schnittlauch, Tonkabohnen, Vanille, Wacholderbeeren (zum Mitkochen), Zimt, abgeriebene Zitronen- oder Orangenschalen Rum, Liköre oder Weine zum Aromatisieren von Süßspeisen Tomatenmark
Schalenfrüchte, Nüsse, Samen	
große Mengen an Schalenfrüchte, Nüssen, Samen	Cashewkerne, Haselnüsse, Kürbiskerne, fein gemahlene Leinsamen, Maronen, Mohn, Pinienkerne, Sesam, Walnüsse in kleinen Mengen
	kleine Mengen Mousse oder Pasten in Kombination mit anderen Lebensmitteln
Zusatzinformation: Nur in kleinen Mengen und mit Lebensmittelkombinationen verwenden.	
Beilagen, Brot/Gebäck	
frisches Brot und Gebäck jeder Art, grobes Vollkornbrot oder -gebäck, Früchtebrot, Nussbrot, frische Hefespeisen	glutenfreie Mehle und Produkte (z. B. glutenarmes Brot mit Sauerteig), Quinoa, Hirse, Polenta, Buchweizen, Haferflocken, Reis, Maisstärke
ganzes oder grob geschrotetes Getreide, grobe Weizenkleie, grob gemahlenes Vollkorngetreide, Couscous, Vollkorngrieß	Weizenmehl, Weizengrieß, Weizenprodukte nur in kleinen Mengen, Dinkelvollkorn nur in kleinen Mengen und in feinvermahlener Form
Wildreis, Perlgraupen/Gerstengraupen	Brotsorten und Gebäckstücke mit Sauerteig und langer Teigführung
fettreiche Kartoffelgerichte (z. B. Bratkartoffeln, Kartoffelpuffer, Rösti)	Kartoffeln, Süßkartoffeln mit schonender Zubereitungsmethode. Kombination mit Ei und pflanzlichen Milchersatzprodukten
	Weißmehlgebäck, selbst gemachte Brötchen, Toastbrot, Hefezopf, Brioche in kleinen Mengen mit wenig Hefe und langer Teigführung
	Nudeln aus glutenfreien Mehlen und in kleiner Menge, Klöße aus Kartoffeln und in kleiner Menge
fettreiche Teige und Massen (z. B. Mürbeteig, fettreicher Hefeteig)	fettarme Teige und Massen in kleinen Mengen (z. B. Brandteig, Biskuitteig, fettarmer Hefeteig)

schlecht verträglich/schlecht geeignet	gut verträglich/gut geeignet
Zusatzinformation: Keine Hauptgerichte, sondern Lebensmittel als Beilage verwenden (maximum ¼ des Tellers).	
Milch/Milchprodukte/Eier	
Vollmilch, Produkte mit hohem Milchanteil	pflanzliche Milchersatzprodukte (Hafer-, Nuss-, Sojadrink) Milch und Milchprodukte in kleinen Mengen, Sahne verdünnt und in kleinen Mengen
Sahnejoghurt/Sahnepudding	fermentierte Milchprodukte (Sauermilch, Buttermilch, Joghurt, Kefir)
große Mengen saure Sahne, Sahne	in kleinen Mengen: Butter, Quark, körniger Frischkäse, Sahne, saure Sahne
kräftige Käsesorte über 45 % F.i.Tr.	milde Käsesorte in kleinen Mengen unter 45 % F.i.Tr. (Weichkäse, Quark, Schnittkäse)
hartgekochte Eier, Gerichte mit rohen Eiern (Tiramisu, Mayonnaise etc.)	weichgekochtes Ei in kleinen Mengen, Spiegelei, verarbeitete Eier in kleinen Mengen (Suppeneinlagen, Aufläufe, Pfannkuchen)
Fisch/Krebse/Schalentiere	
fettreiche Fische, Meeresfische, Fischkonserven	Dorsch, Forelle, Lachsforelle, Hecht, Huchen (Donaulachs), Saibling, Zander, Felchen, Flusskrebse/Edelkrebse
Zusatzinformation: Portionen sollten zwischen 100 und 120 g pro Person liegen.	
Fleisch/Wurstwaren	
fettreiches Rind-, Kalb-, Schweinefleisch, fettreiches Geflügel, fettreiches Lamm/Wild	mageres Rind-, Kalb-, Schweinefleisch, mageres Geflügel, mageres Lamm/Wild
Wurstwaren/geräucherte Wurstwaren	magerer Schinken, Geflügelschinken, magerer kalter Braten (Roastbeef, Kalbsbraten)
Zusatzinformation: Alle Fleisch- und Wurstwaren nur in kleinen Mengen verwenden. Portionsgröße sollte zwischen 100 und 120 g pro Person liegen.	
Fette und Öle	
tierisches Schmalz, Kokos- oder Palmkernfett	Öle wie Raps-, Oliven-, Kürbiskern-, Lein-, Distel-, Hanf- oder Walnussöl
	Avocados, Butter, Ghee (Butterschmalz) und höchstwertige Margarine in kleinen Mengen
Zusatzinformation: Pflanzliche Öle als Basis in der Küche verwenden. Streichfette in kleinen Mengen zum Verfeinern der Gerichte sind ok.	
Süßes/Extra	
süße Hauptgerichte (z. B. Kaiserschmarrn, Pfannkuchen etc.) Eiscremes Aufläufe	Obst als Süßungsmittel verwenden (z. B. Cremes, Breie, kleine Nachspeisen) Fruchtsorbets fermentierte Milchprodukte in Kombination mit Obst
Hefe in großen Mengen	Hefe in kleinen Mengen mit langer Teigführung
Süßungsmittel in großen Mengen	Honig, Zucker in kleinen Mengen
Zusatzinformation: Diese Gruppe in nur kleinen Mengen verwenden und nicht als Zwischenmahlzeit einbauen.	

Ein paar Tipps, bevor es losgeht

Lassen Sie sich von unseren Rezepten inspirieren und halten Sie sich an die Lebensmittelauswahl aus der Liste. Was gibt es noch zu wissen? Hier noch ein paar Tipps für die Praxis.

Zur Lebensmittelauswahl

Wir haben bewusst ein Potpourri aus leicht verdaulichen Lebensmitteln zusammengestellt und dabei versucht, eine möglichst große Bandbreite zu bieten. Dennoch werden Sie möglicherweise feststellen, dass sich Lebensmittel und Gerichte ähneln, vor allem in den anfänglichen Stufen. Sie können aber alle Rezepte nach Ihren Bedürfnissen abwandeln, solange Sie sich an die Lebensmittelliste (Seite 82) halten und nur aus den Lebensmittelgruppen wählen, die in der jeweiligen Gruppe vorgesehen sind.

Verwenden Sie nach Möglichkeit **regionales und saisonales Gemüse und Obst**. Da diese Sorten reif geerntet werden, enthalten sie meist mehr Vitamine und Mineralstoffe und sie haben kürzere Transportwege.

Hülsenfrüchte enthalten im rohen Zustand viel Phasin, einen Pflanzenschutzstoff der Pflanzen, der beim Verzehr erhebliche Magen-Darm-Störungen verursachen kann. Garen Sie deshalb rohe Hülsenfrüchte (ab Stufe 6) wie Gartenbohnen oder Kidneybohnen immer so lange, bis sie wirklich weich sind und spülen Sie sie anschließend in einem Sieb unter fließendem kaltem Wasser ab. Verwenden Sie gerne auch Hülsenfrüchte aus der Dose oder aus dem Glas. Sie sind meist gut vorgekocht und erleichtern somit den Verdauungsprozess. Wenn Sie getrocknete Hülsenfrüchte nehmen, dann möglichst solche, die eine kurze Kochzeit haben wie rote Linsen oder Tellerlinsen. Diese müssen nicht extra eingeweicht werden. Sie werden vor dem Kochen gut abgespült und anschließend in reichlich Wasser (ohne Salz) gegart. Entfernen Sie den beim Kochprozess entstehenden Schaum mit einer Schaumkelle.

Besonders **Naturreis** und **Parboiled-Reis** weisen einen hohen Gehalt an Arsen auf. Wie getrocknete Hülsenfrüchte auch sollten Sie Reis daher immer gut abspülen und in reichlich Wasser kochen. Nur Reis aus Trockenanbau ist arsenfrei.

Bevorzugen Sie für die warme Küche **pflanzliche Öle** wie raffiniertes Raps- und Olivenöl. Zusätzlich können Sie kleine Mengen an Butter oder Ghee verwenden. Für die kalte Küche und das Zubereiten von Salaten, kalten Vorspeisen oder Aufstrichen empfehlen wir kaltgepresste pflanzliche Öle. Sie enthalten eine größere Menge an fettlöslichen Vitaminen, essenziellen Fettsäuren und Mineralien. Besonders wertvoll sind Öle mit einem hohen Anteil an Omega-3-Fettsäuren. Verwenden Sie zum Braten nur wenig Öl und fügen Sie lieber danach hochwertiges Öl hinzu.

Zu Portionsgrößen und Mengen

Die Portionsgrößen haben wir bewusst klein gehalten, da eine zu große Menge den Magen-Darm-Trakt überlasten könnte. Vergrößern Sie die Portionen bei Bedarf und Verträglichkeit.

Verwenden Sie Reste entweder für andere Gerichte oder kochen Sie im Voraus gleich mehrere Portionen. Alle Gerichte können mehrere Tage im Kühlschrank aufbewahrt werden. Erhitzen Sie sie vor dem Verzehr aber gut durch.

Zur Zubereitung

Nutzen Sie verschiedene Garmethoden. Für eine bessere Verträglichkeit werden Dämpfen, Kochen, leicht Anbraten, Schmoren und Dünsten empfohlen. Geben Sie Fleisch und Fisch genügend Zeit, um zart und saftig zu werden. Je mehr Zeit Sie investieren, desto langsamer, entspannter und gesünder kann der Garprozess stattfinden.

Verwenden Sie zum Andicken warmer Gerichte bevorzugt püriertes Gemüse oder Kartoffeln. Auch mit kleinen Mengen an Linsen wird ab Stufe 6, bei entsprechender Verträglichkeit, eine cremige Konsistenz erzielt. Das verbessert auch die Versorgung mit basischen Mineralstoffen. Sonst sind neben der Kartoffelstärke auch Reis- oder Maisstärke geeignet, aber säurebildend.

Beachten Sie bitte, dass Stärke generell in erhitzter Form wesentlich leichter verdaulich ist als abgekühlt. Die sonst entstehende resistente Stärke nährt die Darmbakterien und führt leichter zu Blähungen.

Verwenden Sie Salz nur sparsam.

Ein paar Basics

Sauerteigansatz

Für 1 Einmachglas
15 Min. + 5 Tage Gesamtzeit

200 g Roggenmehl

- 50 ml lauwarmes Wasser mit 50 g Roggenmehl in ein Einmachglas geben und verrühren. Das Glas locker verschließen und 24 Stunden bei Zimmertemperatur stehen lassen. Einmal täglich mit einem Holzlöffel umrühren.
- Den Vorgang täglich wiederholen, bis das Mehl verbraucht ist. Das dauert insgesamt 5 Tage.
- Wenn der Sauerteigansatz fertig ist, sollte er einen angenehm fruchtigen Geruch haben.

Glutenfreier Sauerteigansatz

Für 1 Einmachglas
15 Min. + 5 Tage Gesamtzeit

200 g glutenfreies Mehl • 5 g frische Hefe • 10 g Joghurt

- 60 ml lauwarmes Wasser mit 50 g Mehl, der Hefe und dem Joghurt in ein Einmachglas geben und verrühren. Das Glas locker verschließen und 24 Stunden bei Zimmertemperatur stehen lassen. Einmal täglich mit einem Holzlöffel umrühren.
- Den Sauerteigansatz ab dem 2. Tag wie im nebenstehenden Rezept angegeben mit Mehl und Wasser füttern. Das dauert insgesamt 5 Tage. Wenn der Sauerteigansatz fertig ist, sollte er einen angenehm fruchtigen Geruch haben.

Brotgewürz

Für 1 kleines Einmachglas
10 Min.

3 EL Kümmel • 2 EL Bockshornklee • 2 EL Anissamen • 3 EL Fenchelsamen • 2 EL Koriander

- Alle Zutaten in einem Mörser oder einem Blitzhacker grob zerkleinern.

- Anschließend in ein kleines Einmachglas füllen und verschließen.

Ghee (Butterschmalz)

Für 1 kleines Einmachglas
50 Min.

250 g Butter

- Butter in einen kleinen Topf geben und bei mittlerer Hitze zerlassen. Anschließend 30–40 Minuten leicht köcheln lassen und dabei darauf achten, dass sie nicht braun wird.

- Auftretenden Schaum vom geronnenen Milcheiweiß mit einer Schaumkelle entfernen.

- Anschließend in ein kleines Einmachglas umfüllen, abkühlen lassen und verschließen.

Gemüsebrühpulver

Für 1 Einmachglas
30 Min. + 4–6 Std. Trocknungszeit

4 Möhren • 2 Pastinaken • ½ Knollensellerie • ½ Bund Petersilie • 2 EL Salz • frisch geriebene Muskatnuss

- Gemüse waschen, schälen und in der Küchenmaschine sehr fein hacken. Petersilie waschen, trockentupfen und ebenfalls fein hacken.

- Den Backofen auf 80 °C (Ober-/Unterhitze) vorheizen. Das Gemüse dünn auf einem mit Backpapier ausgelegten Blech verteilen. Im vorgeheizten Ofen trocknen, dabei einen Holzkochlöffel zwischen Tür und Backofen klemmen, damit die Feuchtigkeit entweichen kann.

- Während der Trocknungszeit das Gemüse immer wieder umrühren, bis es trocken ist.

- Zum Schluss mit Salz und Muskat würzen und nach Wunsch mit dem Blitzhacker zu einem feinen Pulver mahlen.

- Anschließend in ein Einmachglas füllen und verschließen.

Unser Tipp Dieses Gemüsebrühpulver können Sie wie ein Gewürz verwenden, um Ihren Gerichten mehr Aroma zu verleihen oder für eine Gemüsebrühe zur Verlängerung von Suppen etc. Für eine Fasten-Gemüsebrühe ist es nicht geeignet, sie muss aus frischen Zutaten zubereitet werden.

Entgiftungstee

Für den Vorrat
10 Min.

20 g Löwenzahnwurzeln und -kraut • 10 g Brennnesselblätter • 10 g Ackerschachtelhalm • 5 g Birkenblätter • 5 Hagebutten mit Kern

- Für 1 Tasse Tee 2 TL der Mischung mit 250 ml kochendem Wasser aufgießen.
- Tee schluckweise trinken.

Heidelberger's Bitterkräuter

Für den Vorrat
10 Min.

20 g Anissamen • 37,5 g Bibernellwurzel • 25 g Fenchelsamen • 25 g Kümmel • 20 g Schafgarbenkraut • 25 g Wacholderbeeren • 20 g Wermutkraut

- Alles im Blitzhacker zu einem feinen Pulver mahlen.
- ½ TL Pulver mit einer Tasse heißem Wasser aufgießen.
- 5 Minuten zugedeckt ziehen lassen und schluckweise trinken (ein- bis zweimal täglich).

Unser Tipp Das Pulver bekommen Sie auch fertig in der Apotheke oder in Kräuterhäusern zu kaufen. Statt eines Tees können Sie 1 Msp. des Pulvers 5–10 Minuten auf der Zunge zergehen lassen.

REZEPTE AB STUFE 1

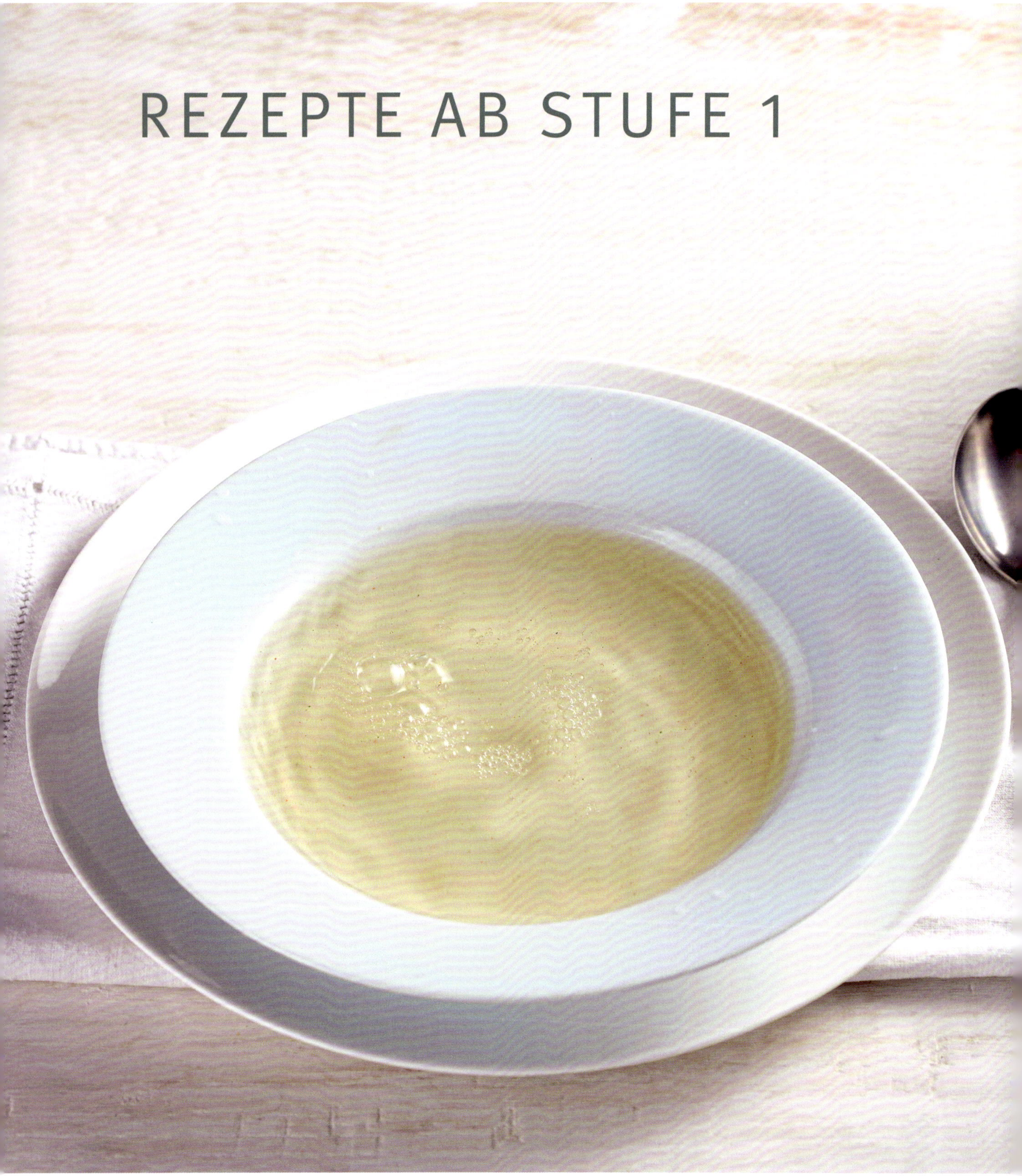

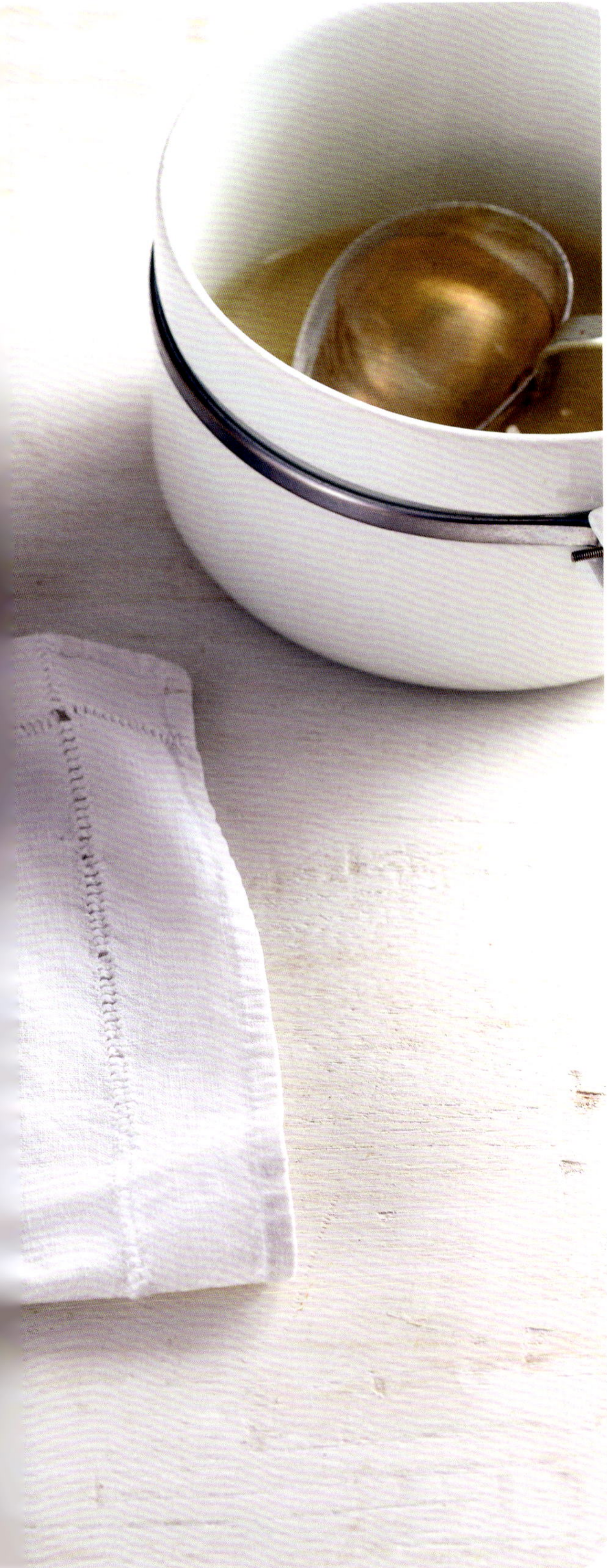

Idealerweise beginnen Sie die Kur mit einer ein bis drei Tage dauernden Fastenphase. Fasten bedeutet nicht, dass Sie gar nichts zu sich nehmen: Neben dünn gebrühten Kräutertees, die Sie langsam löffeln, ist auch eine klare Gemüsebrühe ohne Einlage eine klassische »Fastenspeise«. Sie sollte selbst gemacht sein und nicht etwa aus einer Instantbrühe bestehen.

Hier finden Sie ein Rezept zusammen mit ein paar Ideen für entlastende und abwechslungsreiche Tees.

Unser Tipp

Selbst gekochte Brühe hält sich einige Tage im Kühlschrank. Sie lässt sich auch gut portionsweise einfrieren und auch wieder auftauen und erhitzen. So können Sie größere Mengen auf Vorrat kochen und sparen sich Zeit und Mühe.

« Klare Gemüsebrühe ohne Einlage (Seite 92)

Klare Gemüsebrühe ohne Einlage

Für 2 Portionen
45 Min.

2 kleine Möhren (ca. 100 g, z. B. 1 orangefarbene und 1 gelbe) • 1 kleine Pastinake (ca. 50 g) • 100 g Knollensellerie • 1 Lorbeerblatt • 2 Wacholderbeeren • Salz • frisch geriebene Muskatnuss

- Gemüse gründlich waschen und schälen. Gemüseschalen in einen Topf mit 500 ml Wasser geben. Lorbeerblatt und Wacholderbeeren hinzufügen und die Brühe 30 Minuten köcheln lassen.

- Nach der Kochzeit die Brühe durch ein feines Sieb in einen weiteren Topf abseihen.

- Zum Schluss mit Salz und Muskat abschmecken.

Unser Tipp Für diese Brühe verwenden Sie nur die Gemüseschalen. Das geschälte Gemüse können Sie im Kühlschrank aufbewahren und für die Gemüsesuppe in Stufe 3 oder ein anderes Gemüserezept verwenden.

Nährwerte pro Portion
9 kcal • 0 g E • 0 g F • 2 g KH • 0 g BS

Entspannungstee

Für 1 Tasse
10 Min.

60 g Baldrianwurzel • 50 g Lavendelblüten • 40 g Melissenblätter • 30 g Pfefferminzblätter • 10 g Bitterfenchel • 10 g Rosmarinnadeln

- 2 TL der Mischung mit 250 ml kochendem Wasser aufgießen.

- 3 Minuten ziehen lassen.

- 1–2 Tassen täglich schluckweise trinken.

Wohlfühltee

Für 1 Tasse
10 Min.

je 10 g Sternanis, Fenchelsamen, Kardamomsamen, Krauseminze, Kümmel, Süßholz, Cassia- und Ceylon-Zimt • je 3 g Koriandersamen, Salbeiblätter, Kurkuma • je 1 g Anis und Safranfäden

- 2 TL mit 250 ml kochendem Wasser übergießen und 3 Minuten ziehen lassen.

- 1–2 Tassen täglich schluckweise trinken.

» Entspannungstee

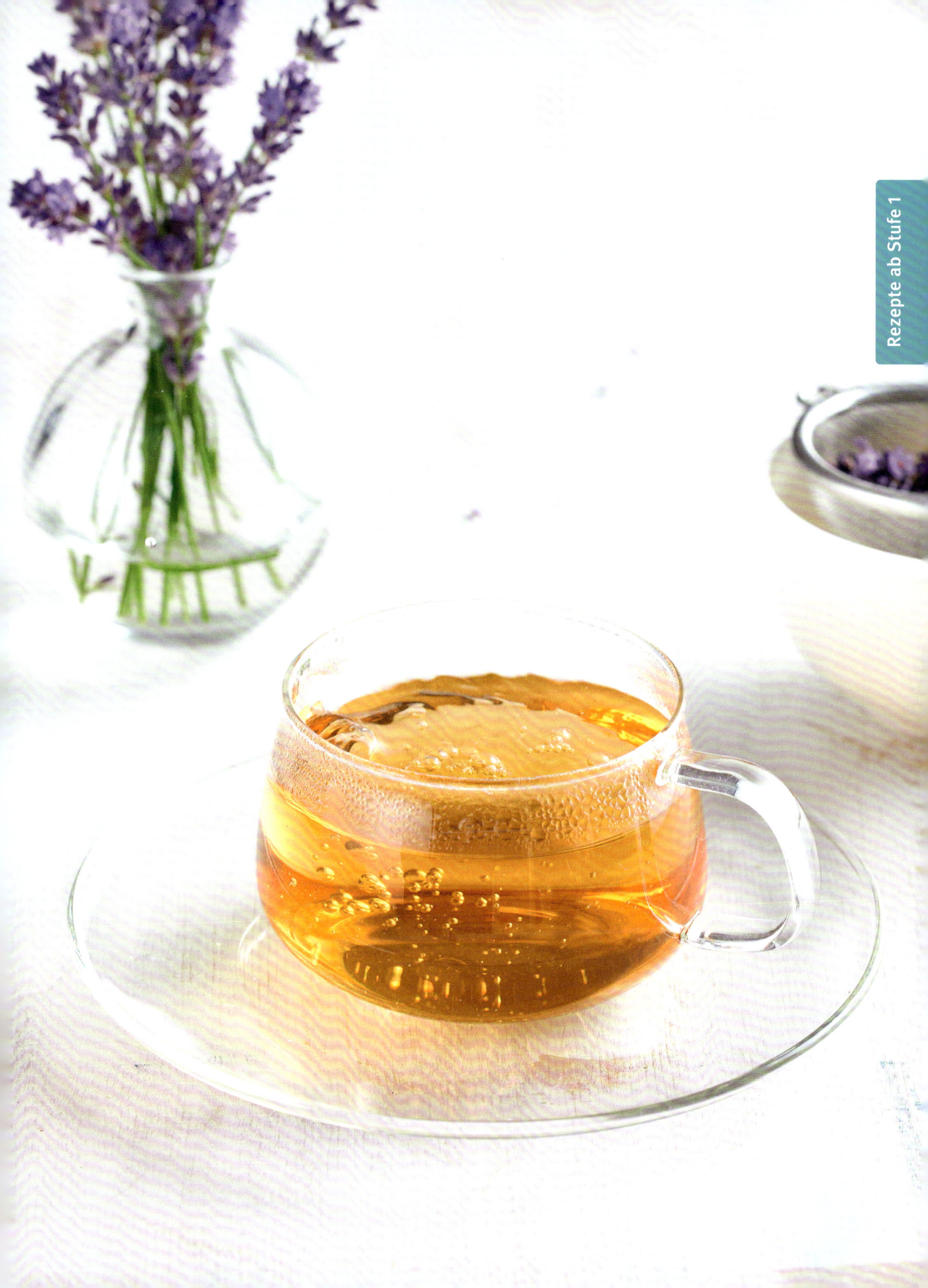

REZEPTE AB STUFE 2

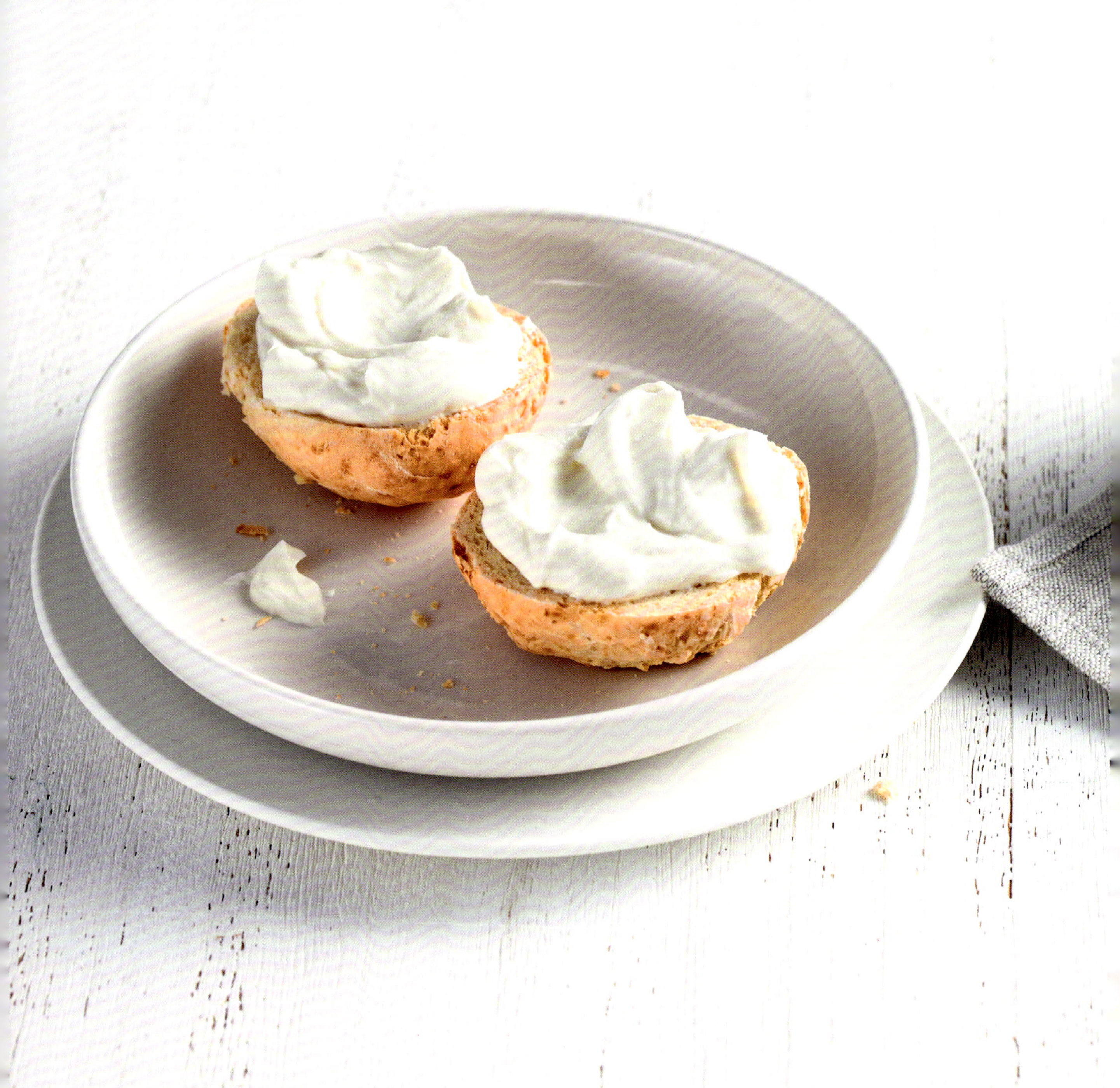

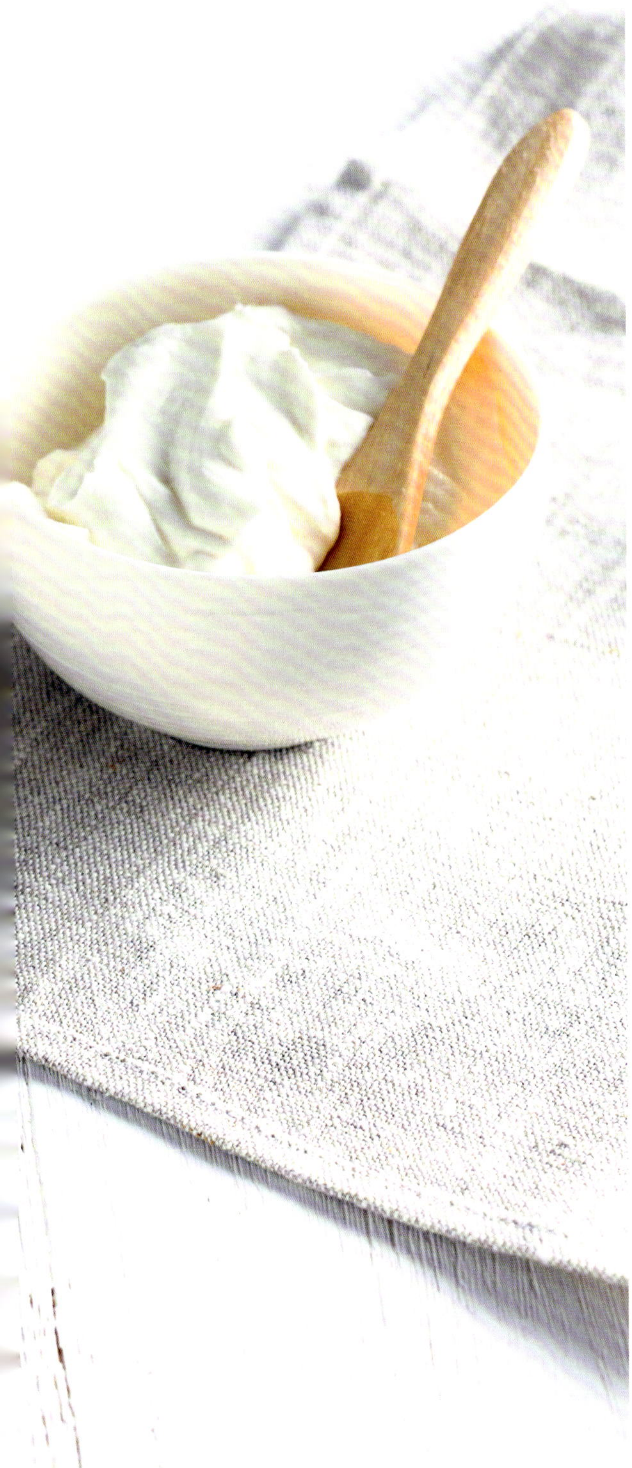

Nun trainieren Sie auch mithilfe des Kurgebäcks das richtige Kauen. Das Kurgebäck genießen Sie zusammen mit leichten Aufstrichen. Wenn Sie ein warmes Frühstück bevorzugen, finden Sie hier eine große Auswahl an warmen Breien. Kurgebäck mit Aufstrich essen Sie morgens und mittags. Alternativ essen Sie morgens einen Brei oder mittags eine Gemüsebrühe – das Kurgebäck sollte zum Kautraining aber mindestens einmal täglich dabei sein. Abends gibt es wieder Kräutertee oder Gemüsebrühe, die auch schon ein wenig mitgegartes Gemüse enthalten darf.

Unser Tipp

Das Kurgebäck ist ein zentrales Element der Mayr-Kur, mit dem Sie das richtige Kauen lernen. Auch, wenn Sie morgens lieber einen warmen Brei genießen oder mittags eine Gemüsebrühe, sollten Sie nicht auf das Kurgebäck verzichten. Essen Sie es mindestens einmal täglich.

Kurgebäck aus Dinkel mit Quarkaufstrich (Seite 96)

Kurgebäck aus Dinkel

Für 7–9 Stück
⏲ 40 Min.

430 g Dinkelmehl + etwa 50 g nach Bedarf • 2 TL Backpulver • 150 g Joghurt • 1 TL Rapsöl • Salz • 100 ml Mineralwasser + etwa 50 ml mehr nach Bedarf

- Den Backofen auf 185 °C (Ober-/Unterhitze) vorheizen.

- Alle Zutaten in eine Rührschüssel geben und miteinander zu einem homogenen Teig vermischen. Die Konsistenz bei Bedarf mit Mehl oder Mineralwasser anpassen.

- Den Teig zu 7–9 Kugeln formen und auf ein mit Backpapier belegtes Blech legen. Die Teigkugeln mit wenig Wasser bestreichen, in den vorgeheizten Ofen schieben und 15–20 Minuten backen.

Unser Tipp Ein weiteres Kurgebäckrezept finden Sie in der Übersicht »Der perfekte Tag mit der MAD« (Seite 8).

Nährwerte pro Stück
210 kcal • 8 g E • 1 g F • 41 g KH • 2 g BS

Avocadoaufstrich

Für 4 Portionen
⏲ 15 Min.

2 reife Avocados • 2 EL Gemüsebrühe + Reserve bei Bedarf • 1 EL Rapsöl • Salz • etwas frisch gepresster Zitronensaft

- Avocados halbieren, Kern entfernen und mit einem Löffel das Fruchtfleisch herauslösen. Fruchtfleisch in eine Schüssel geben und mit einer Gabel zerdrücken.

- Alle weiteren Zutaten hinzufügen, verrühren und abschmecken. Nach Belieben Gemüsebrühe oder Wasser hinzufügen, wenn der Aufstrich cremiger und weicher sein soll.

Nährwerte pro Portion
160 kcal • 1 g E • 15 g F • 4 g KH • 4 g BS

Quarkaufstrich

Für 4 Portionen
⏲ 15 Min.

250 g Quark • 2 EL Gemüsebrühe + Reserve bei Bedarf • 1 EL Rapsöl • Salz • etwas frisch gepresster Zitronensaft

- Alle Zutaten in eine Schüssel geben, verrühren und abschmecken.

- Nach Belieben Gemüsebrühe oder Wasser hinzufügen, wenn der Aufstrich cremiger und weicher sein soll.

Nährwerte pro Portion
88 kcal • 7 g E • 5 g F • 2 g KH • 0 g BS

Erdäpfelkas

Für 4 Portionen
45 Min.

500 g mehlig kochende Kartoffeln • 60 ml Gemüsebrühe + Reserve bei Bedarf • 1 EL Ghee (Butterschmalz) • Salz • etwas frisch gepresster Zitronensaft • frisch geriebene Muskatnuss

- Kartoffeln waschen, schälen und in kleine Stücke schneiden. In einem Topf mit Wasser zugedeckt etwa 15 Minuten kochen, bis sie weich sind.
- Kartoffelstücke abgießen, in eine Schüssel umfüllen und mithilfe einer Gabel zerdrücken.
- Alle weiteren Zutaten hinzufügen, vermengen und abschmecken.
- Nach Belieben Gemüsebrühe oder Wasser hinzufügen, wenn der Aufstrich cremiger und weicher sein soll.

Nährwerte pro Portion
124 kcal • 2 g E • 3 g F • 22 g KH • 2 g BS

Warmer Haferbrei

Für 2 Portionen
15 Min.

80 g Haferflocken • Salz

- Haferflocken und Salz mit 400 ml Wasser in einem Topf langsam aufkochen lassen.
- Den Haferbrei ca. 10 Minuten leicht köcheln lassen, bis die gewünschte Konsistenz erreicht ist. Immer wieder umrühren, da der Brei leicht am Topfboden ansetzen kann.
- Etwas Wasser unterrühren, wenn der Brei zu fest ist.

Unser Tipp für warme Breie Lassen Sie warme Breie etwas abkühlen, bevor Sie sie genießen. Durch das nicht zu heiße Essen wird Ihre Schleimhaut geschont, der Geschmack kommt besser zur Geltung und Ihr Körper kann die Nahrung besser verdauen.

Nährwerte pro Portion
150 kcal • 5 g E • 3 g F • 24 g KH • 4 g BS

Tofuaufstrich

Für 4 Portionen
15 Min.

500 g Tofu • 2 EL Gemüsebrühe + Reserve bei Bedarf • 1 EL Rapsöl • Salz • etwas frisch gepresster Zitronensaft

- Tofu kleinschneiden und mit den anderen Zutaten in eine Schüssel geben.
- Mit einem Stabmixer pürieren und abschmecken.
- Nach Belieben Gemüsebrühe oder Wasser hinzufügen, wenn der Aufstrich cremiger sein soll.

Nährwerte pro Portion
215 kcal • 20 g E • 14 g F • 2 g KH • 2 g BS

Warmer Hirsebrei

Für 2 Portionen
45 Min.

50 g Hirse • Salz

- Hirse und Salz mit 600 ml Wasser in einem Topf langsam aufkochen lassen.
- Den Hirsebrei ca. 40 Minuten zugedeckt leicht köcheln lassen, bis die gewünschte Konsistenz erreicht ist. Immer wieder umrühren, da der Brei leicht am Topfboden ansetzen kann.
- Etwas Wasser unterrühren, wenn der Brei zu fest ist.

Nährwerte pro Portion
90 kcal • 3 g E • 1 g F • 17 g KH • 1 g BS

Warmer Reisbrei

Für 2 Portionen
40 Min.

100 g Rundkornreis • Salz

- Rundkornreis und Salz mit 350 ml Wasser in einem Topf langsam aufkochen lassen.
- Den Reisbrei ca. 35 Minuten leicht köcheln lassen und mehrmals umrühren, um eine cremige Konsistenz zu erreichen.
- Etwas Wasser unterrühren, wenn der Brei zu fest ist.

Nährwerte pro Portion
175 kcal • 3 g P • 1 g F • 38 g KH • 1 g BS

Warmer Grießbrei

Für 2 Portionen
15 Min.

50 g Grieß (Dinkel oder Weizen) • Salz

- Grieß und Salz mit 400 ml Wasser in einem Topf langsam aufkochen lassen.
- Den Grießbrei ca. 10 Minuten leicht köcheln lassen, bis die gewünschte Konsistenz erreicht ist. Immer wieder umrühren, da der Brei leicht am Topfboden ansetzen kann.
- Etwas Wasser unterrühren, wenn der Brei zu fest ist.

Nährwerte pro Portion
135 kcal • 4 g E • 1 g F • 27 g KH • 3 g BS

Polenta

Für 2 Portionen
⏲ 15 Min.

80 g Polenta (Maisgrieß) • Salz

- Polenta und Salz mit 350 ml Wasser in einem Topf langsam aufkochen lassen.

- Die Polenta ca. 10 Minuten leicht köcheln lassen, bis die gewünschte Konsistenz erreicht ist. Immer wieder umrühren, da der Brei leicht am Topfboden ansetzen kann.

- Bei Bedarf noch etwas Wasser zugeben.

Nährwerte pro Portion
157 kcal • 4 g E • 1 g F • 32 g KH • 2 g BS

Warmer Gofiobrei

Für 2 Portionen
⏲ 10 Min.

80 g Gofio (siehe Tipp) • Salz

- Gofio und Salz mit 400 ml Wasser in einem Topf langsam aufkochen lassen.

- Den Gofiobrei ungefähr 5 Minuten leicht köcheln lassen, bis die gewünschte Konsistenz erreicht ist. Immer wieder umrühren, da der Brei leicht am Topfboden ansetzen kann.

- Bei Bedarf noch etwas Wasser zugeben.

Unser Tipp Gofio ist geröstetes Mehl aus Mais oder Weizen, das von den kanarischen Inseln stammt. Es kann aber auch Hafer oder Hülsenfrüchte enthalten. Durch die scharfe Röstung wird es kräftig aromatisch.

Nährwerte pro Portion
150 kcal • 4 g E • 1 g F • 30 g KH • 3 g BS

REZEPTE AB STUFE 3

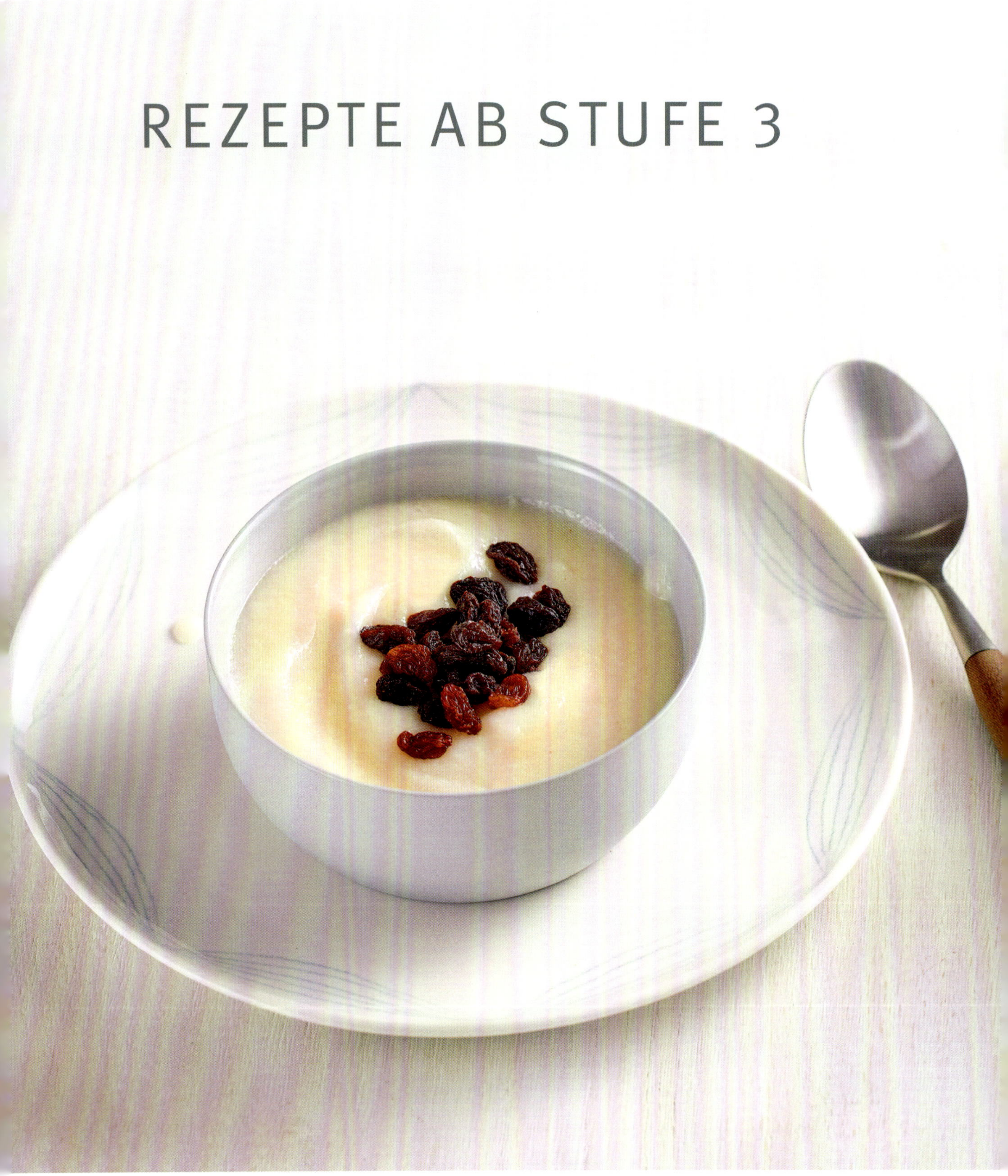

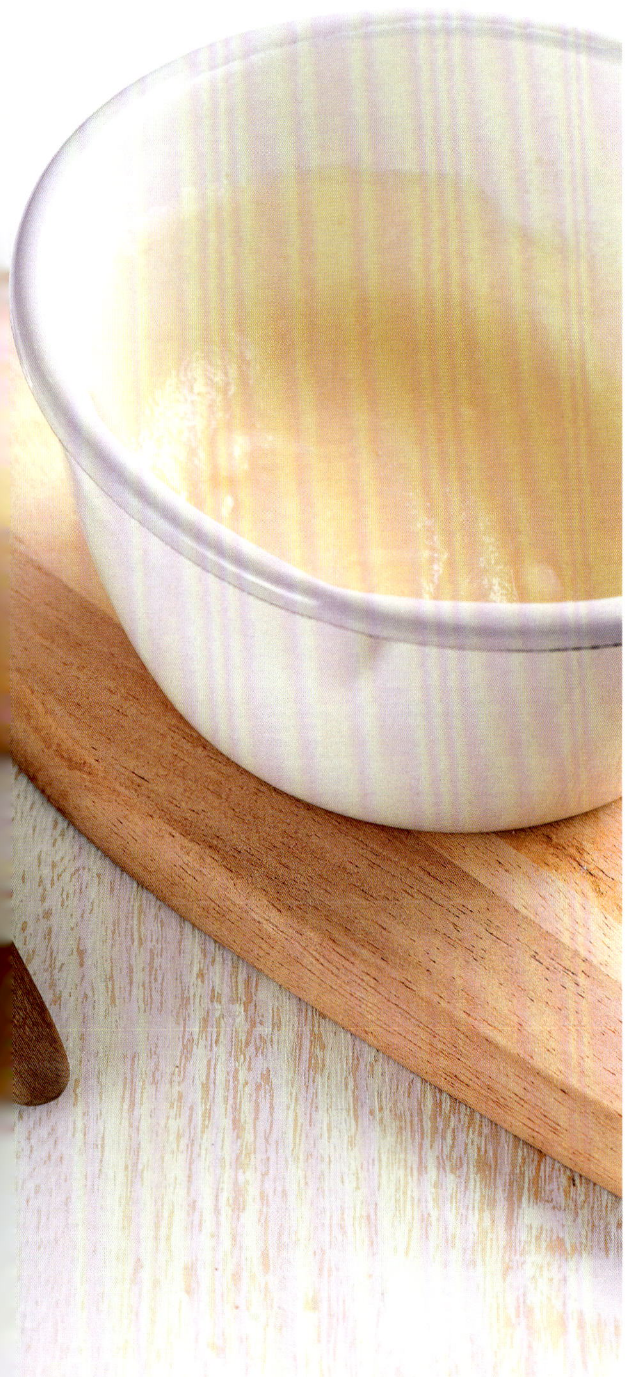

Das morgendliche Kurgebäck wird nun mit gehaltvolleren Aufstrichen und auch mit Butter bestrichen und die Breie werden mit Toppings abwechslungsreicher. Die Brühe kann jetzt ein wenig Fleisch oder Fisch beinhalten. Auch ein weich gekochtes Ei oder ein Rührei sind möglich. Am Abend wird eine Mahlzeit eingeführt, die aus Kurgebäck mit Aufstrich oder einer Gemüsebrühe mit Einlage besteht.

Mehr Pep für Breie

Breie können Sie jetzt mit frischen Kräutern, Gewürzen, Nüssen oder Samen verfeinern, z. B. mit 1 TL frisch gehackter Minze, Zitronenmelisse oder Liebstöckel, ½ TL gemahlenem Kardamom, Zimt oder Gewürznelken, 1 TL gemahlenem Mohn oder gemahlenen Nüssen bzw. Samen (z. B. Hasel- oder Walnüssen, Kürbis- oder Pinienkernen).
Schon eine kleine Menge an Trockenbeeren, Rosinen (ca. 1 TL) oder eine Apfelspalte kann eine leichte Süße erzeugen, während z. B. etwas Nussmus eher etwas für die Nicht-Süßen ist.

« Warmer Grießbrei (Seite 98) mit Rosinen-Topping

Klare Hühnerbrühe mit Gemüse

Für 2 Portionen
1 Std.

2 kleine Möhren (ca. 100 g, z. B. 1 orangefarbene und 1 gelbe) • 1 kleine Pastinake (ca. 50 g) • 100 g Knollensellerie • 100 g Geflügelabschnitte • 1 Lorbeerblatt • 2 Wacholderbeeren • 2 Stängel glatte Petersilie • Salz • frisch geriebene Muskatnuss

- Gemüse gründlich waschen und schälen. Die sauberen Gemüseschalen zusammen mit den Geflügelabschnitten in einen Topf mit 600 ml Wasser geben.
- Lorbeerblatt und Wacholderbeeren hinzufügen und die Brühe ungefähr 45 Minuten leicht köcheln lassen. Möglicherweise entstandenen Schaum mit einer Schaumkelle immer wieder abschöpfen.
- Die Geflügelbrühe durch ein feines Sieb in einen weiteren Topf abseihen.
- In der Zwischenzeit Petersilie waschen, trockentupfen und grob schneiden.
- Gemüse in kleine Stücke schneiden und in die Brühe geben. Je nach Größe 5–8 Minuten garen, bis die gewünschte Konsistenz erreicht ist.
- Zum Schluss mit Salz und Muskat abschmecken und mit Petersilie garnieren.

Mehr Pep für Brühen Verwenden Sie frisch gehackte Kräuter wie Kerbel, Petersilie, Estragon, Thymian, Salbei oder Rosmarin. Damit stärken Sie zugleich das Immunsystem.

Nährwerte pro Portion
130 kcal • 10 g E • 4 g F • 7 g KH • 4 g BS

Klare Rinderbrühe mit Gemüse

Für 2 Portionen
1 Std.

2 kleine Möhren (ca. 100 g, z. B. 1 orangefarbene und 1 gelbe) • 1 kleine Pastinake (ca. 50 g) • 100 g Knollensellerie • 100 g Rindfleischabschnitte • 1 Lorbeerblatt • 2 Wacholderbeeren • 2 Stängel glatte Petersilie • Salz • frisch geriebene Muskatnuss

- Gemüse waschen und schälen. Die sauberen Schalen und die Rindfleischabschnitte in einen Topf mit 600 ml Wasser geben.
- Lorbeerblatt und Wacholderbeeren hinzufügen und die Rinderbrühe ungefähr 45 Minuten leicht köcheln lassen. Möglicherweise entstandenen Schaum mit einer Schaumkelle immer wieder abschöpfen, damit die Brühe klar wird.
- Nach der Kochzeit die Rinderbrühe durch ein feines Sieb in einen weiteren Topf abseihen.
- In der Zwischenzeit Petersilie waschen, trockentupfen und grob schneiden.
- Geschältes Gemüse in kleine Stücke schneiden und in die Brühe geben. Je nach Stärke und Größe 5–8 Minuten garen, bis die gewünschte Konsistenz erreicht ist.
- Zum Schluss mit Salz und Muskatnuss abschmecken und mit Petersilie garnieren.

Nährwerte pro Portion
130 kcal • 10 g E • 4 g F • 7 g KH • 4 g BS

Klare Fischbrühe mit Gemüse

Für 2 Portionen
1 Std.

1 kleine Möhre (ca. 50 g) • 1 kleine Pastinake (ca. 50 g) • 100 g Knollensellerie • 100 g Fischabschnitte • 1 Lorbeerblatt • 2 Wacholderbeeren • 2 Dillstängel • Salz • frisch geriebene Muskatnuss

- Das Gemüse gründlich waschen und schälen. Die sauberen Gemüseschalen zusammen mit den Fischabschnitten in einen Topf mit 600 ml Wasser geben.

- Lorbeerblatt und Wacholderbeeren hinzufügen und die Fischbrühe ungefähr 45 Minuten leicht köcheln lassen. Möglicherweise entstandenen Schaum mit einer Schaumkelle immer wieder abschöpfen, damit die Brühe klar wird.

- Die Fischbrühe durch ein feines Sieb in einen weiteren Topf abseihen.

- In der Zwischenzeit Dill waschen, trockentupfen und grob schneiden.

- Geschältes Gemüse in kleine Stücke schneiden und in die Brühe geben. Je nach Größe 5–8 Minuten garen, bis die gewünschte Konsistenz erreicht ist.

- Zum Schluss mit Salz und Muskat abschmecken und mit Dill garnieren.

Nährwerte pro Portion
100 kcal • 10 g E • 2 g F • 7 g KH • 4 g BS

Polentanockerl

Für 4 Portionen
40 Min.

20 g Butter • Salz • frisch geriebene Muskatnuss • 75 g Polenta • 1 Ei (Größe M)

- Butter, Salz und Muskat mit 75 ml Wasser in einem Topf aufkochen lassen.

- Polenta einrühren und 1–2 Minuten leicht köcheln lassen. Beiseitestellen und gut abkühlen lassen.

- Anschließend das Ei unter die Masse rühren und zugedeckt mindestens 10 Minuten ruhen lassen.

- Reichlich Wasser in einem Topf aufkochen lassen.

- Mit zwei kleinen Löffeln Nockerl aus der Polentamasse formen, in das köchelnde Wasser gleiten lassen und zugedeckt garziehen lassen. Das Wasser sollte nicht zu stark kochen, damit die Nockerl nicht zerfallen.

- Je nach Größe benötigen sie 10–15 Minuten, bis sie durchgegart sind.

Nährwerte pro Portion
123 kcal • 3 g E • 6 g F • 14 g KH • 1 g BS

Quarknockerl

Für 4 Portionen
⏲ 25 Min. + 1 Std. Kühlzeit

40 g Haferflocken + ca. 15 g Reserve • 20 g weiche Butter • 1 Ei (Größe M) • 90 g Quark • Salz • frisch geriebene Muskatnuss

- Haferflocken in einem Mixer fein mahlen.

- Butter in einer Schüssel mit einem Schneebesen schaumig rühren. Ei, Haferflocken, Quark, Salz und Muskat hinzufügen, gut vermischen und die Masse zugedeckt im Kühlschrank mindestens 1 Stunde durchziehen lassen. Sollte die Quarkmasse nach der Ruhezeit zu weich sein, noch etwas von den gemahlenen Haferflocken hinzugegeben.

- Reichlich Wasser in einem Topf aufkochen. Dann die Hitze reduzieren, bis das Wasser nur noch leicht siedet. Aus der Quarkmasse kleine Knödel formen und ca. 10 Minuten darin garziehen lassen.

Nährwerte pro Portion
110 kcal • 6 g E • 6 g F • 7 g KH • 1 g BS

Eierpudding mit Spinat

Für 2 Portionen
⏲ 40 Min. + 30 Min. Kühlzeit

125 ml gehackter TK-Spinat • 1 Ei (Größe M) • 1 Eigelb (Größe M) • Salz • frisch geriebene Muskatnuss • 1 TL Ghee (Butterschmalz)

- Den Backofen auf 130 °C (Ober-/Unterhitze) vorheizen. Den Spinat leicht auftauen lassen.

- Ei, Eigelb, Spinat, Salz und Muskat in eine Schüssel geben und mit einem Schneebesen verrühren. Darauf achten, dass kein Schaum entsteht, da der Pudding sonst sehr grobporig wird.

- Zwei feuerfeste Förmchen mit Ghee auspinseln, die Eiermasse hineinfüllen und in ein Wasserbad setzen. Auf der mittleren Schiene im vorgeheizten Ofen 20–30 Minuten stocken lassen. Eventuell mit Alufolie abdecken.

- Die Schälchen 30 Minuten abkühlen lassen und auf eine Arbeitsfläche stürzen.

- Zum Schluss den Eierpudding mit einem Messer in kleine Würfel schneiden oder ausstechen.

Unser Tipp für mehr Abwechslung Verwenden Sie statt Spinat andere Gemüsepürees und kreieren Sie so Ihre Lieblingssorte. Rote Bete oder Möhren eignen sich besonders gut und bringen sowohl Farbe als auch Geschmack in Ihren kulinarischen Alltag.

Nährwerte pro Portion
120 kcal • 7 g E • 9 g F • 1 g KH • 1 g BS

» Eierpudding mit Spinat

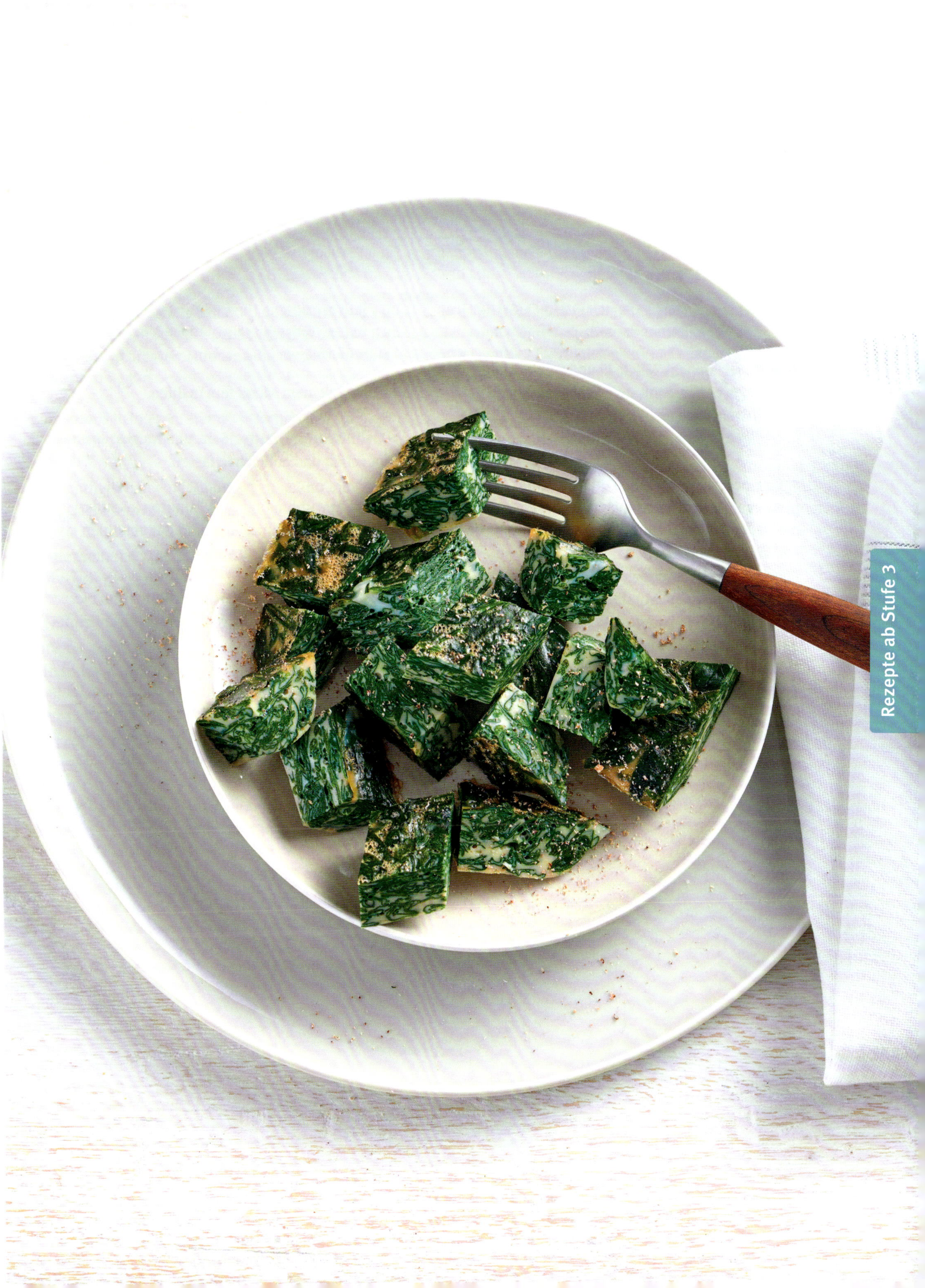

Kürbis-Aufstrich

Für 4 Portionen
20 Min.

500 g Kürbis • 100 ml Gemüsebrühe • 1 TL Kürbiskernöl • Salz • etwas frisch gepresster Zitronensaft • frisch geriebene Muskatnuss

- Kürbis waschen, schälen (Hokkaidokürbis muss nicht geschält werden) und in kleine Stücke schneiden. In einen Topf mit Gemüsebrühe geben und zugedeckt ca. 10 Minuten weichköcheln.

- Anschließend mit dem Blitzhacker hacken. Wenn nötig, die Masse in ein sauberes Tuch geben und ausdrücken, um überschüssige Flüssigkeit zu entfernen.

- Alle weiteren Zutaten hinzufügen, verrühren und abschmecken.

Nährwerte pro Portion
46 kcal • 1 g E • 1 g F • 6 g KH • 2 g BS

Wurzelgemüse-Aufstrich

Für 4 Portionen
15 Min.

200 g gegarte Möhren (z. B. orangefarbene und gelbe) • 100 g gegarte Pastinaken • 100 g gegarter Knollensellerie • 1 TL Rapsöl • Salz • etwas frisch gepresster Zitronensaft • frisch geriebene Muskatnuss

- Gekochtes Gemüse grob zerteilen und mit dem Blitzhacker in feine Stücke schneiden. Wenn nötig, die Masse in ein sauberes Tuch geben und ausdrücken, um überschüssige Flüssigkeit zu entfernen.

- Alle weiteren Zutaten hinzufügen, verrühren und abschmecken.

Nährwerte pro Portion
35 kcal • 1 g E • 1 g F • 3 g KH • 2 g BS

Sesam-Vitaminaufstrich

Für 4 Portionen
10 Min.

200 g Möhren • 20 g saure Sahne • 50 g Sesam

- Möhren waschen, schälen und fein schneiden.

- Alle Zutaten zusammen cremig pürieren.

Unser Tipp Bereiten Sie den Aufstrich immer frisch zu oder bewahren Sie ihn nur im Kühlschrank kurz auf.

Nährwerte pro Portion
89 kcal • 3 g E • 7 g F • 4 g KH • 0 g BS

Rote-Bete-Aufstrich

Für 4 Portionen
⏲ 15 Min.

400 g vorgegarte Rote Bete (vakuumverpackt) • 1 EL Leinöl • Salz • 1 Prise gemahlener Kümmel • etwas frisch gepresster Zitronensaft

- Rote Bete grob zerteilen und mit dem Blitzhacker fein hacken. Wenn nötig, die Masse in ein sauberes Tuch geben und ausdrücken, um überschüssige Flüssigkeit zu entfernen.

- Alle weiteren Zutaten hinzufügen, verrühren und abschmecken.

Nährwerte pro Portion
52 kcal • 1 g E • 1 g F • 8 g KH • 2 g BS

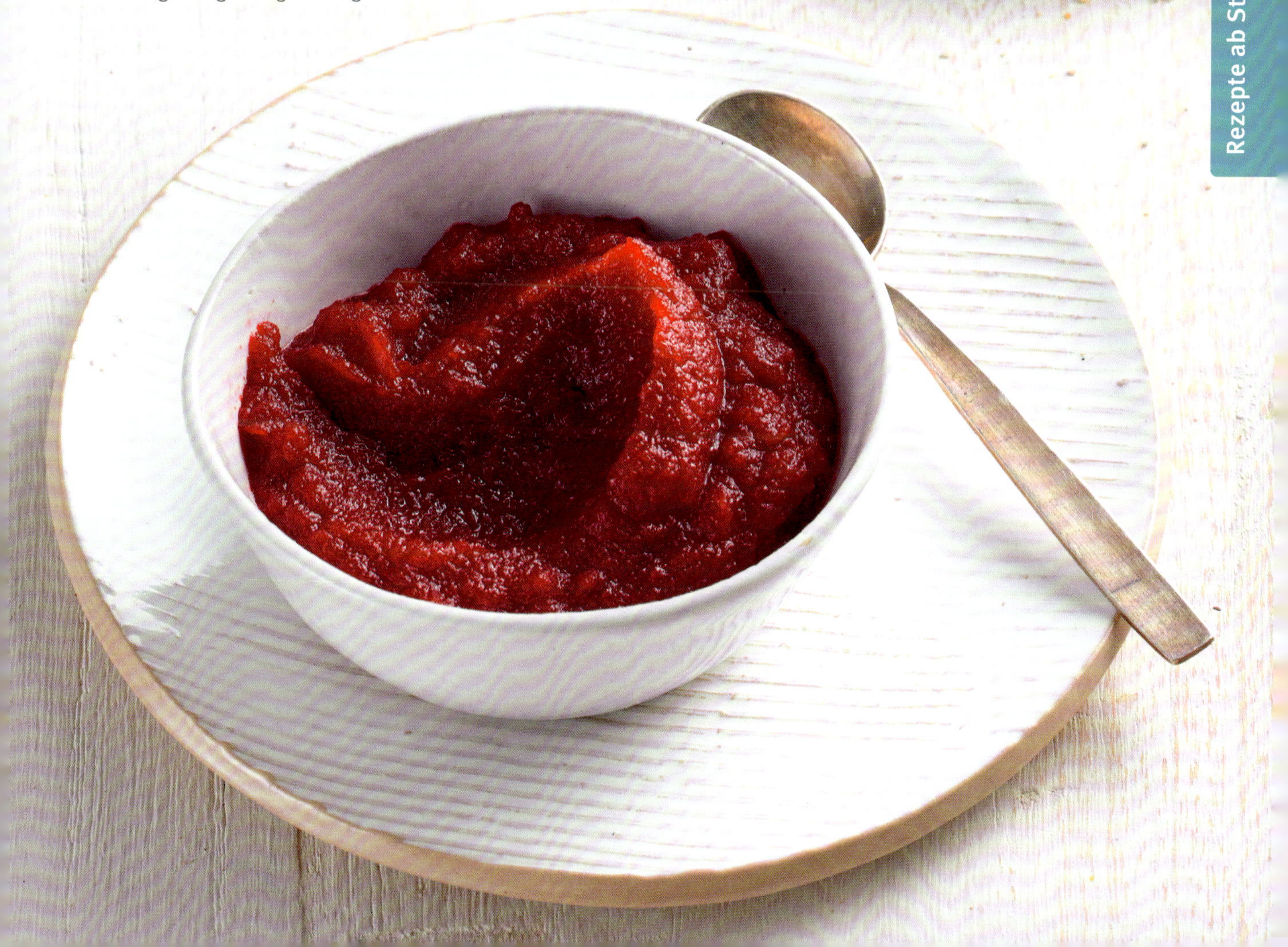

REZEPTE AB STUFE 4

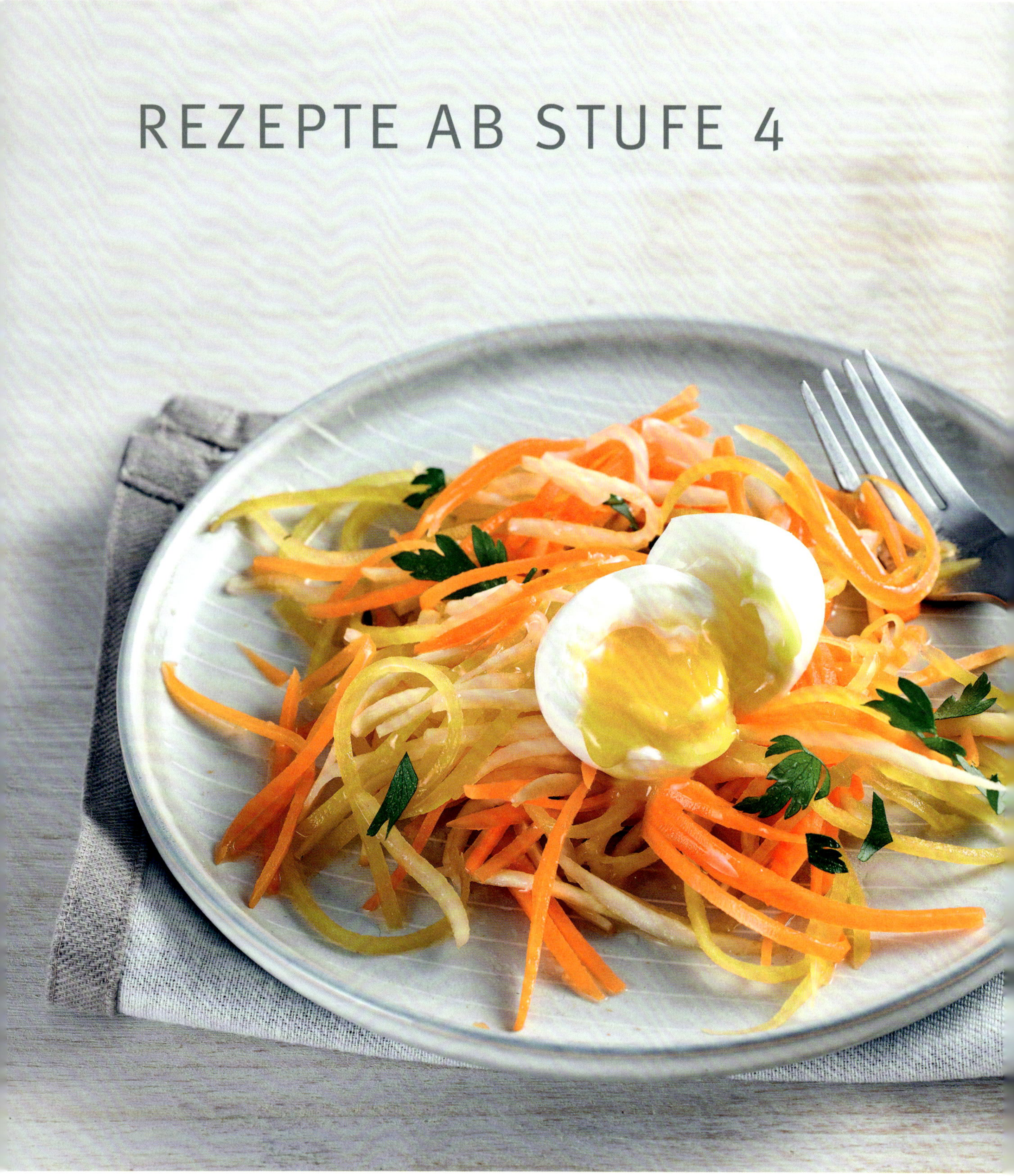

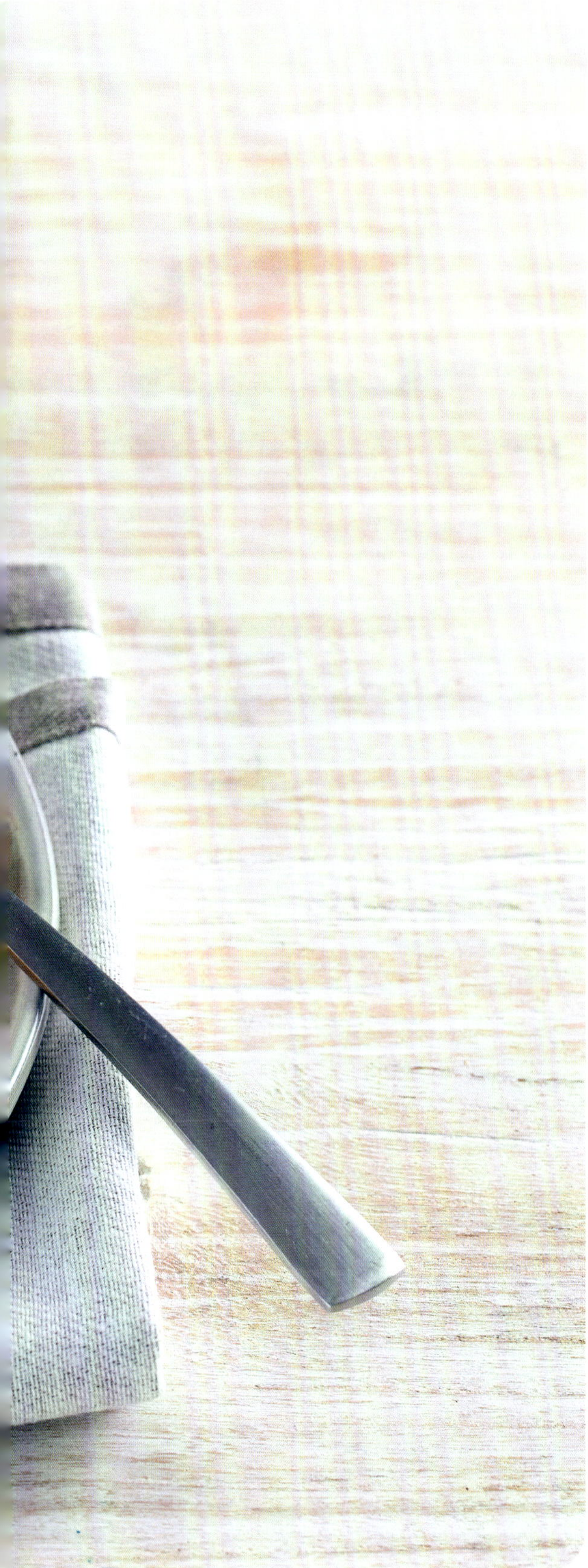

Auf das Kurgebäck, das Sie immer begleitet, kommen jetzt weitere Aufstriche mit gekochtem Gemüse und pflanzlichen Ölen. Erstmals sind neben den warmen Breien, die jetzt auch Obst beinhalten dürfen, zum Frühstück auch Müslis möglich, die zur besseren Verträglichkeit über Nacht eingeweicht werden. Zudem gibt es wieder warme Eiergerichte, jetzt auch mit Gemüse. Die klaren Suppen sind mit wenig Fleisch- oder Fischanteil und mit Einlage möglich und können auch durch pürierte Suppen ohne Anreicherungen ersetzt werden.

Mehr Pep für Suppen

Sojaprodukte wie Tofu, gegarte Kichererbsen oder gekochte grüne Sojabohnen eignen sich nun ebenfalls als Suppeneinlage.

Mehr Pep für Breie

Zu den Breien darf jetzt auch Obst in gekochter Form serviert werden, also Kompott aus einer gut verträglichen Obstsorte oder auch eine rohe Banane. Auch 1 TL geschrotete Leinsamen sind möglich.

« Weichgekochtes Ei mit gedünstetem Wurzelgemüse (Seite 117)

Sechs-Stunden-Müsli mit Milch

Für 2 Portionen
10 Min. + 6–8 Std. Kühlzeit

80 g Haferflocken • Salz • 100 ml Milch

- Haferflocken mit 150 ml Wasser und dem Salz in einer Schüssel vermengen.
- Zugedeckt über Nacht oder mindestens 6 Stunden im Kühlschrank stehen lassen.
- Am Morgen das Müsli in einen Topf geben, die Milch hinzufügen und erwärmen.
- Vor dem Servieren auf Schälchen verteilen.

Nährwerte pro Portion
182 kcal • 7 g E • 4 g F • 27 g KH • 2 g BS

Unser Tipp für eine Variante Auch mit Kefir schmeckt dieses Müsli gut. Vermengen Sie die Haferflocken direkt am Vorabend mit dem Kefir und lassen Sie das Wasser weg. Wärmen Sie das Müsli wie angegeben am nächsten Morgen auf.
Nährwerte pro Portion
182 kcal • 7 g E • 4 g F • 26 g KH • 2 g BS

Kartoffel-Frischkäse-Aufstrich

Für 4 Portionen
45 Min.

4 Kartoffeln (ca. 500 g) • 100 g körniger Frischkäse • 1 EL Ghee (Butterschmalz) • Salz • etwas frisch gepresster Zitronensaft • frisch geriebene Muskatnuss • etwas Gemüsebrühe nach Bedarf

- Kartoffeln waschen, schälen und in kleine Stücke schneiden. In einem Topf mit Wasser bedecken und zugedeckt weichkochen.
- Anschließend abgießen, Kartoffeln in eine Schüssel geben und mit einer Gabel zerdrücken.
- Alle weiteren Zutaten hinzufügen, vermengen und abschmecken.
- Nach Belieben Gemüsebrühe oder Wasser hinzufügen, wenn der Aufstrich cremiger und weicher sein soll.

Nährwerte pro Portion
150 kcal • 5 g E • 4 g F • 22 g KH • 2 g BS

Tofu-Kürbis-Aufstrich

Für 4 Portionen
⏲ 15 Min.

100 g Kürbis • 400 g Tofu • 2 EL Gemüsebrühe • 1 EL Kürbiskernöl • Salz • etwas frisch gepresster Zitronensaft • etwas Gemüsebrühe nach Bedarf

- Kürbis waschen, schälen und in kleine Stücke schneiden. In einen Topf mit wenig Wasser geben und zugedeckt ca. 10 Minuten weichköcheln lassen. Anschließend einige Minuten abkühlen lassen.
- Tofu kleinschneiden und mit allen anderen Zutaten in eine Schüssel geben. Mit einem Stabmixer pürieren und abschmecken.
- Nach Belieben Gemüsebrühe oder Wasser hinzufügen, wenn der Aufstrich cremiger und weicher sein soll.

Nährwerte pro Portion
180 kcal • 17 g E • 12 g F • 2 g KH • 2 g BS

Kurkuma-Brokkoli-Dip

Für 4 Portionen
⏲ 25 Min.

250 g Brokkoli • 200 g Schafsquark • 1 TL gemahlene Kurkuma • 3 TL Leinöl • Salz

- Brokkoli waschen, in Röschen teilen und in kochendem Wasser weichkochen.
- Danach rasch in Eiswasser abkühlen und in einem Sieb abtropfen lassen.
- Den abgekühlten Brokkoli mit den anderen Zutaten cremig pürieren.

Nährwerte pro Portion
85 kcal • 7 g E • 4 g F • 4 g KH • 2 g BS

Fenchelpüree-Suppe

Für 2 Portionen
35 Min.

1 Fenchelknolle (ca. 250 g) • 400 ml Gemüsebrühe • Salz • frisch geriebene Muskatnuss

- Fenchel waschen, Strunk entfernen und den Fenchel in kleine Stücke schneiden. Zusammen mit der Gemüsebrühe in einen Topf geben und zugedeckt köcheln lassen. Je nach Größe kann es 10–20 Minuten dauern, bis die Fenchelstücke weich sind.

- Mit einem Stab- oder Standmixer fein pürieren und mit Salz und Muskat abschmecken.

Nährwerte pro Portion
55 kcal • 2 g E • 1 g F • 8 g KH • 4 g BS

Rezeptbild rechte Buchseite

Pastinakenpüree-Suppe

Für 2 Portionen
35 Min.

3 Pastinaken (ca. 250 g) • 400 ml Gemüsebrühe • Salz • frisch geriebene Muskatnuss

- Pastinaken waschen, schälen und in kleine Stücke schneiden. Zusammen mit der Gemüsebrühe in einen Topf geben und zugedeckt köcheln lassen. Je nach Größe kann es 10–20 Minuten dauern, bis die Pastinaken weich sind.

- Mit einem Stab- oder Standmixer fein pürieren und mit Salz und Muskat abschmecken.

Unser Tipp für mehr Abwechslung Verwenden Sie einmal Petersilienwurzeln anstatt Pastinaken. Beide ähneln sich zwar in Punkto Aussehen, unterscheiden sich jedoch geschmacklich stark.

Nährwerte pro Portion
105 kcal • 2 g E • 1 g F • 19 g KH 4 g BS

Möhrenpüree-Suppe

Für 2 Portionen
35 Min.

3 große Möhren (ca. 250 g) • 400 ml Gemüsebrühe • Salz • frisch geriebene Muskatnuss

- Möhren waschen, schälen und in kleine Stücke schneiden. Zusammen mit der Gemüsebrühe in einen Topf geben und zugedeckt köcheln lassen. Je nach Größe kann es 10–20 Minuten dauern, bis die Möhren weich sind.

- Mit einem Stab- oder Standmixer fein pürieren und zum Schluss mit Salz und Muskat abschmecken.

Unser Tipp für mehr Abwechslung Verwenden Sie verschiedene Möhrensorten – ob gelbe oder lila Möhre, auch Urmöhre genannt. Sie alle eignen sich hier hervorragend und bringen Farbe und unterschiedliche Geschmacksnuancen ins Spiel.

Nährwerte pro Portion
75 kcal • 2 g E • 1 g F • 12 g KH • 6 g BS

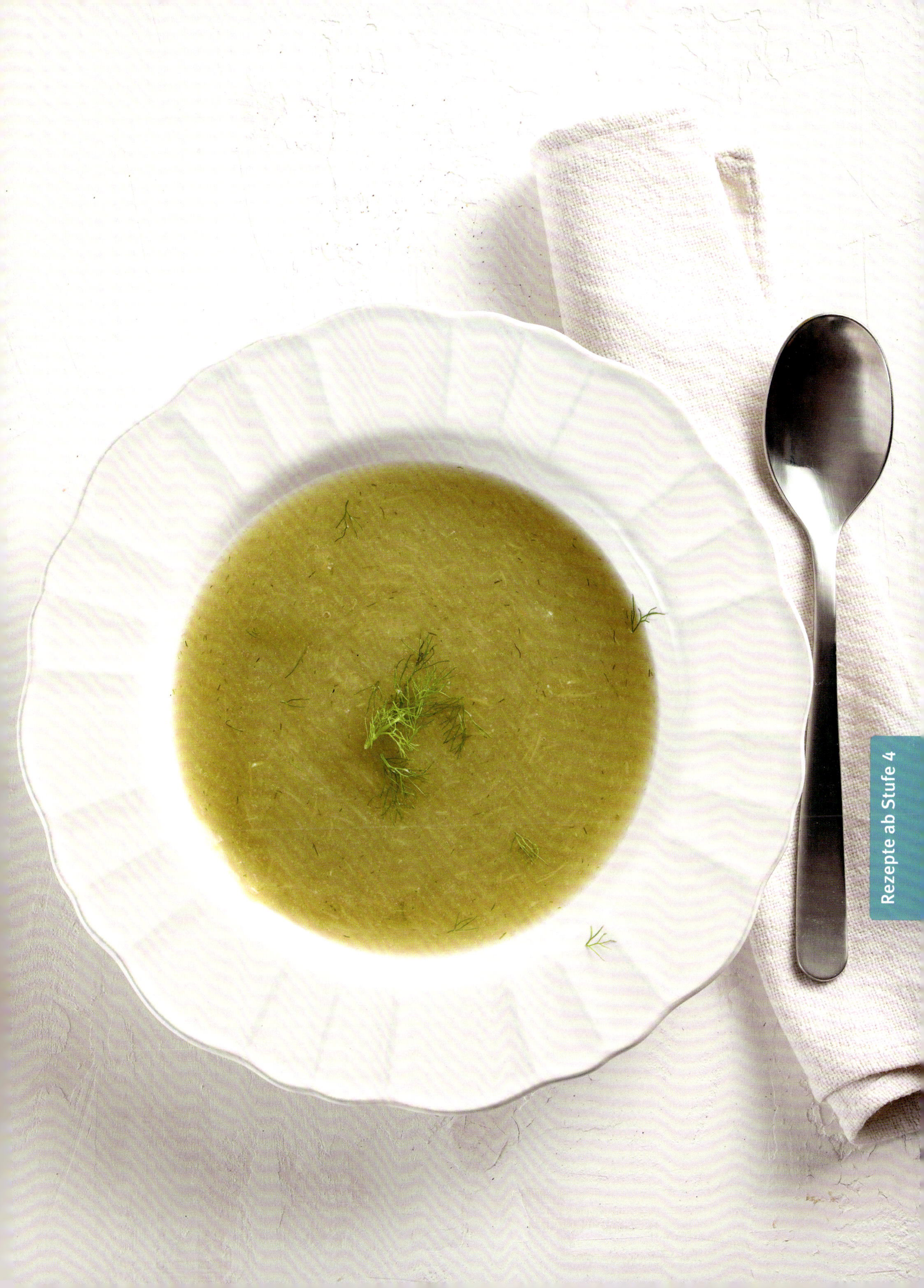

Rote-Bete-Püree-Suppe

Für 2 Portionen
40 Min.

1 Rote Bete (ca. 250 g) • 400 ml Gemüsebrühe • Salz • frisch geriebene Muskatnuss

- Rote Bete waschen, schälen und in kleine Stücke schneiden. Zusammen mit der Gemüsebrühe in einen Topf geben und zugedeckt köcheln lassen. Je nach Größe kann es 10–20 Minuten dauern, bis die Roten Bete weich sind.

- Mit einem Stab- oder Standmixer fein pürieren und mit Salz und Muskat abschmecken.

Unser Tipp zum Zeitsparen Sie können auch vorgegarte Rote Bete verwenden, die in vielen Lebensmittelläden vakuumverpackt erhältlich ist. Das spart Ihnen ca. 10 Minuten bei der Zubereitung.

Nährwerte pro Portion
83 kcal • 3 g E • 1 g F • 14 g KH • 5 g BS

Selleriepüree-Suppe

Für 2 Portionen
35 Min.

250 g Knollensellerie • 400 ml Gemüsebrühe • Salz • frisch geriebene Muskatnuss

- Knollensellerie waschen, schälen und in kleine Stücke schneiden. Zusammen mit der Gemüsebrühe in einen Topf geben und zugedeckt köcheln lassen. Je nach Größe kann es 10–20 Minuten dauern, bis die Selleriestücke weich sind.

- Mit einem Stab- oder Standmixer fein pürieren und mit Salz und Muskat abschmecken.

Nährwerte pro Portion
60 kcal • 3 g E • 1 g F • 7 g KH • 7 g BS

Haferflockensuppe

Für 2 Portionen
⏲ 30 Min.

5 EL Haferflocken (ca. 60 g) • 450 ml Gemüsebrühe + etwas für die Konsistenz nach Bedarf • 2 Liebstöckelblätter • Salz • frisch geriebene Muskatnuss

- Haferflocken mit Gemüsebrühe in einen Topf geben und zugedeckt ca. 20 Minuten köcheln lassen. Immer wieder umrühren, damit die Suppe nicht am Topfboden ansetzt.

- In der Zwischenzeit Liebstöckel waschen, trockentupfen und grob hacken. Suppe zum Schluss mit Salz, Muskat und Liebstöckel abschmecken.

- Für eine weich-cremige Konsistenz kann die Suppe auch mit zusätzlicher Flüssigkeit gekocht und mit einem Stab- oder Standmixer püriert werden.

Nährwerte pro Portion
135 kcal • 5 g E • 2 g F • 21 g KH • 5 g BS

Weichgekochtes Ei mit gedünstetem Wurzelgemüse

Für 2 Portionen
⏲ 45 Min.

2 kleine Möhren (ca. 100 g, z. B. 1 orangefarbene und 1 gelbe) • 1 kleine Pastinake (ca. 50 g) • 100 g Knollensellerie • 1 Stängel glatte Petersilie • 2 Eier (Größe M) • Salz • frisch geriebene Muskatnuss

- Das Gemüse waschen, schälen und in feine Streifen schneiden. Mit wenig Wasser in einem Topf aufkochen lassen und darin weichdünsten.

- In der Zwischenzeit Petersilie waschen, trockentupfen und grob hacken.

- Wasser in einem zweiten Topf aufkochen. Die Eier behutsam hineingeben und 4–4 ½ Minuten leicht köcheln lassen. Danach für einige Sekunden unter fließendem kaltem Wasser abschrecken und pellen.

- Gemüse abgießen, das heiße Gemüse auf Teller anrichten und mit Salz und Muskat würzen.

- Zum Schluss das Ei auf das gedünstete Wurzelgemüse geben, mit Salz würzen und mit Petersilie garnieren.

Nährwerte pro Portion
130 kcal • 8 g E • 6 g F • 8 g KH • 4 g BS

REZEPTE AB STUFE 5

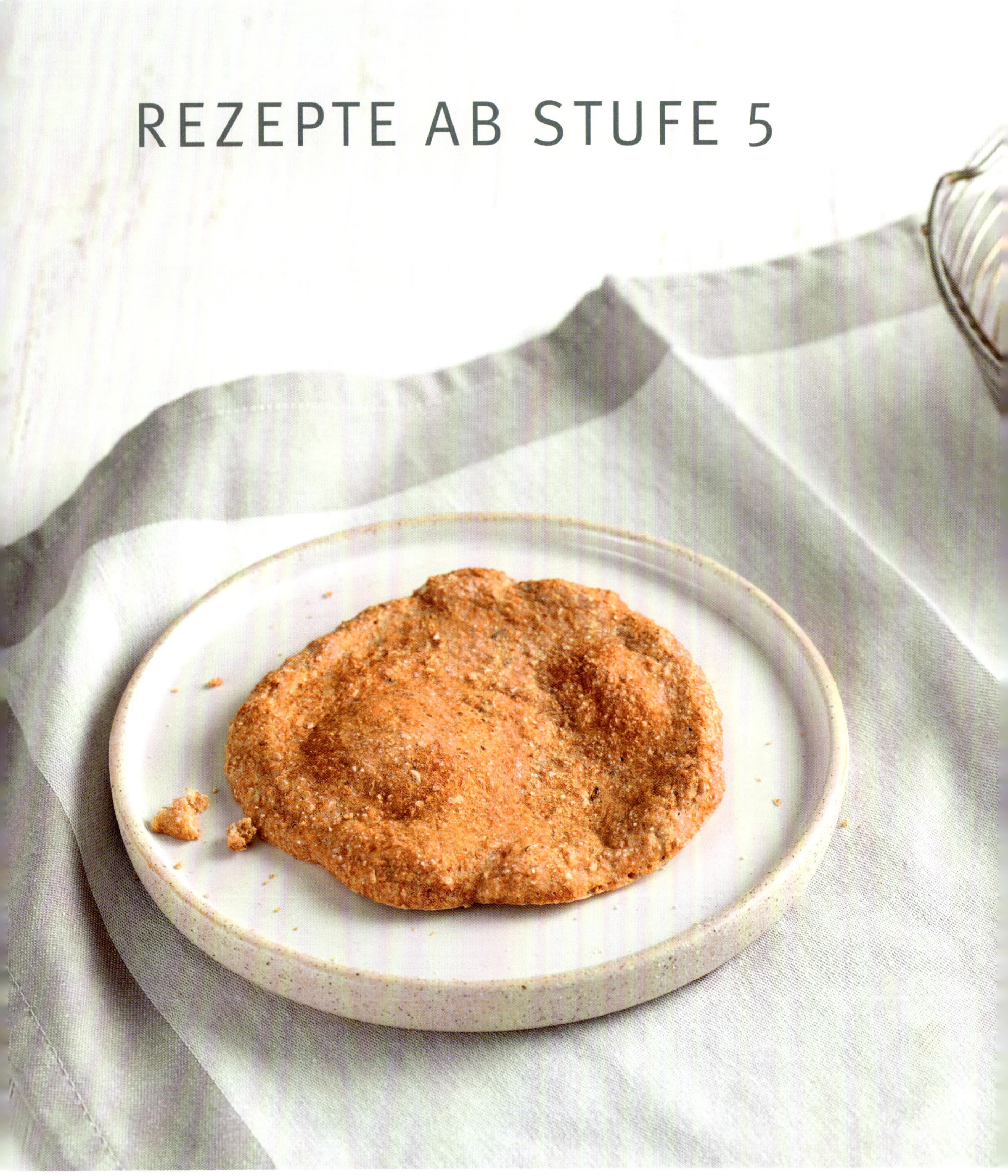

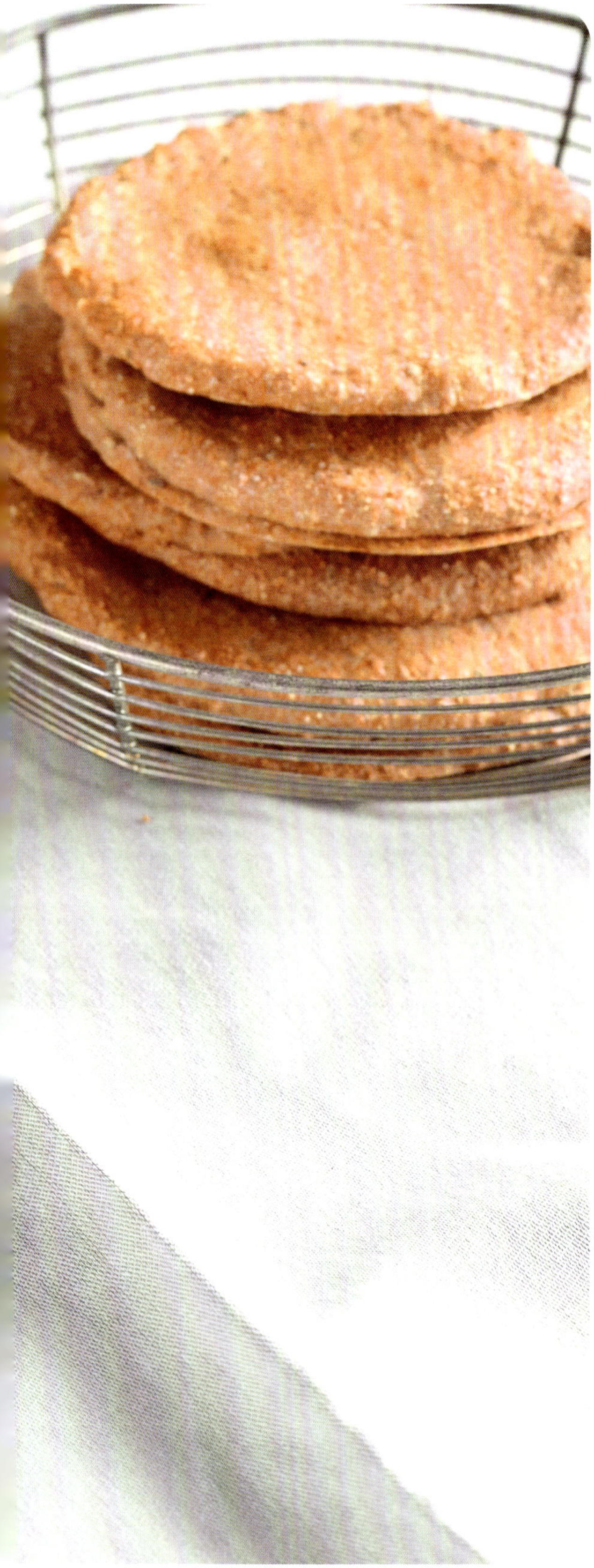

Zum Frühstück können jetzt neben dem Kurgebäck auch bekömmliche Brote und Gebäck mit Sauerteig oder wenig Hefe auf den Tisch kommen. Auch die Müslis werden mit Obst gehaltvoller und trainieren die Verdauung. Mittags gibt es eine Kraftbrühe von Rind, Geflügel oder Fisch oder eine Cremesuppe mit Anreicherungen wie Sahne, Butter oder Ghee, für die jetzt auch weitere Zutaten für mehr Geschmack sorgen. Weiterhin stehen jetzt auch vegetarische Gerichte und solche mit Fleisch oder Fisch auf dem Plan. In Stufe 5 wird die Verdauung noch durch das Trennkostprinzip entlastet.

Unser Tipp

Auch, wenn der Speiseplan jetzt durch Brote und Brötchen bereichert werden kann, können Sie bei Bedarf weiterhin mit dem Kurgebäck trainieren.

« Fladenbrote (Seite 124)

Sechs-Stunden-Müsli mit Milch und Banane

Für 2 Portionen
15 Min. + 6–8 Std. Kühlzeit

1 kleine reife Banane (ca. 80 g) • 80 g Haferflocken • Salz • 100 ml Milch

- Banane schälen und in kleine Stücke schneiden. Zusammen mit Haferflocken, 150 ml Wasser und Salz in eine Schüssel geben und vermengen.
- Zugedeckt über Nacht oder mindestens 6 Stunden im Kühlschrank stehen lassen.
- Das Müsli am Morgen in einen Topf geben, Milch hinzufügen und erwärmen.
- Zum Servieren auf Schälchen aufteilen.

Nährwerte pro Portion
222 kcal • 7 g E • 4 g F • 35 g KH • 3 g BS

Sechs-Stunden-Müsli mit Kefir und Beeren

Für 2 Portionen
15 Min. + 6–8 Std. Kühlzeit

150 g Beeren (siehe Tipp) • 80 g Haferflocken • 100 ml Kefir • Salz

- Beeren waschen und zusammen mit Haferflocken, Kefir, 150 ml Wasser und Salz in einer Schüssel vermengen.
- Zugedeckt über Nacht oder mindestens 6 Stunden im Kühlschrank stehen lassen.
- Das Müsli am Morgen in einen Topf geben und erwärmen. Auf Schälchen verteilen.

Unsere Empfehlungen für Kuhmilchalternativen
Verwenden Sie auch einmal für Ihr Müsli Schafs- oder Ziegenmilch. Diese Sorten weisen einen hohen Protein-, aber einen niedrigen Laktosegehalt auf und werden oftmals besser vertragen. Pflanzliche Drinks wie ungesüßter Sojadrink, Nussdrink oder Kokosmilch sind vegane Alternativen.

Unser Tipp für eine bessere Nährstoffaufnahme
Lassen Sie Ihre Müslivariationen einige Stunden im Kühlschrank stehen, am besten über Nacht. Dadurch können wichtige Nährstoffe aufgespalten und besser im Körper aufgenommen werden.
Unser Tipp für mehr Abwechslung Wählen Sie, je nach Saison, Lust und Laune Himbeeren, Heidelbeeren, Erdbeeren oder Brombeeren. Außerhalb der Beerensaison sind tiefgekühlte Beeren eine gute Alternative.
Mischen Sie 1 EL getrocknete Beeren unter Ihr Müsli, bevor Sie es über Nacht in den Kühlschrank stellen.

Nährwerte pro Portion
215 kcal • 7 g E • 4 g F • 30 g KH • 5 g BS

Joghurt mit gekochter Orange

2 Portionen
30 Min.

1 Orange (ca. 100 g) • 250 g Ziegen- oder Schafsjoghurt

- Orange schälen, die Kerne entfernen und das Fruchtfleisch in kleine Stücke schneiden.

- Orange in einem kleinen Topf aufkochen lassen. Nach ca. 5 Minuten zur Seite stellen und abkühlen lassen.

- Joghurt in Schälchen geben und gekochte Orange darauf verteilen.

Unser Tipp für mehr Abwechslung Nutzen Sie das Angebot an verschiedenen Zitrusfrüchten in den kälteren Monaten, wie Mandarinen oder Blutorangen, und finden Sie Ihre Lieblingskombination.

Nährwerte pro Portion
146 kcal • 7 g E • 7 g F • 9 g KH • 1 g BS

Buttermilchbrötchen

Für 5–7 Stück
50 Min. + 15 Min. Backzeit + 50 Min. Gehzeit

10 g frische Hefe • 125 ml lauwarme Buttermilch • 250 g Dinkelmehl • 1 TL Rapsöl • 1 TL Brotgewürz • 1 EL geschrotete Leinsamen + 1 EL zum Bestreuen

- Hefe in eine große Schüssel bröseln und mit der lauwarmen Buttermilch vermengen.

- Dann 150 ml lauwarmes Wasser, Mehl, Öl, Brotgewürz und Leinsamen hinzufügen und gut durchkneten. Schüssel abdecken und den Teig bei Zimmertemperatur ca. 30 Minuten gehen lassen.

- Den Teig in 5–7 Stücke teilen und runde Brötchen formen. Mit Wasser besprühen und mit Leinsamen bestreuen. Auf ein mit Backpapier ausgelegtes Blech setzen und zugedeckt ca. 20 Minuten gehen lassen.

- Den Backofen auf 220 °C (Ober-/Unterhitze) vorheizen. Die Brötchen in den vorgeheizten Ofen schieben, eine Schale mit Wasser in den Ofen stellen und die Brötchen 10–15 Minuten backen. Vor dem Verzehr einige Stunden ruhen lassen.

Nährwerte pro Stück
150 kcal • 5 g E • 2 g F • 26 g KH • 2 g BS

Sauerteigbrot

Für 1 Laib

45 Min. + 70 Min. Backzeit + 1 Tag Ruhezeit

Für den Vorteig: • 400 g Roggenmehl • 150 g Sauerteigansatz (Seite 87) • Für den Brotteig: • 10 g frische Hefe • 1 EL Brotgewürz • 1 TL Salz • 300 g Roggenmehl + ca. 100 g als Reserve • 125 g Dinkelmehl

- Zutaten für den Vorteig mit 350 ml lauwarmem Wasser vermengen. Zugedeckt bei Zimmertemperatur ca. 3 Stunden stehen lassen.

- Hefe in eine große Schüssel bröseln und mit 250 ml Wasser vermengen. Brotgewürz, Salz, Roggen- und Dinkelmehl sowie den Vorteig dazugeben und zu einem Teig kneten. Über Nacht zugedeckt in den Kühlschrank stellen.

- Am nächsten Tag die Arbeitsfläche mit etwas Roggenmehl bestäuben und den Teig nochmals 5 Minuten gut durchkneten. Wenn der Teig zu weich oder zu fest ist, noch etwas Mehl oder Wasser hinzufügen. Teig zu einer Kugel formen und auf ein mit Backpapier ausgelegtes Blech setzen. Mit etwas Mehl bestäuben und ca. 30 Minuten zugedeckt ruhen lassen.

- Den Backofen auf 220 °C (Ober-/Unterhitze) vorheizen. Teig einritzen, mit etwas Wasser besprühen und das Blech den Ofen schieben. Nach 10–15 Minuten Backzeit die Temperatur auf 200 °C reduzieren. Nach weiteren 10–15 Minuten auf 170 °C reduzieren und das Brot 35–40 Minuten fertig backen.

- Brot aus dem Ofen nehmen, auf ein Gitter setzen und mit Wasser besprühen. Abkühlen lassen.

Nährwerte pro 100 g

188 kcal • 8 g E • 1 g F • 34 g KH • 6 g BS

Glutenfreies Sauerteigbrot

Für 1 Laib

45 Min. + 70 Min. Backzeit + 1 Tag Ruhezeit

200 g Mantler Brot-Mix + ca. 100 g als Reserve (online erhältlich) • 500 g glutenfreier Sauerteigansatz (Seite 87) • 10 g frische Hefe • 1 EL Olivenöl • 1 TL Salz • 1 EL Brotgewürz • 2 EL geschrotete Leinsamen

- Alle Zutaten mit 50 ml Wasser in die Schüssel einer Küchenmaschine geben und ca. 5 Minuten kneten. Der Teig ist weicher als ein Brotteig mit glutenhaltigem Mehl. Danach abdecken und im Kühlschrank über Nacht ruhen lassen.

- Am nächsten Tag den Teig mit der Hand durchkneten und bei sehr klebriger Konsistenz noch etwas Mehl hinzufügen. Anschließend eine Kugel formen und auf ein mit Backpapier ausgelegtes Blech setzen. Mit etwas Mehl bestäuben und ca. 30 Minuten zugedeckt ruhen lassen.

- Den Backofen auf 220 °C (Ober-/Unterhitze) vorheizen. Teig einritzen, mit etwas Wasser besprühen und das Blech in den Ofen schieben. Nach 10–15 Minuten Backzeit die Temperatur auf 200 °C reduzieren. Nach weiteren 10–15 Minuten auf 170 °C reduzieren und das Brot 35–40 Minuten fertig backen.

- Brot aus dem Ofen nehmen, auf ein Gitter setzen und nochmals mit Wasser besprühen. Den Laib vor dem Anschneiden abkühlen lassen.

Unser Tipp Probieren Sie verschiedene glutenfreie Mehle aus und finden Sie so Ihr Lieblingsbrot!

Nährwerte pro 100 g

380 kcal • 7 g E • 4 g F • 80 g KH • 3 g BS

» Glutenfreies Sauerteigbrot

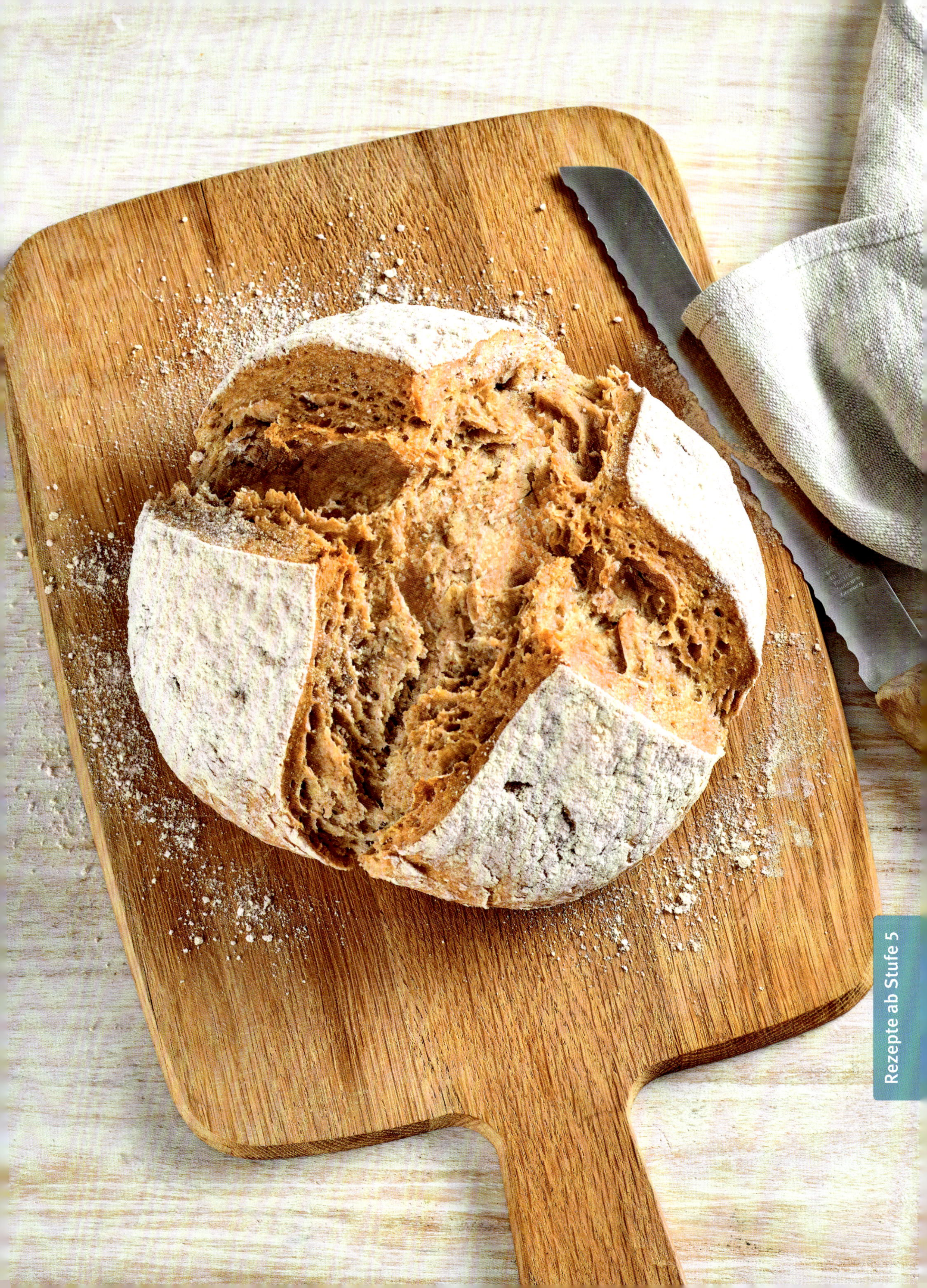

Fladenbrote

Für 7 Stück
20 Min. + 20 Min. Backzeit

5 g frische Hefe • 250 g Dinkelvollkornmehl • Salz • 1 TL Brotgewürz

- Hefe in eine Schüssel bröseln und mit 250 ml lauwarmem Wasser vermengen.
- Mehl, Salz und Brotgewürz hinzufügen und gut miteinander verkneten.
- Abgedeckt bei Zimmertemperatur ca. 30 Minuten gehen lassen.
- Nach der Ruhezeit den Backofen auf 220 °C (Ober-/Unterhitze) vorheizen. Ein Backblech mit Backpapier belegen, mit einem Löffel Nocken aus dem Teig ausstechen und daraufsetzen.
- Mit einer kleinen Palette den Teig zu Fladen verstreichen und das Blech in den Ofen schieben. Je nach Teigdicke 15–20 Minuten backen.
- Anschließend aus dem Ofen nehmen und auf ein Gitter zum Abkühlen setzen.

Nährwerte pro Stück
188 kcal • 8 g E • 1 g F • 34 g KH • 6 g BS

Spiegelei auf gedünstetem Mangold

Für 2 Portionen
25 Min.

200 g Mangold • Salz • frisch geriebene Muskatnuss • 1 TL Ghee (Butterschmalz) • 2 Eier (Größe M)

- Mangold waschen, putzen und die Blätter von den Stielen trennen. Die Stiele in kleine Stücke, die Blätter in grobe Streifen schneiden.
- Einen Topf mit wenig Wasser aufkochen. Zuerst die Stiele ca. 3 Minuten zugedeckt darin dünsten, dann die Blätter hinzugeben. Die Blätter benötigen nur 2–3 Minuten, bis sie leicht bissfest sind. Den Mangold abseihen, abtropfen lassen und mit Salz und Muskat würzen.
- Für das Spiegelei eine beschichtete Pfanne leicht erhitzen, Ghee hineingeben und die Eier vorsichtig in die Pfanne schlagen. Auf Wunsch können die Spiegeleier umgedreht und wenige Sekunden nachgebraten werden. Mangold und Spiegeleier auf Teller anrichten.

Mehr Pep für Eiergerichte Zu Eiergerichten können Sie jetzt 1 Glas Buttermilch oder Kefir (ca. 200 ml) oder als Beigabe 1 EL Aufstrich (ab Stufe 2 oder 3) oder körnigen Frischkäse servieren. Auch 1–2 Scheiben fettarmer Schinken oder Käse sind möglich. Als Aromageber passen 1 TL frisch geschnittene Kräuter wie Petersilie, Kerbel, Dill oder Basilikum oder ein wenig Gartenkresse, Löwenzahn, Brennnessel, Sauerampfer oder Gänseblümchen.
Unsere Empfehlung für eine bessere Verträglichkeit Lassen Sie faserreiche Teile von Gemüse, zum Beispiel die Mangoldstiele, vorerst beiseite und verwenden Sie nur die Blätter.

Nährwerte pro Portion
120 kcal • 9 g E • 7 g F • 2 g KH • 2 g BS

Omelett mit geschmortem Kürbis

Für 2 Portionen
40 Min.

200 g Hokkaidokürbis • 100 ml Gemüsebrühe • Salz • 3 Eier (Größe M) • frisch geriebene Muskatnuss • 1 EL Milch • 1 TL Ghee (Butterschmalz) • 1 Kerbelstängel

- Kürbis waschen, die Kerne entfernen und das Fruchtfleisch in kleine Stücke schneiden.
- Gemüsebrühe, Kürbis und Salz in einen Topf geben und abgedeckt in einem Topf leicht schmoren lassen. Je nach Größe kann es 5–10 Minuten dauern, bis der Kürbis noch leicht bissfest, aber nicht zerkocht ist.
- Für das Omelett Eier mit Salz, Muskat und Milch in eine Schüssel geben und gut verquirlen.
- Eine kleine beschichtete Pfanne mit Ghee leicht erhitzen und die Eiermasse hineingeben. Unter leichtem Rühren cremig werden lassen. Bei Bedarf kann die Temperatur reduziert und ein Deckel verwendet werden.
- In der Zwischenzeit Kerbel waschen, trockentupfen und die Blättchen abzupfen.
- Das gestockte Omelett zusammenklappen, halbieren und mit dem geschmorten Kürbis auf Teller anrichten. Vor dem Servieren mit Kerbel garnieren.

Nährwerte pro Portion
170 kcal • 11 g E • 10 g F • 6 g KH • 2 g BS

Süßkartoffelsuppe

Für 2 Portionen
45 Min.

200 g Süßkartoffeln • 1 TL Ghee (Butterschmalz) • 450 ml Gemüsebrühe + etwas mehr bei Bedarf • Salz • frisch geriebene Muskatnuss

- Süßkartoffeln waschen, schälen und in kleine Stücke schneiden.
- Ghee in einem Topf erhitzen und die Süßkartoffelstücke leicht darin anbraten.
- Mit Gemüsebrühe ablöschen und die Suppe zugedeckt köcheln lassen. Je nach Größe kann es 15–25 Minuten dauern, bis die Süßkartoffelstücke weich sind.
- Mit einem Stab- oder Standmixer fein pürieren und mit Salz und Muskat abschmecken.
- Nach Wunsch zum Schluss zusätzliche Flüssigkeit (Gemüsebrühe oder Leitungswasser) hinzufügen, wenn die Suppe flüssiger sein soll.

Mehr Pep für Cremesuppen Verfeinern Sie Ihre Suppen abwechselnd mit Ghee, Sahne und Butter. Für mehr Geschmacksvielfalt können Sie auch zusätzlich kleine Mengen Kokosmilch verwenden.

Nährwerte pro Portion
160 kcal • 2 g E • 3 g F • 28 g KH • 5 g BS

Brennnesselsuppe

Für 2 Portionen
45 Min.

1 Kartoffel (ca. 50 g) • 200 g junge Brennnesselblätter • 400 ml Gemüsebrühe + etwas mehr bei Bedarf • 50 g gehackter TK-Spinat • 1 EL Sahne • Salz • frisch geriebene Muskatnuss

- Kartoffel waschen, schälen und in kleine Stücke schneiden. Brennesselblätter waschen.

- Kartoffel zusammen mit der Gemüsebrühe in einen Topf geben und zugedeckt köcheln lassen. Je nach Größe kann es 15–20 Minuten dauern, bis die Kartoffel weich ist.

- Brennnesselblätter, Spinat und Sahne in die Suppe geben und weitere 2–3 Minuten köcheln lassen.

- Mit einem Stab- oder Standmixer fein pürieren und mit Salz und Muskat abschmecken.

- Nach Wunsch weitere Gemüsebrühe oder Wasser hinzufügen, wenn die Suppe flüssiger sein soll.

Nährwerte pro Portion
120 kcal • 10 g E • 3 g F • 10 g KH • 6 g BS

Hirsesuppe

Für 2 Portionen
45 Min.

3 EL Hirse (ca. 35 g) • 500 ml Gemüsebrühe + etwas mehr bei Bedarf • 1 EL Sahne • Salz • frisch geriebene Muskatnuss

- Hirse mit Gemüsebrühe in einen Topf geben und zugedeckt 30–40 Minuten köcheln lassen, bis sie weich ist. Immer wieder umrühren, damit die Suppe nicht am Topfboden ansetzt.

- Sahne zugeben und zum Schluss mit Salz und Muskat abschmecken.

- Für eine weich-cremige Konsistenz die Suppe mit mehr Flüssigkeit kochen und mit einem Stab- oder Standmixer pürieren.

Nährwerte pro Portion
100 kcal • 2 g E • 3 g F • 14 g KH • 2 g BS

Kürbissuppe

Für 2 Portionen
45 Min.

200 g Kürbis • 1 Kartoffel (ca. 50 g) • 1 TL Ghee (Butterschmalz) • 400 ml Gemüsebrühe + etwas mehr bei Bedarf • Salz • frisch geriebene Muskatnuss

- Kürbis und Kartoffel waschen, schälen (Hokkaidokürbis muss nicht geschält werden), Kürbis entkernen und beides in kleine Stücke schneiden.

- Ghee in einem Topf erhitzen und die Gemüsestücke leicht darin anbraten.

- Die Suppe mit Gemüsebrühe ablöschen und zugedeckt köcheln lassen. Je nach Größe kann es 15–25 Minuten dauern, bis das Gemüse weich ist.

- Die Suppe mit einem Stab- oder Standmixer fein pürieren und mit Salz und Muskat abschmecken.

- Nach Wunsch weitere Gemüsebrühe oder Wasser hinzufügen, wenn die Suppe flüssiger sein soll.

Nährwerte pro Portion
90 kcal • 2 g E • 2 g F • 12 g KH • 4 g BS

Variante Topinambursuppe Für eine cremige Topinambursuppe verwenden Sie statt des Kürbisses die gleiche Menge an Topinambur. Die Zubereitung ist dieselbe.
Nährwerte pro Portion
90 kcal • 2 g E • 2 g F • 12 g KH • 4 g BS

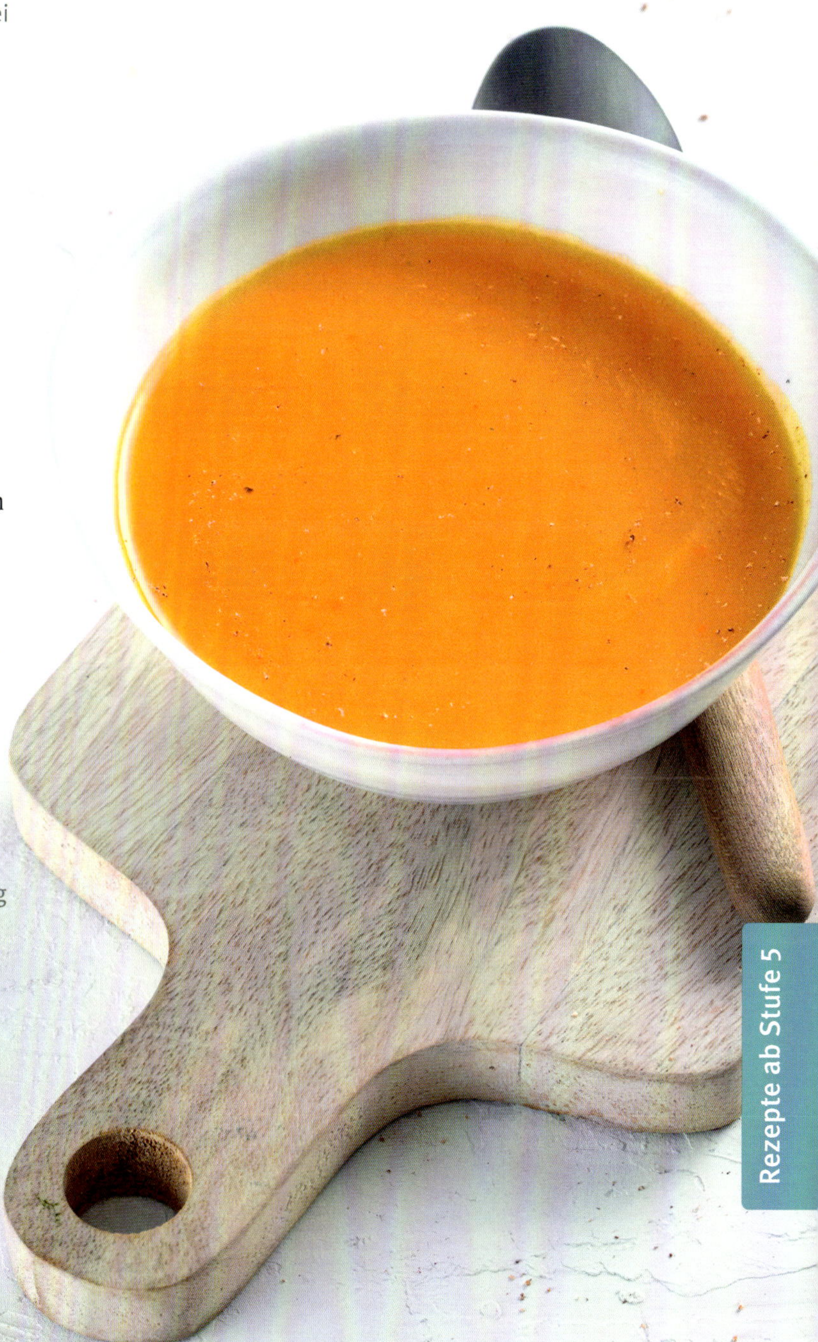

Saure Suppe

Für 2 Portionen
⏲ 30 Min.

1 große Kartoffel (ca. 70 g) • 1 TL Kümmel • 250 ml Gemüsebrühe + etwas mehr nach Bedarf • 250 ml Buttermilch • 1 EL Sahne • Salz • frisch geriebene Muskatnuss

- Kartoffel waschen, schälen und in kleine Stücke schneiden.
- Zusammen mit Kümmel und Gemüsebrühe in einen Topf geben und zugedeckt köcheln lassen. Je nach Größe kann es 15–20 Minuten dauern, bis die Kartoffel weich ist.
- Buttermilch und Sahne in die Suppe geben und weitere 4–5 Minuten köcheln lassen.
- Mit einem Stab- oder Standmixer fein pürieren und mit Salz und Muskat abschmecken.
- Nach Wunsch weitere Gemüsebrühe oder Wasser hinzufügen, wenn die Suppe flüssiger sein soll.

Nährwerte pro Portion
108 kcal • 5 g E • 3 g F • 13 g KH • 1 g BS

Cremige Kräuter-Polenta

Für 4 Portionen
⏲ 15 Min.

500 ml Gemüsebrühe • 1 EL Butter • frisch geriebene Muskatnuss • 130 g Polenta • 2 Stängel glatte Petersilie • 1 Dillstängel • abgeriebene Schale von ½ Bio-Zitrone • Salz

- Gemüsebrühe, Butter und Muskat in einen Topf geben und aufkochen.
- Polenta einrühren und ca. 5 Minuten unter häufigem Rühren leicht köcheln lassen.
- Petersilie und Dill waschen, trockentupfen und grob hacken.
- Vor dem Servieren Kräuter und Zitronenschale unter die Polenta rühren und mit Salz abschmecken.

Nährwerte pro Portion
150 kcal • 3 g E • 3 g F • 25 g KH • 3 g BS

Kartoffelpüree mit Sojadrink

Für 4 Portionen
1 Std.

650 g mehlig kochende Kartoffeln • 170 ml ungesüßter Sojadrink + etwa 50 ml mehr nach Bedarf • 1 EL Ghee (Butterschmalz) • Salz • frisch geriebene Muskatnuss

- Kartoffeln waschen, in einen Topf mit Wasser geben und je nach Größe 30–40 Minuten weichkochen. Mit einem Stäbchen oder einer Gabel prüfen, ob sie gar sind.

- Kartoffeln kurz abkühlen lassen und schälen. Durch eine Presse in einen Topf drücken und mit Sojadrink und Ghee verrühren.

- Das Püree aufkochen lassen und mehrmals umrühren. Bei Bedarf noch etwas Sojadrink zugeben.

- Vor dem Servieren mit Salz und Muskat abschmecken.

Nährwerte pro Portion
150 kcal • 5 g E • 3 g F • 23 g KH • 2 g BS

Gedünstete Hirse

Für 4 Portionen
45 Min.

200 g Hirse • 1 kleine Zimtstange • 450 ml Gemüsebrühe + etwas mehr bei Bedarf • 1 EL Ghee (Butterschmalz) • Salz

- Hirse in ein Sieb geben, unter fließendem heißem Wasser gut waschen und abtropfen lassen.

- Einen Topf erwärmen und die Hirse zusammen mit der Zimtstange leicht darin anrösten.

- Gemüsebrühe dazugeben und alles 25–30 Minuten zugedeckt köcheln lassen. Immer wieder umrühren, da die Hirse leicht am Topfboden ansetzen kann. Bei Bedarf noch etwas Wasser oder Gemüsebrühe nachgeben.

- Vor dem Servieren die Zimtstange entfernen, Ghee unterrühren und mit Salz abschmecken.

Nährwerte pro Portion
200 kcal • 5 g E • 4 g F • 30 g KH • 3 g BS

Polentapizza

Für 4 Portionen
40 Min. + 30 Min. Backzeit

Für die Polenta:
- 1 TL Ghee (Butterschmalz)
- 700 ml Gemüsebrühe
- frisch geriebene Muskatnuss
- Salz
- 200 g Polenta

Für die Tomatensauce:
- 1 kleine Möhre (ca. 50 g)
- 1 große Tomate (ca. 75 g)
- 1 EL Olivenöl
- 1 Dose stückige Tomaten (ca. 400 g)
- 1 TL Oregano
- 1 TL Thymian
- Salz

Für den Belag:
- 1 Aubergine (ca. 300 g)
- 1 kleine Zucchini (ca. 150 g)
- 1 kleine Fenchelknolle (ca. 200 g)
- 1 Becher körniger Frischkäse (200 g)

- Den Backofen auf 180 °C (Ober-/Unterhitze) vorheizen. Eine Springform oder ein kleines Backblech mit Ghee auspinseln.

- Gemüsebrühe, Muskat und Salz in einen Topf geben und aufkochen lassen. Die Polenta einrühren und ca. 5 Minuten köcheln lassen. Immer wieder umrühren, da die Polenta leicht am Topfboden ansetzen kann.

- Anschließend die noch heiße Masse in die gefettete Backform geben und glattstreichen.

- Für die Tomatensauce die Möhre waschen, schälen und in kleine Würfel schneiden. Tomate waschen, Strunk entfernen und Tomate zerkleinern.

- Olivenöl in einem Topf erhitzen und die Möhren darin leicht anbraten. Frische Tomate und Dosentomaten, Oregano und Thymian hinzufügen. Die Sauce ca. 10 Minuten zugedeckt einkochen lassen.

- In der Zwischenzeit Aubergine und Zucchini waschen und in kleine Stücke schneiden. Fenchel waschen, Strunk entfernen und den Fenchel in gleichmäßige Spalten schneiden. Fenchelgrün für die Dekoration beiseitelegen.

- Das Gemüse in die Tomatensauce geben, ca. 5 Minuten leicht köcheln lassen und mit Salz abschmecken. Anschließend auf der Polenta verstreichen.

- Pizza ungefähr 30 Minuten im vorgeheizten Ofen backen.

- Zum Schluss den körnigen Frischkäse auf der Polentapizza verteilen und mit Fenchelgrün garnieren.

Nährwerte pro Portion
380 kcal • 15 g E • 20 g F • 28 g KH • 9 g BS

Kartoffelnudeln mit Salbei und Tomatengemüse

Für 4 Portionen
1 Std.

Für den Kartoffelteig:
- 300 g mehlig kochende Kartoffeln
- 1 Eigelb (Größe M)
- 40 g Kartoffelstärke + etwa 10 g als Reserve
- frisch geriebene Muskatnuss
- 1 EL feine Polenta + etwa 1 TL als Reserve

Für das Tomatengemüse:
- 1 Aubergine (ca. 300 g)
- 1 kleine Zucchini (ca. 150 g)
- 1 Staudensellerie (ca. 100 g)
- 1 EL Olivenöl
- 1 TL Tomatenmark
- 1 TL Rosmarin
- 1 TL Thymian
- 150 ml Gemüsebrühe
- 1 große Tomate (ca. 75 g)
- Salz
- 1 EL Ghee (Butterschmalz)
- 4 Salbeiblättchen

- Kartoffeln waschen, in einen Topf mit Wasser geben und je nach Größe ca. 30 Minuten weichkochen. Mit einem Stäbchen oder einer Gabel prüfen, ob sie weich sind.

- Kartoffeln kurz abkühlen lassen und anschließend schälen. Durch eine Presse drücken und mit Eigelb, Kartoffelstärke, Muskat und Polenta zu einem glatten Teig verkneten. Sollte der Teig zu klebrig sein, noch etwas Kartoffelstärke oder Polenta hinzufügen. Einige Minuten ruhen lassen.

- In der Zwischenzeit Aubergine, Zucchini und Sellerie waschen und in mittelgroße Stücke schneiden. Olivenöl in einem Topf erhitzen und das Gemüse leicht darin anbraten.

- Tomatenmark, Rosmarin und Thymian hinzufügen.

- Die Gemüsebrühe in den Topf geben und aufkochen lassen.

- Währenddessen die Tomate waschen, Strunk entfernen und die Tomate in gleichmäßige Spalten schneiden. Zum Gemüse geben, 2–3 Minuten köcheln lassen und mit Salz abschmecken.

- Mit den Händen aus dem Teig kleine Nudeln formen. Wasser und Salz in einem Topf aufkochen lassen und die Nudeln hineingeben. Dann die Hitze reduzieren, sodass das Wasser nur noch siedet und die Nudeln 2–3 Minuten garziehen lassen.

- Die Kartoffelnudeln mit einer Schaumkelle aus dem Wasser nehmen und abschrecken. Abtropfen lassen und danach zusammen mit Ghee und Salbeiblättern in einer beschichteten Pfanne anbraten.

- Vor dem Servieren die Kartoffelnudeln mit Salz würzen und auf dem Tomatengemüse anrichten.

Nährwerte pro Portion
215 kcal • 5 g E • 7 g F • 29 g KH • 4 g BS

Gebratene Polenta mit Gemüse

Für 2 Portionen
40 Min. + 1 Std. Kühlzeit

Für die Polenta: • 250 ml Gemüsebrühe • frisch geriebene Muskatnuss • Salz • 100 g Polenta • 1 EL Ghee (Butterschmalz) zum Braten • Für das Gemüse: • 2 Möhren (ca. 150 g) • 1 kleine Fenchelknolle (ca. 200 g) • 100 g Zuckerschoten • 150 ml Gemüsebrühe • Salz

- Gemüsebrühe, Muskat und Salz in einem Topf aufkochen. Die Polenta einrühren und ca. 5 Minuten köcheln lassen. Immer wieder umrühren. Anschließend die noch heiße Masse auf einen Teller mit Backpapier geben und glattstreichen. Etwa 1 Stunde abkühlen lassen.

- Für das Gemüse die Möhren waschen, schälen und in Scheiben schneiden. Fenchel waschen, Strunk entfernen und den Fenchel in gleichmäßige Spalten schneiden. Fenchelgrün für die Dekoration beiseitelegen. Zuckerschoten waschen.

- Gemüse und Gemüsebrühe in einem Topf aufkochen lassen und zugedeckt 5–8 Minuten garen. Das Gemüse sollte noch leicht bissfest sein. Salzen.

- In der Zwischenzeit die abgekühlte Polenta in Formen nach Wunsch schneiden.

- Ghee in einer beschichteten Pfanne erhitzen und die Polenta auf beiden Seiten leicht anbraten. Mit dem Gemüse auf Teller anrichten und mit Fenchelgrün garnieren.

Unser Tipp Verwenden Sie eine Grillpfanne, um die schönen Grillstreifen zu erhalten.

Nährwerte pro Portion
260 kcal • 6 g E • 11 g F • 27 g KH • 9 g BS

Kürbis-Kartoffel-Auflauf

Für 2 Portionen
40 Min. + 30 Min. Backzeit

1 TL Ghee • 200 g festkochende Kartoffeln • 250 g Kürbis • 200 ml ungesüßter Sojadrink • Salz • frisch geriebene Muskatnuss • 1 Eigelb (Größe M) • 1 EL geriebener Käse

- Den Backofen auf 180 °C (Ober-/Unterhitze) vorheizen. Eine Auflaufform mit Ghee auspinseln.

- Kartoffeln waschen, schälen und in dünne Scheiben schneiden. Kürbis schälen (Hokkaoido muss nicht geschält werden), die Kerne entfernen und den Kürbis in dünne Spalten schneiden.

- Beides mit Sojadrink, Salz und Muskat in einen Topf geben und 5 Minuten köcheln lassen, damit die Stärke der Kartoffeln leicht binden kann. Leicht abkühlen lassen, dann das Eigelb unterrühren.

- In die gefettete Form geben, den Käse darüber verteilen und 30 Minuten auf mittlerer Schiene backen.

Nährwerte pro Portion
238 kcal • 11 g E • 10 g F • 22g KH • 4 g BS

» Gebratene Polenta mit Gemüse

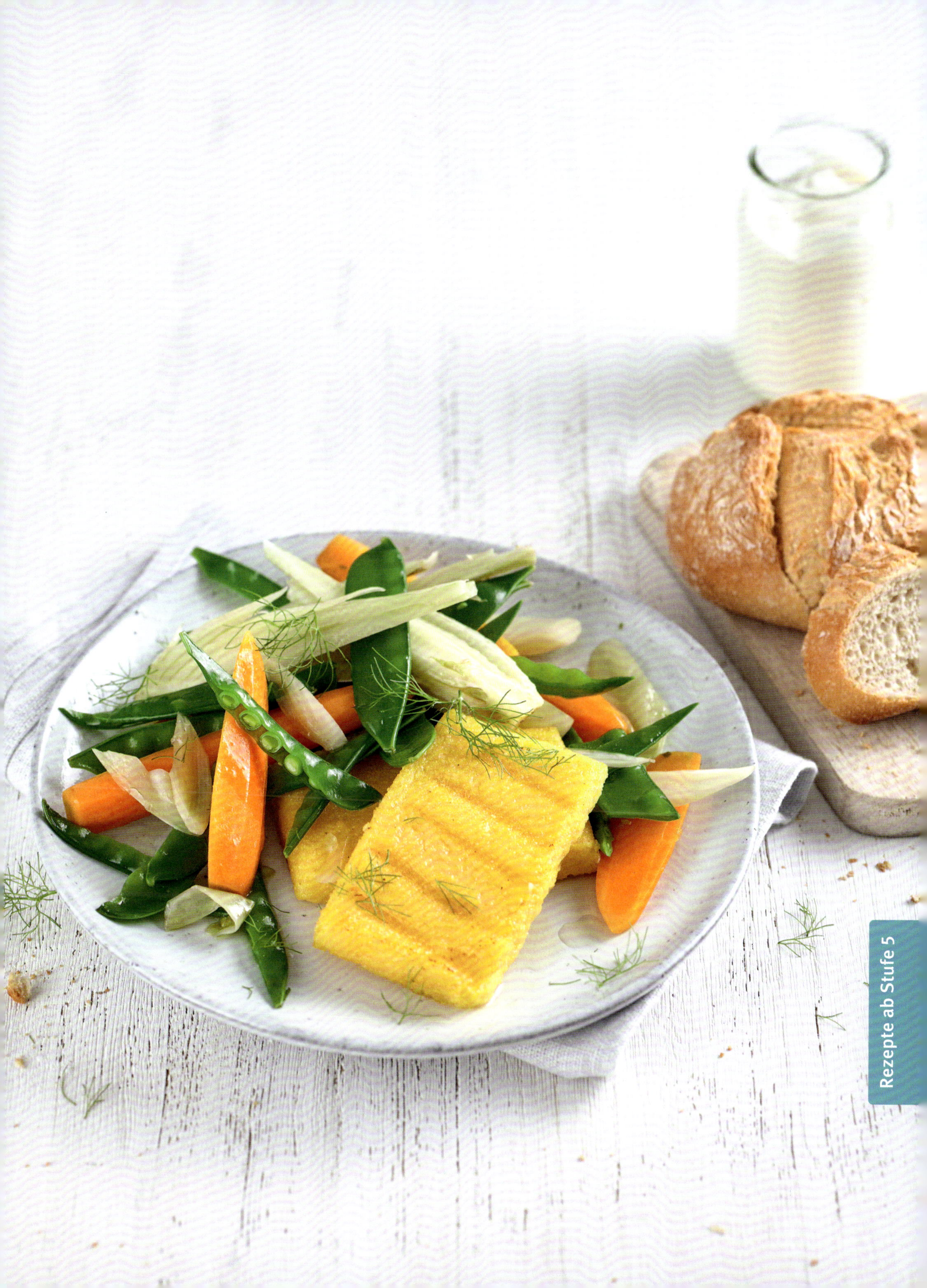

Kartoffellaibchen auf Kürbis-Zucchini-Gemüse

Für 4 Portionen
1 Std.

Für die Kartoffellaibchen:
- 500 g mehlig kochende Kartoffeln
- 80 g Dinkelmehl
- 1 EL Kartoffelstärke
- 1 Ei (Größe M)
- 2 EL Haferflocken + etwa 1 EL als Reserve
- Salz
- frisch geriebene Muskatnuss
- 1 EL Ghee (Butterschmalz)

Für das Kürbis-Zucchini-Gemüse:
- 250 g Kürbis
- 1 Zucchini (ca. 200 g)
- 100 ml Gemüsebrühe
- 2 Stängel glatte Petersilie
- 200 g körniger Frischkäse
- Salz
- frisch geriebene Muskatnuss

- Kartoffeln gründlich waschen und ungeschält in einen Topf mit kochendem Wasser geben. Je nach Größe 25–30 Minuten bissfest kochen. Danach abgießen und leicht abkühlen lassen.

- Kartoffeln schälen und reiben. Dinkelmehl, Kartoffelstärke, Ei und 1 EL Haferflocken unterrühren und mit Salz und Muskat abschmecken. Ist die Laibchenmasse zu klebrig, weitere Haferflocken hinzugeben.

- Teig mit den Händen zu Laibchen formen und mit den restlichen Haferflocken bestreuen.

- Ghee in einer beschichteten Pfanne erhitzen und die Laibchen beidseitig darin braten.

- Kürbis und Zucchini waschen und schälen. Kürbis von den Kernen befreien. Gemüse in kleine Stücke schneiden, zusammen mit der Gemüsebrühe in einen Topf geben und zugedeckt ca. 5 Minuten köcheln lassen. Das Gemüse sollte noch leicht bissfest sein. Petersilie waschen, trockentupfen und grob hacken.

- Körnigen Frischkäse und Petersilie vor dem Servieren unter das Gemüse rühren und mit Salz und Muskat abschmecken.

- Laibchen und Gemüse zusammen servieren.

Nährwerte pro Portion
335 kcal • 15 g E • 8 g F • 46 g KH • 5 g BS

Forellenfilet auf Wurzelgemüse

Für 2 Portionen
⏲ 45 Min.

2 kleine Möhren (100 g, z. B. 1 orangefarbene und 1 gelbe) • 1 kleine Pastinake (ca. 50 g) • 80 g Knollensellerie • Salz • frisch geriebene Muskatnuss • 2 kleine Forellenfilets (à 100 g) • 1 TL Rapsöl • etwas frisch gepresster Zitronensaft

- Das Wurzelgemüse waschen, schälen und in feine Streifen schneiden.

- In einem Topf wenig Wasser aufkochen und das Wurzelgemüse darin weichkochen. Abseihen und mit Salz und Muskat abschmecken.

- Fischfilets waschen, trockentupfen und beidseitig mit Salz würzen.

- Das Öl in einer beschichteten Pfanne erhitzen und den Fisch auf der Hautseite glasig braten.

- Gemüse auf Teller verteilen und den Fisch mittig darauf anrichten. Zum Schluss mit wenig Zitronensaft beträufeln.

Unser Tipp für Stufe 6 Servieren Sie in Stufe 6 dazu 200 g Petersilienkartoffeln, abgeschmeckt mit 1 EL Butter, Salz und Pfeffer.

Nährwerte pro Portion
172 kcal • 18 g E • 5 g F • 7 g KH • 4 g BS

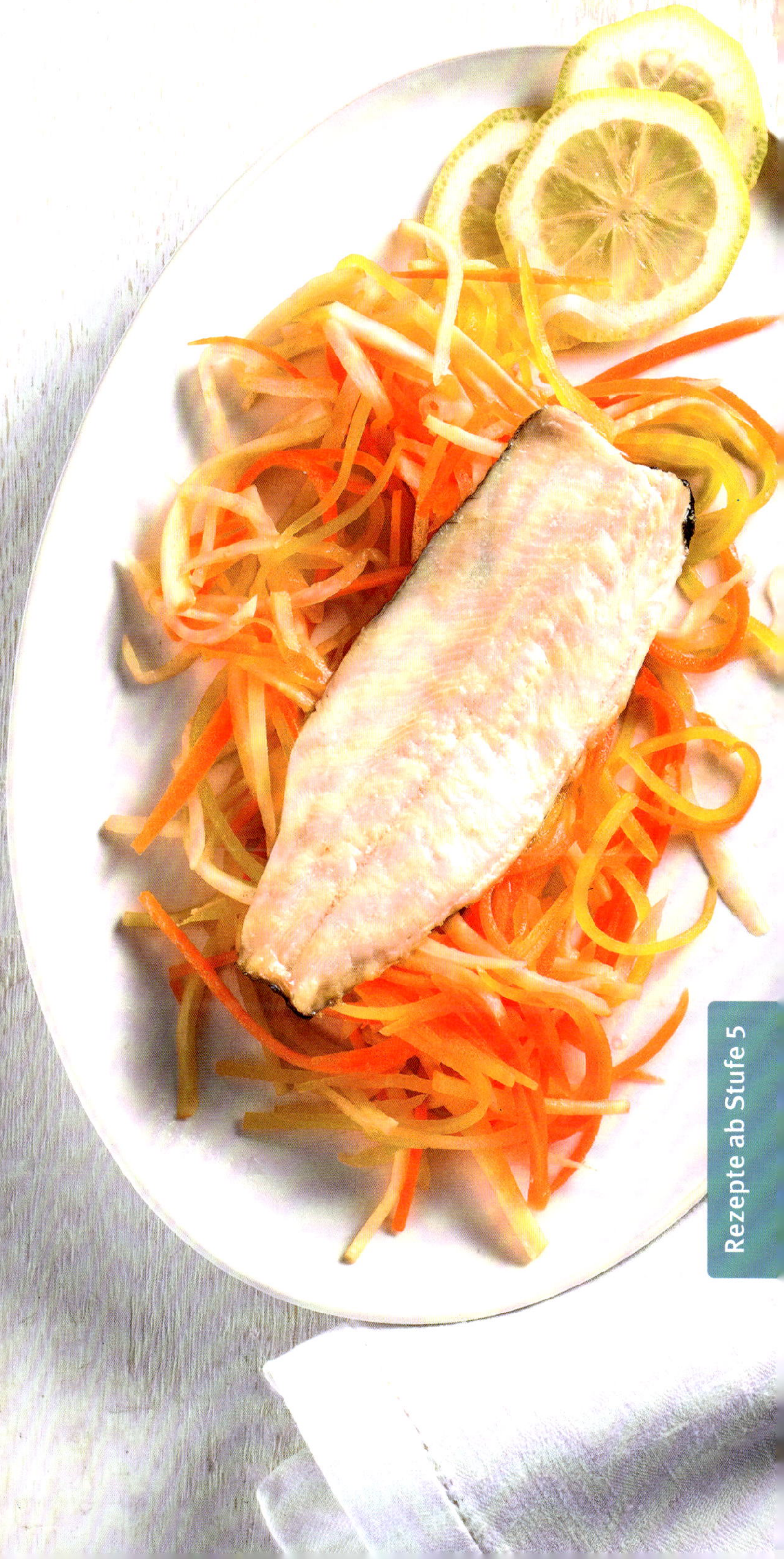

Felchenfilet auf Ratatouille

Für 2 Portionen
45 Min.

Für die Felchen: • 2 Felchenfilets (à 100 g; ersatzweise Lachsforelle) • Salz • 1 TL Olivenöl • Für das Ratatouille: • 50 g Aubergine • 50 g Zucchini • 50 g Staudensellerie • 1 TL Olivenöl • 1 TL Tomatenmark • 1 TL Rosmarin • 1 TL Thymian • 150 ml Gemüsebrühe • 1 große Tomate (ca. 75 g) • Salz • 4 Basilikumblättchen • etwas frisch gepresster Zitronensaft

- Felchen waschen, trockentupfen und beidseitig mit Salz würzen. Eine beschichtete Pfanne erwärmen und das Öl hineingeben. Die Filets auf der Hautseite glasig braten.

- In der Zwischenzeit Aubergine, Zucchini und Sellerie waschen und in Stücke schneiden.

- Olivenöl in einem Topf erhitzen und das Gemüse darin leicht anbraten. Tomatenmark, Rosmarin und Thymian hinzufügen. Die Gemüsebrühe dazugeben und aufkochen lassen.

- Währenddessen die Tomate waschen, Strunk entfernen und die Tomate in gleichmäßige Stücke schneiden. Zum Gemüse geben, 2–3 Minuten mitköcheln lassen und mit Salz abschmecken. Basilikum waschen, trockentupfen und etwas kleinschneiden.

- Ratatouille auf Teller geben und die gegarten Fischfilets darauf anrichten.

- Vor dem Servieren mit Basilikum garnieren und mit Zitronensaft beträufeln.

Nährwerte pro Portion
180 kcal • 17 g E • 8 g F • 4 g KH • 3 g BS

Hühnerbrust auf Kräuterspinat

Für 2 Portionen
50 Min.

Für die Hühnerbrüste: • 2 kleine Hühnerbrüste (à 120 g) • Salz • 1 TL Ghee (Butterschmalz) • Für den Kräuterspinat: • 350 g Spinat (frisch oder TK) • 1 TL Olivenöl • Salz • frisch geriebene Muskatnuss • 1 EL gehackte Kräuter (siehe Verträglichkeitsliste Seite 82, frisch oder TK)

- Die Hühnerbrüste waschen, trockentupfen und salzen. Eine beschichtete Pfanne erhitzen und Ghee hineingeben. Hühnerbrüste beidseitig langsam darin durchbraten. Je nach Größe oder Fleischdicke kann das 10–15 Minuten dauern.

- Frischen Spinat waschen und trockentupfen, TK-Spinat auftauen. Olivenöl in einem Topf nicht zu heiß erhitzen und den Spinat hineingeben. Mit Salz und Muskat würzen und zum Schluss die Kräuter dazugeben.

- Kräuterspinat mittig auf Teller anrichten. Hühnerbrüste aufschneiden und daraufsetzen.

Unsere Beilagen-Empfehlungen für gekochte Fleischgerichte
- 1 EL frisch geriebener Apfel mit etwas Meerrettich
- 1 kleiner Schöpflöffel Blattspinat
- 1 kleiner Schöpflöffel Cremespinat
- 1 EL Schafsjoghurt mit Kräutern

Ab Stufe 6:
- 2–3 Salzkartoffeln
- 2–3 Kräuterkartoffeln

Nährwerte pro Portion
415 kcal • 32 g E • 17 g F • 25 g KH • 6 g BS

Helles Kalbsragout mit Gemüse

Für 2 Portionen
50 Min.

300 g Kalbfleisch (Oberschale) • 250 ml Gemüse- oder Rinderbrühe • 2 kleine Möhren (ca. 100 g, z. B. 1 orangefarbene und 1 gelbe) • 1 kleine Pastinake (ca. 50 g) • 80 g Knollensellerie • 1 EL saure Sahne • 1 EL Dinkelmehl • Salz • 2 Stängel glatte Petersilie • abgeriebene Schale von 1/4 Bio-Zitrone

- Fleisch waschen, trockentupfen und in mittelgroße Würfel schneiden.

- Brühe in einen Topf geben und aufkochen lassen. Fleischstücke hineingeben und zugedeckt 30–35 Minuten köcheln lassen. Mit einem Messer oder einer Gabel prüfen, ob das Fleisch weich ist.

- Möhren, Pastinake und Sellerie waschen, schälen und in mittelgroße Würfel schneiden. Zum Fleisch geben und ca. 5 Minuten mitkochen lassen.

- Saure Sahne und Mehl in eine kleine Schüssel geben und mit wenig Wasser glattrühren. Das Ragout damit binden und nochmals 5 Minuten köcheln lassen. Mit Salz abschmecken.

- In der Zwischenzeit Petersilie waschen, trockentupfen und grob hacken. Mit Zitronenschale und Petersilie garnieren.

Unser Tipp für Beilagen in Stufe 6

- 1 kleine Schöpfkelle Reis
- 2–3 Salzkartoffeln
- 1 kleine Schöpfkelle Dinkelnudeln
- 2–3 gebratene Polentaschnitten (Seite 132)

Nährwerte pro Portion

230 kcal • 34 g E • 4 g F • 11 g KH • 5 g BS

Gekochtes Rindfleisch mit Wurzelgemüse

Für 2 Portionen
40 Min. + 2 Std. Kochzeit

350 g mageres Rindfleisch • 1 EL Rapsöl • 2 Möhren (ca. 160 g, z. B. 1 orangefarbene und 1 gelbe) • 1 Pastinake (ca. 80 g) • 150 g Knollensellerie • 2 Wacholderbeeren • 1 Lorbeerblatt • 1 Gewürznelke • 1 Zacken Sternanis • Salz • frisch geriebene Muskatnuss • 2 Stängel glatte Petersilie • 1 EL frisch geriebener Meerrettich

- Fleisch waschen, trockentupfen und in nicht zu heißem Öl in einem Topf anbraten. Anschließend mit Wasser gut bedecken.

- Gemüse gründlich waschen, schälen und in feine Streifen schneiden. Die sauberen Gemüseschalen zusammen mit Wacholderbeeren, Lorbeerblatt, Nelke und Sternanis zum Fleisch geben. Je nach Fleischgröße 1,5–2 Stunden köcheln lassen.

- Möglicherweise entstandenen Schaum mit einer Schaumkelle immer wieder abschöpfen, so wird die Brühe schön klar. Nach der Kochzeit mit einem Stäbchen oder einer Fleischgabel prüfen, ob das Fleisch gar ist und das Fleisch herausnehmen.

- Brühe durch ein feines Sieb in einen weiteren Topf abseihen und die Gemüsestreifen 3–5 Minuten darin kochen lassen. Mit Salz und Muskat würzen.

- Petersilie waschen, trockentupfen und hacken.

- Fleisch gegen die Faser in 1 cm dicke Scheiben schneiden und auf Teller anrichten. Gemüse daraufgeben und mit Meerrettich und Petersilie garnieren.

Nährwerte pro Portion

260 kcal • 41 g E • 4 g F • 11 g KH • 8 g BS

REZEPTE AB STUFE 6

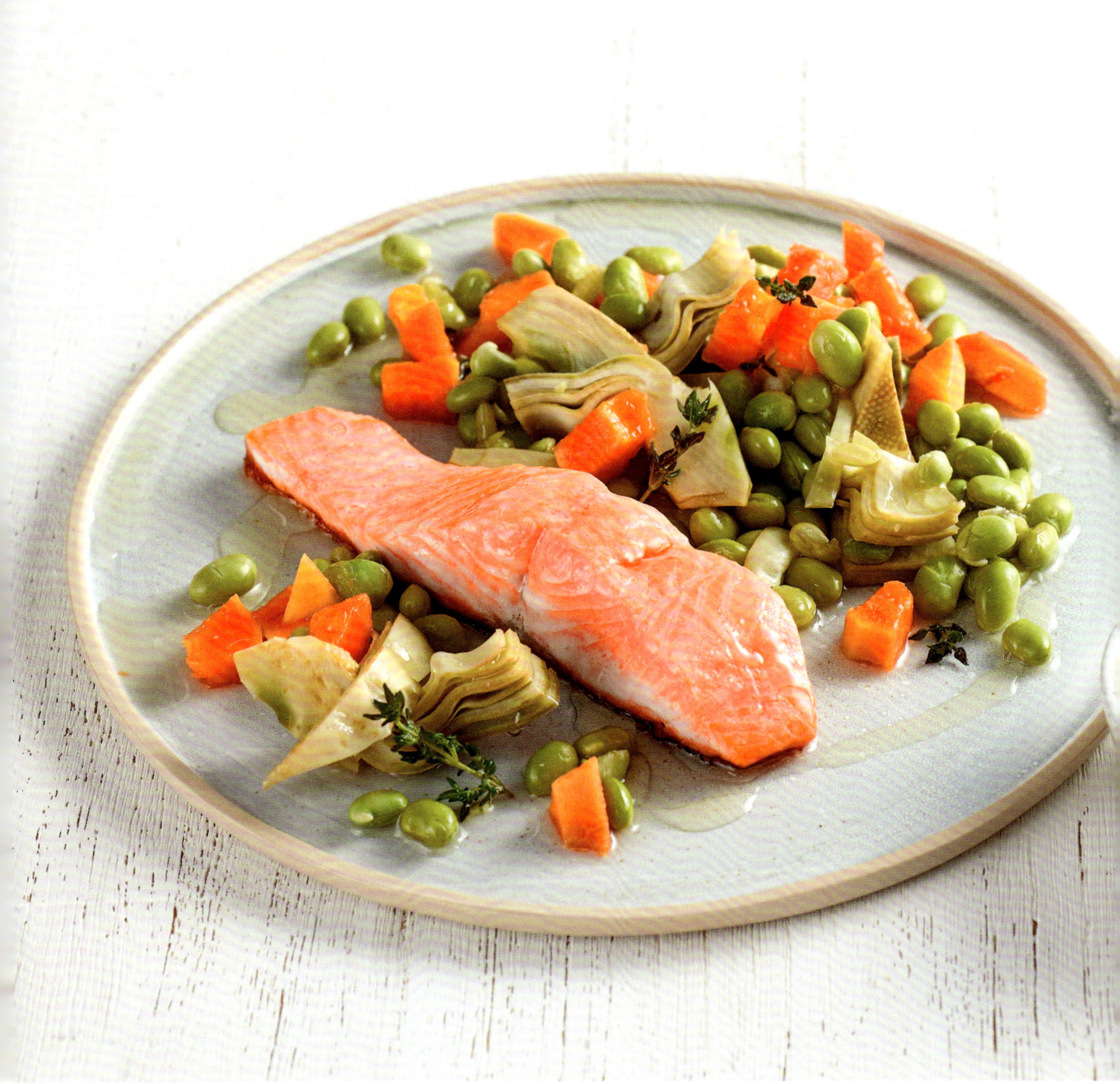

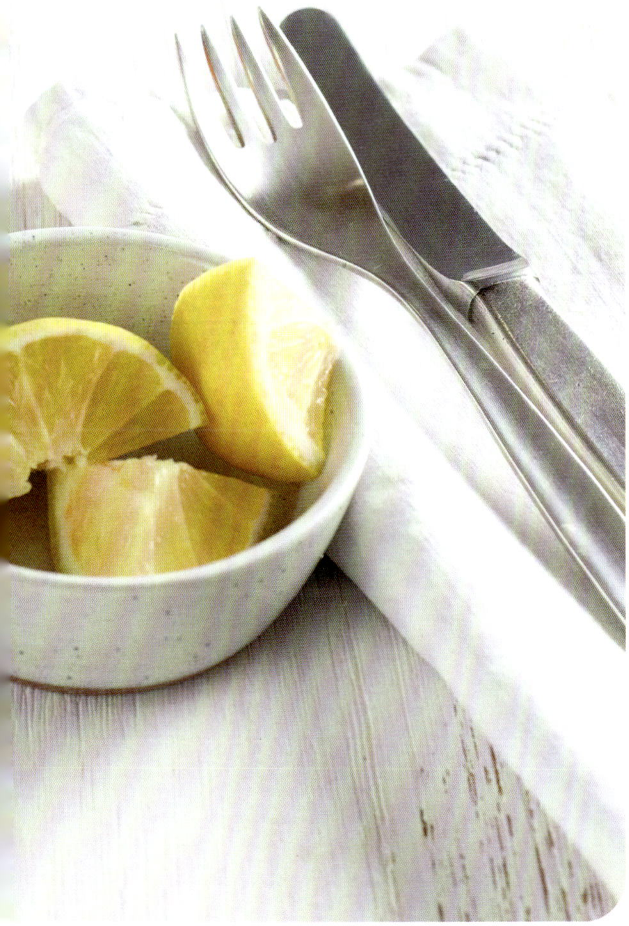

Jetzt stehen auch Salate auf dem Plan, die anfangs zur besseren Verdaulichkeit noch aus gegarten Zutaten bestehen. Im Verlauf dieser letzten Kurstufe können auch allmählich rohe Blattsalate eingeführt werden, die mehr Verdauungsleistung benötigen.

Nach dem Mittagsessen darf ein Müsli aus Stufe 4 (ab Seite 110) oder 5 (ab Seite 118) als Dessert genossen werden. Es sollte nicht aufgekocht werden, auch die enthaltenen Früchte nicht. Die Mittagsgerichte können jetzt auch Zutaten wie Linsen oder Bohnen enthalten, die die Verdauung mehr beanspruchen. Auch für abends gibt es nun kleine Rezepte. Sie enthalten viel Gemüse, ob frisch oder eingelegt.

Zu Eiergerichten kann nun ein Scheibe (glutenfreies) Sauerteigbrot, Dinkel-Toastbrot oder ein Dinkel-Quarkbrötchen gegessen werden.

Unser Tipp

Blattsalate können im Laufe der Stufe 6 als Mittagsmahlzeit eingesetzt werden, aber vermeiden Sie generell Rohkost am Abend. Sie ist zu schwer verdaulich. Das gilt ebenso für die Zeit nach der Kur.

« Lachsforelle mit Artischocken-Bohnen-Gemüse (Seite 153)

Gedünsteter Möhrensalat

Für 2 Portionen
30 Min. + 1 Std. Marinierzeit

3–4 Möhren (ca. 300 g) • 150 ml Gemüsebrühe • 125 ml Buttermilch • etwas frisch gepresster Zitronensaft • 1 EL Rapsöl • Salz • ½ TL gemahlener Kardamom

- Möhren waschen, schälen und mit einer Reibe fein raspeln. Zusammen mit Gemüsebrühe in einen Topf geben und zugedeckt ca. 5 Minuten köcheln lassen. Anschließend zur Seite stellen und abkühlen lassen. Die Möhren sollten nach der Garzeit noch leicht bissfest sein.

- Buttermilch, etwas Zitronensaft, Öl, Salz und Kardamom in eine Schüssel geben und verrühren.

- Die Möhren in ein Sieb geben, abtropfen lassen und mit der Marinade verrühren.

- Salat vor dem Servieren ungefähr 1 Stunde ziehen lassen.

Unser Tipp für mehr Nachhaltigkeit Heben Sie die Gemüsebrühe auf und verwenden Sie sie für ein anderes Gericht, z. B. für andere Salate oder Suppen.
Unser Tipp für mehr Abwechslung Verwenden Sie verschiedene Möhrensorten für mehr Farbe und Geschmack. Egal ob gelbe oder lila Möhre (Urmöhre): Sie alle eignen sich hervorragend für Möhren- und andere Salate.

Nährwerte pro Portion
130 kcal • 3 g E • 5 g F • 10 g KH • 4 g BS

Fenchelsalat mit Orange

Für 2 Portionen
30 Min. + 1 Std. Marinierzeit

1 Fenchelknolle (ca. 250 g) • 150 ml Gemüsebrühe • 2 Orangen • Salz • etwas frisch gepresster Zitronensaft • 1 EL Leinöl

- Fenchel waschen, Strunk entfernen und den Fenchel in Spalten schneiden. Zusammen mit Gemüsebrühe in einen Topf geben und zugedeckt 5–10 Minuten köcheln lassen. Er sollte noch leicht bissfest sein.

- Orangen schälen, Kerne entfernen und das Fruchtfleisch in kleine Stücke schneiden. Zum Fenchel geben und 1–2 Minuten mitgaren.

- Den Salat noch heiß mit Salz, etwas Zitronensaft und Leinöl abschmecken und ca. 1 Stunde durchziehen lassen.

Nährwerte pro Portion
120 kcal • 3 g E • 5 g F • 12 g KH • 5 g BS

Rote-Bete-Salat mit Apfel und Meerrettich

Für 2 Portionen
30 Min. + 1 Std. Marinierzeit

1 kleine Rote Bete (ca. 200 g) • 150 ml Gemüsebrühe • 1 kleiner Apfel (ca. 100 g) • Salz • frisch geriebene Muskatnuss • 1 TL Apfelessig • 1 EL Kürbiskernöl • frisch geriebener Meerrettich

- Rote Bete waschen, schälen und in kleine Stücke schneiden. Zusammen mit Gemüsebrühe in einen Topf geben und zugedeckt 10–15 Minuten köcheln lassen.

- Apfel vierteln, vom Kerngehäuse befreien, Fruchtfleisch kleinschneiden und 2–3 Minuten mitkochen. Danach abkühlen lassen. Rote Bete und Apfel sollten nach der Garzeit leicht bissfest sein.

- Den Salat mit Salz, Muskat, Apfelessig und Kürbiskernöl abschmecken und ca. 1 Stunde durchziehen lassen.

- Zum Schluss mit wenig Meerrettich garnieren.

Nährwerte pro Portion
150 kcal • 3 g E • 5 g F • 20 g KH • 5 g BS

Rote-Bete-Salat mit Sellerie und Birne

Für 2 Portionen
30 Min. + 1 Std. Marinierzeit

1 kleine Rote Bete (ca. 200 g) • 150 ml Gemüsebrühe • 1 Staudensellerie (ca. 100 g) • 1 kleine Birne (ca. 100 g) • Salz • etwas frisch gepresster Zitronensaft • 1 EL Walnussöl

- Rote Bete waschen, schälen und in kleine Stücke schneiden. Zusammen mit Gemüsebrühe in einen Topf geben und zugedeckt 10–15 Minuten köcheln lassen.

- Sellerie waschen und in feine Streifen schneiden. Birne waschen, vom Kerngehäuse befreien und das Fruchtfleisch kleinschneiden. Beides ca. 5 Minuten mitgaren und anschließend abkühlen lassen. Rote Bete, Birne und Sellerie sollten nach der Garzeit leicht bissfest sein.

- Den Salat mit Salz, etwas Zitronensaft und Walnussöl abschmecken und ca. 1 Stunde durchziehen lassen.

Nährwerte pro Portion
130 kcal • 2 g E • 5 g F • 15 g KH • 5 g BS

Artischockensalat

Für 2 Portionen
30 Min. + 1 Std. Marinierzeit

5 Artischocken • 150 ml Gemüsebrühe • etwas frisch gepresster Zitronensaft • 200 g Kirschtomaten • Salz • 1 EL Olivenöl

- Äußere Artischockenblätter großzügig entfernen und Stiele abtrennen. Je nach Größe in Scheiben oder Spalten schneiden.

- Mit Gemüsebrühe und etwas Zitronensaft in einen Topf geben und zugedeckt 5–10 Minuten köcheln lassen.

- Die Kirschtomaten waschen, halbieren und 1–2 Minuten mitgaren. Die Artischocken sollten noch leicht bissfest sein.

- Den Salat noch heiß mit Salz und Olivenöl abschmecken und ca. 1 Stunde durchziehen lassen.

Nährwerte pro Portion
105 kcal • 3 g E • 5 g F • 5 g KH • 10 g BS

Spargelsalat mit Brombeeren

Für 2 Portionen
30 Min. + 1 Std. Marinierzeit

200 g weißer Spargel • 150 g grüner Spargel • 150 ml Gemüsebrühe • etwas frisch gepresster Zitronensaft • 100 g Brombeeren • Salz • 1 EL Olivenöl

- Weißen Spargel waschen, schälen und schräg in Stücke schneiden. Grünen Spargel waschen, nur das untere Drittel schälen und schräg in Stücke schneiden.

- Zusammen mit Gemüsebrühe und Zitronensaft in einen Topf geben und zugedeckt ca. 5 Minuten köcheln lassen.

- Brombeeren waschen und 2–3 Minuten mitkochen. Spargel und Brombeeren sollten noch leicht bissfest sein.

- Den Salat noch heiß mit etwas Zitronensaft, Salz und Olivenöl abschmecken und ca. 1 Stunde durchziehen lassen.

Unser Tipp für eine Variation Verwenden Sie statt der Brombeeren einen Apfel.

Nährwerte pro Portion
120 kcal • 5 g E • 6 g F • 9 g KH • 5 g BS

» Spargelsalat mit Brombeeren

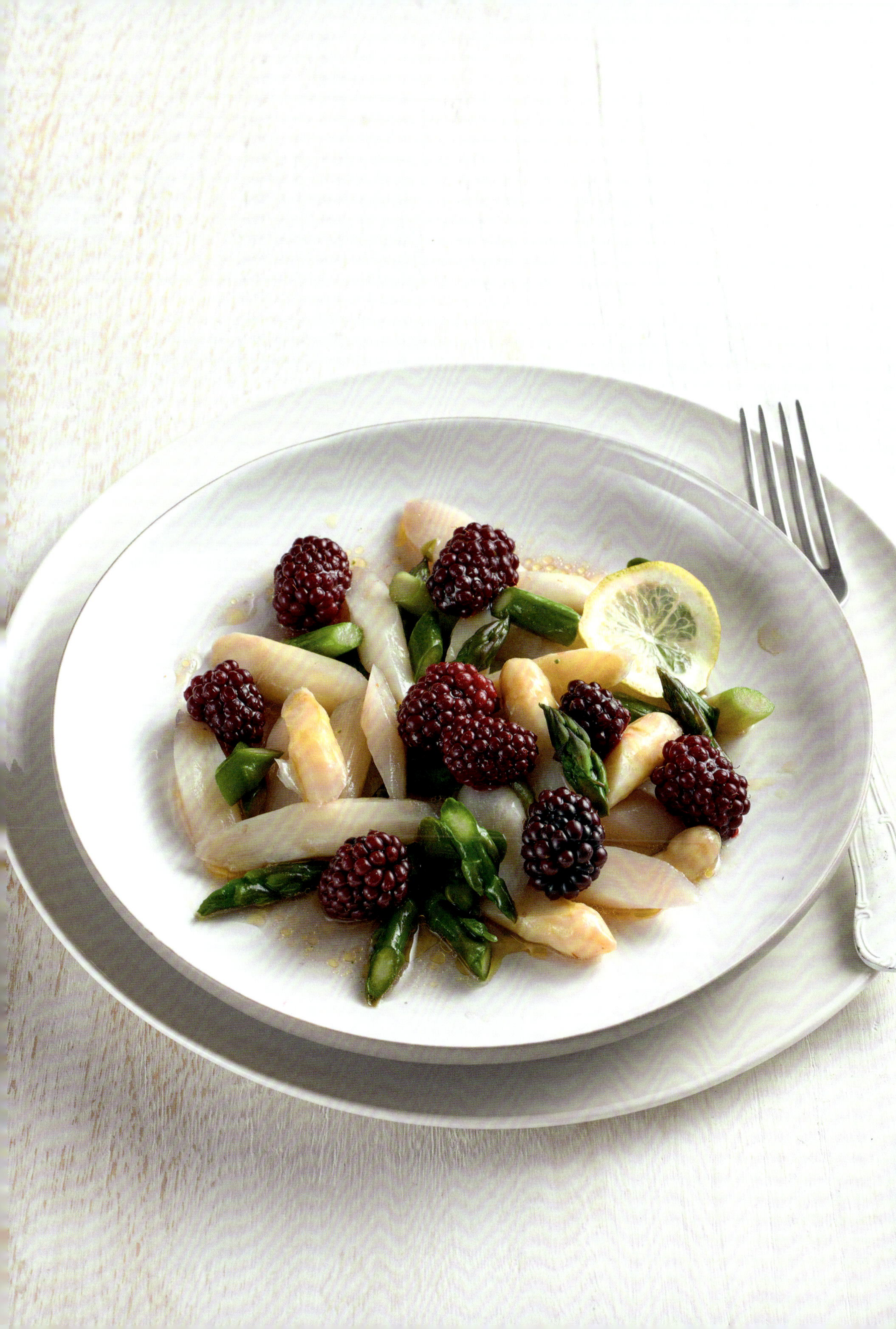

Selleriesalat

Für 2 Portionen
30 Min. + 1 Std. Marinierzeit

150 g Knollensellerie • 2 Staudensellerie (ca. 200 g) • 1 kleiner Apfel (ca. 100 g) • 150 ml Gemüsebrühe • 2 EL Schafsjoghurt • etwas frisch gepresster Zitronensaft • Salz • 1 EL Haselnussöl

- Knollensellerie waschen, schälen und mit einer Gemüsereibe fein raspeln. Staudensellerie waschen und in kleine Stücke schneiden. Apfel vierteln, vom Kerngehäuse befreien und das Fruchtfleisch in kleine Stücke schneiden.

- Sellerie zusammen mit Gemüsebrühe in einen Topf geben und zugedeckt ca. 5 Minuten köcheln lassen. In der letzten Minute den Apfel dazugeben. Das Gemüse sollte noch leicht bissfest sein. Danach abkühlen lassen

- Zum Schluss mit Joghurt, etwas Zitronensaft, Salz und Haselnussöl abschmecken und ca. 1 Stunde durchziehen lassen.

Nährwerte pro Portion
140 kcal • 4 g E • 7 g F • 12 g KH • 7 g BS

Wurzelgemüsesalat mit Tofu

Für 2 Portionen
30 Min. + 1 Std. Marinierzeit

2 Möhren (ca. 160 g, z. B. 1 orangefarbene und 1 gelbe) • 1 Pastinake (ca. 80 g) • 80 g Knollensellerie • 150 ml Gemüsebrühe • 100 g Tofu • Salz • 1 EL Apfelessig • 1 EL Erdnussöl

- Das Gemüse waschen, schälen und in feine Streifen schneiden. Zusammen mit Gemüsebrühe in einen Topf geben und zugedeckt 5–10 Minuten köcheln lassen.

- Tofu in kleine Würfel schneiden und in der letzten Minute hinzufügen. Das Gemüse sollte noch leicht bissfest sein.

- Den Salat noch heiß mit Salz, Apfelessig und Erdnussöl abschmecken und ca. 1 Stunde durchziehen lassen.

Nährwerte pro Portion
200 kcal • 10 g E • 9 g F • 12 g KH • 6 g BS

Reissalat mit Melone

Für 2 Portionen
30 Min. + 1 Std. Marinierzeit

1 kleine Zucchini (ca. 150 g) • 150 ml Gemüsebrühe • 100 g Zuckermelone • 100 g gekochter Reis • Salz • etwas frisch gepresster Zitronensaft • 1 EL Traubenkernöl

- Zucchini waschen und in kleine Würfel schneiden. Zusammen mit Gemüsebrühe in einen Topf geben und zugedeckt ca. 5 Minuten köcheln lassen.

- Zuckermelone schälen, Kerne entfernen, Fruchtfleisch kleinschneiden, mit dem Reis in den Topf geben und 1–2 Minuten mitgaren. Das Gemüse sollte noch leicht bissfest sein.

- Den Salat noch heiß mit Salz, etwas Zitronensaft und Traubenkernöl abschmecken und ca. 1 Stunde durchziehen lassen.

Nährwerte pro Portion
220 kcal • 4 g E • 5 g F • 35 g KH • 2 g BS

Kartoffelsalat mit Kürbis

Für 2 Portionen
45 Min. + 1 Std. Marinierzeit

200 g festkochende Kartoffeln • 150 g Kürbis • 150 ml Gemüsebrühe • Salz • frisch geriebene Muskatnuss • 1 EL milder Tafelessig • 1 TL milder Senf • 1 EL Rapsöl

- Kartoffeln waschen und ungeschält in einen Topf mit kochendem Wasser geben. Je nach Größe 30–40 Minuten bissfest kochen. Danach abgießen und leicht abkühlen lassen.

- Kürbis waschen, schälen (Hokkaidokürbis muss nicht geschält werden), Kerne entfernen und das Fruchtfleisch in kleine Stücke schneiden. Zusammen mit Gemüsebrühe in einen Topf geben und zugedeckt ca. 5 Minuten köcheln lassen. Der Kürbis sollte noch leicht bissfest sein.

- Abgekühlte Kartoffeln schälen, in Scheiben schneiden und zum Kürbis geben.

- Den Salat noch heiß mit Salz, Muskat, Tafelessig, Senf und Rapsöl abschmecken und ca. 1 Stunde durchziehen lassen.

Unser Tipp Sehr gut schmeckt der Salat auch mit Kürbiskern- statt Rapsöl.

Unser Tipp für mehr Abwechslung Experimentieren Sie bei den Salaten mit verschiedenen Gewürzen. Probieren Sie z. B. kleine Mengen Koriander, Zimt, Nelken, Kümmel oder Kreuzkümmel anstatt Muskatnuss.

Nährwerte pro Portion
140 kcal • 3 g E • 5 g F • 18 g KH • 3 g BS

Basis-Rezept für Salatmarinade

Für 1 Portion
10 Min.

50 ml Gemüsebrühe + mehr nach Bedarf • 1 EL milder Tafelessig • 1 TL milder Senf • 1 EL Rapsöl • Salz

● Alle Zutaten in eine Schüssel geben und mit einem Schneebesen verrühren.

● Nach Belieben Gemüsebrühe oder Wasser hinzufügen, wenn das Dressing dünnflüssiger sein soll.

Unser Tipp für Blattsalate Verwenden Sie verschiedene Blattsalate mit einer feinen Blattstruktur. Neben Eisberg- und Kopfsalat eignen sich z. B. Feld-, Endivien- und Eichblattsalat. Mit Lollo Rosso bringen Sie mehr Farbe auf den Teller.
Mehr Pep für Salate Geben Sie noch Kräuter, Wildkräuter, Nüsse oder Samen in oder über den Salat, zum Beispiel:

- 1 TL Minze, Zitronenmelisse, Basilikum, Petersilie, Dill, Kerbel, Estragon, Salbei
- 1 TL gemahlene Wal-, Hasel-, Pekan- oder Macadamianüsse
- 1 TL gemahlener Mohn oder Mandeln
- 1 TL geschroteten Leinsamen
- 1 kleine Handvoll Löwenzahn, Brennnessel, Sauerampfer, Gänseblümchen
- wenig Kresse (Gartenkresse, Brunnenkresse, Erbsenkresse)

Nährwerte pro Portion
100 kcal • 0 g E • 10 g F • 1 g KH • 0 g BS

Quarkdressing

Für 1 Portion
10 Min.

1 EL Quark (ca. 40 g) • 2 EL Gemüsebrühe + etwas als Reserve • 1 EL Rapsöl • 1 TL milder Senf • Salz • etwas frisch gepresster Zitronensaft

● Alle Zutaten in eine Schüssel geben und mit einem Schneebesen verrühren.

● Nach Belieben Gemüsebrühe oder Wasser hinzufügen, wenn das Dressing dünnflüssiger sein soll.

Nährwerte pro Portion
120 kcal • 6 g E • 10 g F • 2 g KH • 0 g BS

Kartoffeldressing

Für 1 Portion
50 Min.

1 Kartoffel (ca. 60 g) • 100 ml Gemüsebrühe + etwas mehr nach Bedarf • 1 EL Rapsöl • 1 EL milder Tafelessig • 1 TL Senf • Salz • frisch geriebene Muskatnuss

● Kartoffel waschen, schälen und in kleine Stücke schneiden. In einem Topf mit Wasser zugedeckt weichkochen. Abgießen, in eine Schüssel geben und mit einer Gabel zerdrücken.

● Alle weiteren Zutaten hinzufügen, gut miteinander vermengen und abschmecken.

● Nach Belieben Gemüsebrühe oder Wasser hinzufügen, wenn das Dressing dünnflüssiger sein soll.

Nährwerte pro Portion
160 kcal • 2 g E • 10 g F • 14 g KH • 2 g BS

Buttermilchpolenta mit Peperonata

Für 4 Portionen
30 Min.

Für die Buttermilchpolenta: • 250 ml Gemüsebrühe • 250 ml Buttermilch • 1 EL Ghee (Butterschmalz) • frisch geriebene Muskatnuss • 130 g Polenta • Salz • Für die Peperonata: • 1 rote Paprikaschote (ca. 150 g) • 1 gelbe Paprikaschote (ca. 150 g) • 1 EL Olivenöl • 200 g Kirschtomaten • 150 ml Gemüsebrühe • Salz • 2 Basilikumstängel

- Für die Polenta Gemüsebrühe, Buttermilch, Ghee und Muskat in einem Topf aufkochen. Polenta einrühren und ca. 5 Minuten unter häufigem Rühren leicht köcheln lassen. Mit Salz abschmecken.

- In der Zwischenzeit Paprika waschen, die Schale mit einem scharfen Messer oder einem Sparschäler schälen, Paprika vierteln, Samen und Scheidewände entfernen. Paprika grob schneiden.

- Das Olivenöl in einem Topf erhitzen und die Paprika darin leicht anbraten. Kirschtomaten waschen, halbieren, zu den Paprika geben und ebenfalls leicht anbraten.

- Gemüsebrühe zugeben und alles zugedeckt ca. 5 Minuten leicht köcheln lassen. Salzen.

- In der Zwischenzeit Basilikum waschen, trockentupfen und kleinschneiden.

- Buttermilchpolenta in tiefe Teller geben und in der Mitte eine Mulde formen. Die Peperonata in die Mulde geben und mit Basilikum garnieren.

Nährwerte pro Portion
235 kcal • 7 g E • 6 g F • 34 g KH • 6 g BS

Süßkartoffel-Gnocchi mit Roter Bete und Meerrettich

Für 4 Portionen
1 Std.

Für die Gnocchi: • 350 g Süßkartoffeln • 1 Eigelb (Größe M) • 80 g Dinkelmehl + etwa 20 g mehr nach Bedarf • 20 g Maisstärke + etwa 10 g mehr nach Bedarf • Salz • frisch geriebene Muskatnuss • Für die Rote Bete: • 2 Rote Bete (ca. 400 g) • 150 ml Gemüsebrühe • Salz • 1 Msp. gemahlener Kümmel • 1 EL Kürbiskernöl • frisch geriebener Meerrettich

- Süßkartoffeln waschen, schälen und kleinschneiden. In Wasser weichkochen. Durch eine Kartoffelpresse drücken und mit Eigelb, Mehl, Maisstärke, Salz und Muskat zu einem glatten Teig verkneten. Ist der Teig zu klebrig, noch etwas Mehl oder Stärke hinzufügen. Einige Minuten ruhen lassen.

- Rote Bete waschen, schälen und in mittelgroße Würfel schneiden. Zusammen mit Gemüsebrühe in einen Topf geben und zugedeckt bissfest garen. Mit Salz und Kümmel abschmecken.

- Reichlich Wasser mit etwas Salz in einem Topf aufkochen lassen. Aus dem Teig kleine Kugeln formen, leicht eindrücken und 2–3 Minuten im Wasser garziehen lassen. Die Hitze reduzieren, sodass das Wasser nur noch leicht siedet.

- Gnocchi mit einer Schaumkelle aus dem Wasser nehmen und zu der Roten Bete geben. Nicht zu viel Umrühren, damit die Farbe erhalten bleibt.

- Auf Tellern anrichten. Mit Kürbiskernöl beträufeln und mit Meerrettich garnieren.

Nährwerte pro Portion
280 kcal • 7 g E • 4 g F • 50 g KH • 7 g BS

Spinatlasagne

Für 4 Portionen
30 Min. + 45 Min. Backzeit

1 TL Ghee (Butterschmalz) • 1 ½ EL Butter • 70 g Dinkelmehl • 700 ml ungesüßter Sojadrink • 450 g Spinat (frisch oder TK) • Salz • frisch geriebene Muskatnuss • Saft und abgeriebene Schale von ½ Bio-Zitrone • 80 g gemahlene Haselnüsse • 1 Eigelb (Größe M) • 2 EL geriebener Käse • 1 Pck. Dinkel-Lasagneblätter

- Den Backofen auf 180 °C (Ober-/Unterhitze) vorheizen und eine Auflaufform mit Ghee auspinseln.

- Butter in einem Topf zerlassen und das Mehl mit einem Schneebesen einrühren. Anschließend Sojadrink einrühren. Die Sauce 3–4 Minuten leicht köcheln lassen.

- In der Zwischenzeit frischen Spinat waschen, abtropfen lassen und kleinschneiden. TK-Spinat auftauen. Drei Viertel der angerührten Sauce darunterziehen, den Rest beiseitestellen. Mit Salz, Muskat, Zitronensaft und -schale abschmecken.

- Haselnüsse in einer Pfanne ohne Fett leicht anrösten. Mit Eigelb und Käse in die beiseitegestellte restliche Sauce rühren und mit Salz und Muskat abschmecken.

- Abwechselnd Lasagneblätter und Spinat in eine Auflaufform schichten. Die Nuss-Käse-Sauce darübergeben und die Lasagne ca. 45 Minuten im vorgeheizten Ofen auf der mittleren Schiene backen.

- Vor dem Servieren leicht abkühlen lassen und in Portionen teilen.

Nährwerte pro Portion
615 kcal • 24 g E • 35 g F • 45 g KH • 8 g BS

Gemüse-Bohnen-Bratlinge mit Walnüssen

Für 2 Portionen
40 Min. + 30 Min. Kühlzeit

100 g Kidneybohnen (Dose) • 2 Stängel glatte Petersilie • 50 g Walnusskerne • 2 kleine Möhren (ca. 100 g, z. B. 1 orangefarbene und 1 gelbe) • 80 g Knollensellerie • 1 ½ EL Rapsöl • 1 Ei (Größe M) • Salz • 2 EL Haferflocken +etwa 1 EL mehr nach Bedarf

- Bohnen in ein Sieb geben, unter fließendem kaltem Wasser waschen und abtropfen lassen. Petersilie waschen, trockentupfen und grob hacken. Walnüsse in einen Gefrierbeutel geben und mit dem Nudelholz oder Fleischklopfer grob zerkleinern.

- Möhren und Sellerie waschen, schälen und in kleine Würfel schneiden. In einer beschichteten Pfanne bei mittlerer Hitze in ½ EL Öl glasig andünsten und abkühlen lassen.

- Die abgetropften Bohnen mit einem Handrührgerät mixen. Gemüse, Ei, Walnüsse, Salz und Petersilie hinzugeben. Alles miteinander vermengen, dann 1 EL Haferflocken unterrühren. Die Masse 20–30 Minuten im Kühlschrank durchziehen lassen.

- Kleine Bratlinge aus der Masse formen und mit den restlichen Haferflocken bestreuen.

- Restliches Rapsöl in einer Pfanne erhitzen und die Bratlinge darin bei mittlerer Hitze durchbraten, je nach Größe und Dicke 10–15 Minuten.

Nährwerte pro Portion
400 kcal • 13 g E • 25 g F • 19 g KH • 8 g BS

» Gemüse-Bohnen-Bratlinge mit Walnüssen

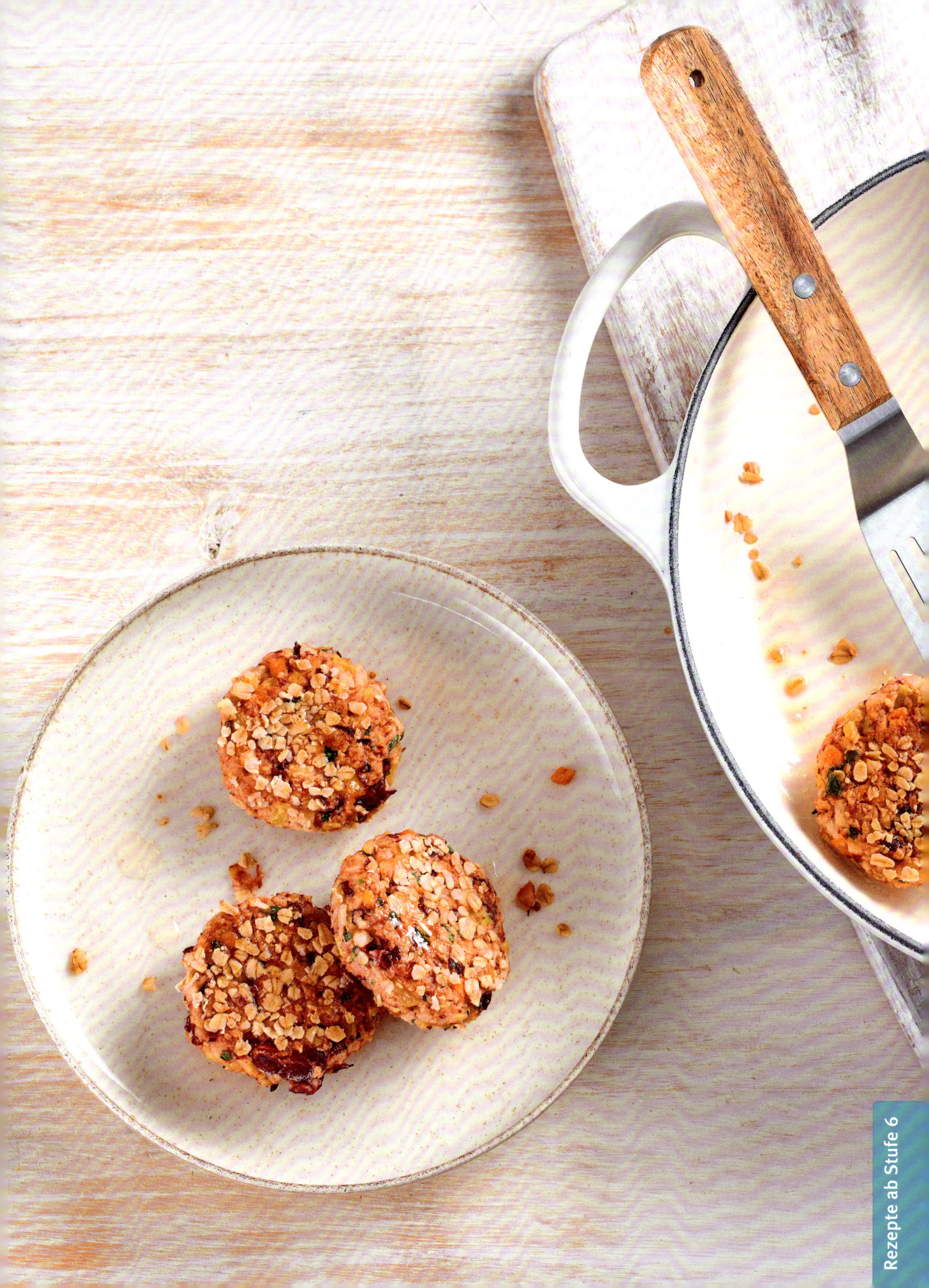

Hirse-Gemüse-Bratlinge mit Kerbel-Senf-Dip

Für 2 Portionen
40 Min. + 15 Min. Kühlzeit

Für die Bratlinge: • 100 g Hirse • 250 ml Gemüsebrühe + etwas mehr nach Bedarf • 1 kleine Möhre (ca. 50 g) • 50 g Knollensellerie • 1 ½ EL Rapsöl • 50 g Hartkäse • 1 EL Dinkelmehl + etwa 1 EL mehr nach Bedarf • 1 Ei (Größe M) • Salz • Für den Dip: • 2 Kerbelstängel • 120 g Schafsjoghurt • 1 TL milder Senf • Salz

- Hirse mit Gemüsebrühe in einen Topf geben und zugedeckt 20–30 Minuten köcheln lassen. Immer wieder umrühren, damit die Hirse nicht ansetzt. Bei Bedarf noch etwas Gemüsebrühe oder Wasser dazugeben. Anschließend kurz abkühlen lassen.

- In der Zwischenzeit Möhre und Sellerie waschen, schälen und in kleine Würfel schneiden. In einer beschichteten Pfanne bei mittlerer Hitze in ½ EL Öl glasig andünsten und abkühlen lassen.

- Käse reiben und zusammen mit Gemüse, Mehl, Ei und Salz zur Hirse geben, vermengen und ca. 15 Minuten im Kühlschrank durchziehen lassen. Wenn die Masse zu weich ist, noch etwas Mehl hinzufügen.

- In der Zwischenzeit den Kerbel für den Dip waschen, trockentupfen und grob hacken. Mit Joghurt und Senf vermengen und mit Salz abschmecken.

- Kleine Bratlinge aus der Masse formen. Rapsöl in einer Pfanne erhitzen und die Bratlinge darin bei mittlerer Hitze durchbraten, je nach Größe und Dicke 10–15 Minuten.

- Mit dem Dip servieren.

Nährwerte pro Portion
440 kcal • 19 g E • 19 g F • 42 g KH • 4 g BS

Reispfanne mit Gemüse und Feta

Für 2 Portionen
45 Min.

1 kleine Tasse Langkornreis (ca. 80 g) • 2 Stängel glatte Petersilie • 1 Dillstängel • 1 kleine Zucchini (ca. 150 g) • 1 kleine Fenchelknolle (ca. 200 g) • 100 g Kirschtomaten • 150 ml Gemüsebrühe • Salz • ½ Pck. Feta (ca. 100 g)

- Reis in ein Sieb geben, unter fließendem kaltem Wasser abspülen und anschließend abtropfen lassen.

- 2 Tassen Wasser in einen Topf geben, aufkochen lassen und den Reis einstreuen. Abgedeckt 15–20 Minuten ausquellen lassen.

- In der Zwischenzeit Petersilie und Dill waschen, trockentupfen und grob hacken. Zucchini waschen und in kleine Stücke schneiden. Fenchel waschen, Strunk entfernen und den Fenchel in gleichgroße Spalten schneiden. Fenchelgrün für die Dekoration beiseitestellen. Tomaten waschen und halbieren.

- Zucchini und Fenchel mit Gemüsebrühe in einen Topf geben und abgedeckt 5–8 Minuten garen. Dann die Tomaten hinzufügen.

- Am Schluss Gemüse und Kräuter zum Reis geben, vermengen und mit Salz abschmecken. Gleichmäßig auf Tellern verteilen.

- Vor dem Servieren den Feta zerbröseln und zusammen mit dem Fenchelgrün darübergeben.

Nährwerte pro Portion
490 kcal • 17 g E • 13 g F • 66 g KH • 6 g BS

Kürbiseintopf mit Linsen

Für 2 Personen
50 Min.

50 g gegarte Linsen (Dose) • 200 g Kürbis • 250 ml Gemüsebrühe • 1 Staudensellerie (ca. 100 g) • Salz • frisch geriebene Muskatnuss • 1 Msp. gemahlener Kümmel • 1 EL Kürbiskernöl

- Linsen in ein Sieb geben, unter fließendem kaltem Wasser waschen und anschließend abtropfen lassen.

- Kürbis waschen, schälen (Hokkaidokürbis muss nicht geschält werden), Kerne entfernen und das Fruchtfleisch in Würfel schneiden. Zusammen mit Gemüsebrühe in einen Topf geben und zugedeckt ca. 5 Minuten köcheln lassen.

- Sellerie waschen, in feine Streifen schneiden und mit den Linsen zum Kürbis geben. Weitere 5 Minuten garen.

- Zum Schluss mit Salz, Muskat und Kümmel abschmecken.

- Eintopf in Suppentellern verteilen und mit Kürbiskernöl garnieren.

Unser Tipp Sie können den Kürbiseintopf auch ohne Linsen zubereiten, damit Ihr Körper weniger Verdauungsleistung benötigt. Dann können Sie ihn auch am Abend genießen.

Nährwerte pro Portion
110 kcal • 3 g E • 5 g F • 10 g KH • 5 g BS

Flusskrebse auf bunten Zucchininudeln

Für 2 Portionen
40 Min.

250 g grüne Zucchini • 250 g gelbe Zucchini • 150 ml Gemüsebrühe • 100 g Kirschtomaten • Salz • frisch geriebene Muskatnuss • 2 Estragonstängel • 200 g Flusskrebsfleisch • 1 TL Olivenöl • Saft und abgeriebene Schale von ½ Bio-Zitrone

- Zucchini waschen, Enden abschneiden und die Zucchini mit einem Spiralschneider in feine Streifen drehen.

- Mit Gemüsebrühe und Tomaten in einen Topf geben und zugedeckt 3–5 Minuten dünsten. Die Nudeln sollten noch leicht bissfest sein. Anschließend mit Salz und Muskat abschmecken.

- In der Zwischenzeit Estragon waschen, trockentupfen und grob hacken. Flusskrebse in ein Sieb geben, unter fließendem kaltem Wasser waschen und abtropfen lassen.

- Das Olivenöl in einer beschichteten Pfanne erhitzen und das Krebsfleisch darin leicht anbraten. Mit Salz, Estragon, Zitronensaft und -schale abschmecken.

- Die Zucchininudeln mit einer Küchenzange auf Tellern anrichten und das Flusskrebsfleisch darauf geben.

Nährwerte pro Portion
160 kcal • 19 g E • 4 g F • 8 g KH • 3 g BS

Fischbratlinge auf Spargelragout

Für 2 Portionen
1 Std. + 20 Min. Kühlzeit

Für die Bratlinge:
- 1 kleines altbackenes Brötchen (ca. 40 g)
- 50 g gegarte Linsen (Dose)
- 150 g Kabeljaufilet
- 1 Ei (Größe M)
- 3 EL Haferflocken + etwa 1 EL mehr nach Bedarf
- 1 TL milder Senf
- abgeriebene Schale von ¼ Bio-Zitrone
- Salz
- 1 TL Ghee (Butterschmalz)

Für das Spargelragout:
- 150 g weißer Spargel
- 100 g grüner Spargel
- 50 ml Gemüsebrühe
- etwas frisch gepresster Zitronensaft
- Salz
- 50 g körniger Frischkäse
- 2 Kerbelstängel

Brötchen ca. 5 Minuten in Wasser einweichen und anschließend gut ausdrücken. Linsen in ein Sieb geben, unter fließendem kaltem Wasser waschen und anschließend abtropfen lassen.

Fisch waschen, trockentupfen, in sehr kleine Würfel schneiden und mit den Linsen in eine Schüssel geben. Eingeweichtes und ausgedrücktes Brötchen, Ei, 2 EL Haferflocken, Senf und Zitronenschale dazugeben. Vermengen, mit Salz abschmecken und ca. 20 Minuten durchziehen lassen. Bei Bedarf noch 1 EL Haferflocken hinzugeben.

Aus der durchgezogenen Masse kleine Laibchen formen, mit restlichen Haferflocken bestreuen. Ghee in einer Pfanne bei mittlerer Hitze erhitzen und die Bratlinge darin 10–15 Minuten durchbraten.

In der Zwischenzeit weißen Spargel waschen, schälen und schräg in Stücke schneiden. Grünen Spargel waschen, nur das untere Drittel schälen und Spargel in Stücke schneiden.

Zusammen mit Gemüsebrühe und etwas Zitronensaft in einen Topf geben und zugedeckt ca. 5 Minuten dämpfen. Mit Salz abschmecken und vor dem Servieren den körnigen Frischkäse unterrühren.

Ragout in tiefe Teller geben und die Bratlinge darauf anrichten. Kerbel waschen, trockentupfen und darübergeben.

Nährwerte pro Portion
290 kcal • 25 g E • 8 g F • 25 g KH • 4 g BS

Saiblingsfilet mit Polenta und Spinat

Für 2 Portionen
45 Min.

Für die Fischpäckchen: • 300 g Spinat (frisch oder TK) • Salz • frisch geriebene Muskatnuss • 2 kleine Saiblingsfilets (à 100 g) • 1 TL Olivenöl • Saft und abgeriebene Schale von ½ Bio-Zitrone • Für die Polenta: • 300 ml Gemüsebrühe • 1 TL Ghee (Butterschmalz) • frisch geriebene Muskatnuss • 70 g Polenta • Salz • 1 Zitronenmelissestängel

- Den Backofen auf 180 °C (Ober-/Unterhitze) vorheizen.

- Frischen Spinat waschen und trockentupfen, TK-Spinat auftauen lassen. Spinat mit Salz und Muskat würzen und auf 2 Stück Backpapier verteilen.

- Fischfilets waschen, trockentupfen und beidseitig mit Salz würzen. Auf die Spinatbetten legen und mit Olivenöl beträufeln. Die Fischpäckchen verschließen und 10–15 Minuten im vorgeheizten Ofen backen.

- In der Zwischenzeit Gemüsebrühe, Ghee und Muskat in einen Topf geben und aufkochen lassen. Die Polenta einrühren und 5–7 Minuten unter häufigem Rühren leicht köcheln lassen. Mit Salz abschmecken.

- Zitronenmelisse waschen, trockentupfen, grob schneiden und vor dem Servieren unterrühren.

- Die Fischpäckchen öffnen, auf Teller anrichten und vor dem Servieren mit Zitronensaft und -schale beträufeln und bestreuen.

Nährwerte pro Portion

310 kcal • 24 g E • 7 g F • 28 g KH • 5 g BS

Lachsforelle mit Artischocken-Bohnen-Gemüse

Für 2 Portionen
45 Min.

Für das Artischocken-Bohnen-Gemüse: • 3 Artischocken • 250 ml Gemüsebrühe • 200 g Sojabohnen (frisch oder TK) • Saft von ¼ Bio-Zitrone • 100 g Papaya • 1 TL Olivenöl • 2 Thymianzweige • Salz • Für den Fisch: • 2 kleine Lachsforellenfilets (à 100 g) • Salz • abgeriebene Schale von ¼ Bio-Zitrone • 1 TL Ghee • etwas frisch gepresster Zitronensaft

- Für das Gemüse die äußeren Artischockenblätter großzügig entfernen und Stiele abtrennen. Artischocken je nach Größe in Scheiben oder Spalten schneiden.

- Mit Gemüsebrühe, Sojabohnen und etwas Zitronensaft in einen Topf geben und zugedeckt 5–10 Minuten köcheln lassen. Das Gemüse sollte noch leicht bissfest sein.

- In der Zwischenzeit Papaya schälen, Kerne entfernen und das Fruchtfleisch fein würfeln.

- Papaya, Olivenöl und Thymianzweige zu den Artischocken geben und mit Salz abschmecken.

- Fischfilets waschen, trockentupfen und beidseitig mit Salz und abgeriebener Zitronenschale würzen. Das Ghee in einer beschichteten Pfanne sanft erhitzen und die Fischfilets auf der Hautseite darin glasig braten.

- Gemüse und Fisch auf Tellern anrichten und zum Schluss mit wenig Zitronensaft beträufeln.

Nährwerte pro Portion

350 kcal • 31 g E • 12 g F • 16 g KH • 14 g BS

Zanderfilet mit Paprikagemüse und Reis

Für 2 Portionen
45 Min.

Für den Reis:
- 1 kleine Tasse Langkornreis (ca. 80 g)
- Salz

Für das Paprikagemüse:
- 70 g rote Paprikaschote
- 70 g gelbe Paprikaschote
- 1 EL Olivenöl
- 2 Tomaten (ca. 120 g)
- ½ TL getrockneter Oregano
- 100 ml Gemüsebrühe
- Salz

Für den Fisch:
- 2 kleine Zanderfilets (à 100 g)
- Salz
- 1 TL Ghee (Butterschmalz)
- 2 Stängel Dill
- etwas frisch gepresster Zitronensaft

● Reis in einem Sieb unter fließendem kaltem Wasser waschen und abtropfen lassen. 2 kleine Tassen Wasser mit etwas Salz in einem Topf aufkochen lassen und den Reis einstreuen. Abgedeckt 15–20 Minuten ausquellen lassen.

● Paprika waschen, schälen, vierteln und Samen und Scheidewände entfernen. Paprika in grobe Stücke schneiden.

● Das Olivenöl in einem Topf erhitzen und die Paprika darin leicht anbraten. Tomaten waschen, in kleine Stücke schneiden, zusammen mit dem Oregano zu den Paprika geben und mitbraten.

● Die Gemüsebrühe zugeben und zugedeckt ca. 5 Minuten leicht köcheln lassen. Mit Salz abschmecken.

● Fischfilets waschen, trockentupfen und beidseitig salzen. Das Ghee in einer beschichteten Pfanne sanft erhitzen. Die Filets darin auf der Hautseite glasig braten.

● In der Zwischenzeit Dill waschen, trockentupfen und die Fähnchen abzupfen.

● Gemüse auf Tellern verteilen, den Fisch mit wenig Zitronensaft beträufeln und darauflegen. Zum Schluss mit Reis und Dill servieren.

Nährwerte pro Portion
325 kcal • 21 g E • 8 g F • 34 g KH • 3 g BS

Linsen-Hack-Frikadellen

Für 2 Portionen
⏲ 50 Min. + 20 Min. Kühlzeit

80 g gegarte Linsen (Dose) • 150 g gemischtes Hackfleisch • 1 TL Majoran • 1 kleines altbackenes Brötchen (ca. 40 g) • 1 Ei (Größe M) • 2 EL Haferflocken + etwa 1 EL mehr nach Bedarf • 1 TL milder Senf • Salz • 1 TL Ghee (Butterschmalz)

● Linsen in ein Sieb geben, unter fließendem kaltem Wasser waschen und anschließend abtropfen lassen. Zusammen mit Hackfleisch und Majoran in eine Schüssel geben.

● Brötchen 5–10 Minuten in Wasser einweichen und anschließend gut ausdrücken. Mit Ei, 1 EL Haferflocken und Senf in die Schüssel geben. Alles vermengen und mit Salz abschmecken. Für ca. 20 Minuten durchziehen lassen. Bei Bedarf noch Haferflocken hinzugeben.

● Aus der durchgezogenen Masse kleine Frikadellen formen und mit restlichen Haferflocken bestreuen.

● Das Ghee in einer Pfanne bei mittlerer Hitze erhitzen und die Frikadellen darin durchbraten, je nach Größe und Dicke 10–15 Minuten.

Unsere Beilagen-Empfehlungen für Frikadellen

- 1 kleine Schöpfkelle Kartoffelpüree
- 1 kleine Schöpfkelle Süßkartoffelpüree
- 1 kleine Schöpfkelle Rote-Bete-Gemüse
- 1 kleine Schöpfkelle Wurzelgemüse

Nährwerte pro Portion

420 kcal • 28 g E • 22 g F • 24 g KH • 2 g BS

Lammfilet mit Möhren-Kartoffel-Eintopf

Für 2 Portionen
⏲ 50 Min.

Für den Eintopf: • 100 g festkochende Kartoffeln • 250 g Gemüsebrühe • 200 g Möhren • 1 TL Maisstärke • 2 Majoranstängel • Salz • 1 Msp. gemahlener Kümmel • Für das Lamm: • 250 g Lammfilet • Salz • 1 TL Olivenöl • 1 Rosmarinstängel • 1 Thymianstängel

● Für den Eintopf Kartoffeln waschen, schälen und in kleine Stücke schneiden. Zusammen mit Gemüsebrühe in einen Topf geben und zugedeckt köcheln lassen. Je nach Größe kann es 5–12 Minuten dauern, bis die Kartoffeln bissfest sind.

● In der Zwischenzeit Möhren waschen, schälen und in Würfel schneiden. Zu den Kartoffeln geben und weitere 5–10 Minuten köcheln lassen.

● Maisstärke mit wenig kaltem Wasser anrühren und den Eintopf damit binden.

● Majoran waschen, trockentupfen und grob hacken. Den Eintopf mit Salz und Kümmel abschmecken und mit Majoran garnieren.

● Lammfilet waschen, trockentupfen und salzen.

● Eine beschichtete Pfanne erwärmen und das Öl hineingeben. Fleisch beidseitig zusammen mit Rosmarin und Thymian langsam rosa braten. Je nach Größe oder Fleischdicke kann das 10–15 Minuten dauern.

● Vor dem Aufschneiden das Filet ca. 5 Minuten ruhen lassen. Eintopf auf Teller anrichten und das Fleisch darauf verteilen.

Nährwerte pro Portion

270 kcal • 27 g E • 7 g F • 19 g KH • 5 g BS

Hühnerragout mit Gemüse und Safranreis

Für 2 Portionen
50 Min.

Für das Ragout: • 250 g Hühnerfleisch (Keule) • Salz • 2 EL Öl • 200 ml Gemüse- oder Geflügelbrühe • 1 kleine Möhre (ca. 50 g) • 80 g Champignons • 1 TL Ghee (Butterschmalz) • 80 g Erbsen (frisch oder TK) • 1 EL Maisstärke + etwa 1 TL mehr nach Bedarf • 1 EL Sahne • Saft und abgeriebene Schale von 1/4 Bio-Zitrone • 1 TL milder Senf • Für den Reis: • 1 Tasse Langkornreis (ca. 80 g) • 1–2 Safranfäden • Salz

- Hühnerfleisch waschen, trockentupfen, in Würfel schneiden und salzen. Öl in einem Topf nicht zu heiß erhitzen und das Fleisch darin anbraten. Brühe zugeben und 10–15 Minuten zugedeckt köcheln lassen.

- In der Zwischenzeit Möhre waschen, schälen und in kleine Stücke schneiden. Champignons waschen, in kleine Spalten schneiden und in einer beschichteten Pfanne mit Ghee anbraten. Möhren und Erbsen dazugeben und 2–3 Minuten mitgaren.

- Maisstärke mit wenig kaltem Wasser anrühren. Das Gemüse zum Hühnerfleisch geben, aufkochen lassen und mit Maisstärke binden. Mit Salz abschmecken und zum Schluss mit Sahne, Zitronenschale und -saft sowie Senf abschmecken.

- Reis in einem Sieb unter fließendem kaltem Wasser waschen und abtropfen lassen. 2 Tassen Wasser mit den Safranfäden in einen Topf geben, aufkochen lassen und Reis einstreuen. Abgedeckt 15–20 Minuten ausquellen lassen. Salzen. In tiefen Tellern anrichten und den Reis in Schälchen dazu reichen.

Nährwerte pro Portion
470 kcal • 32 g E • 14 g F • 43 g KH • 5 g BS

Kalbsfilet mit Pastinakengemüse und Mohn

Für 2 Portionen
50 Min.

Für das Fleisch: • 250 g Kalbsfilet • Salz • 1 TL Rapsöl • 1 Thymianstängel • Für das Gemüse: • 350 g Pastinaken • 150 g Gemüsebrühe • 15 g Butter • 1 TL gemahlener Mohn • Salz • frisch geriebene Muskatnuss • abgeriebene Schale von 1/4 Bio-Orange

- Den Backofen auf 120 °C (Umluft) vorheizen. Kalbsfilet waschen, trockentupfen und beidseitig mit Salz würzen.

- Das Öl in einer beschichteten ofenfesten Pfanne erhitzen. Fleisch beidseitig zusammen mit dem Thymian darin anbraten. Dann die Pfanne in den vorgeheizten Ofen stellen. Je nach Größe oder Fleischdicke kann es 15–20 Minuten dauern, bis das Fleisch die gewünschte Kerntemperatur hat. Das Filet vor dem Aufschneiden ca. 5 Minuten ruhen lassen.

- In der Zwischenzeit Pastinaken waschen, schälen und in Scheiben schneiden. Zusammen mit Gemüsebrühe in einen Topf geben und zugedeckt 5–10 Minuten köcheln lassen. Butter und Mohn untermengen und mit Salz und Muskat abschmecken.

- Gemüse auf Tellern anrichten, das portionierte Fleisch daraufgeben und mit Orangenschale garnieren.

Nährwerte pro Portion
333 kcal • 28 g E • 11 g F • 22 g KH • 5 g BS

» Hühnerragout mit Gemüse und Safraneis

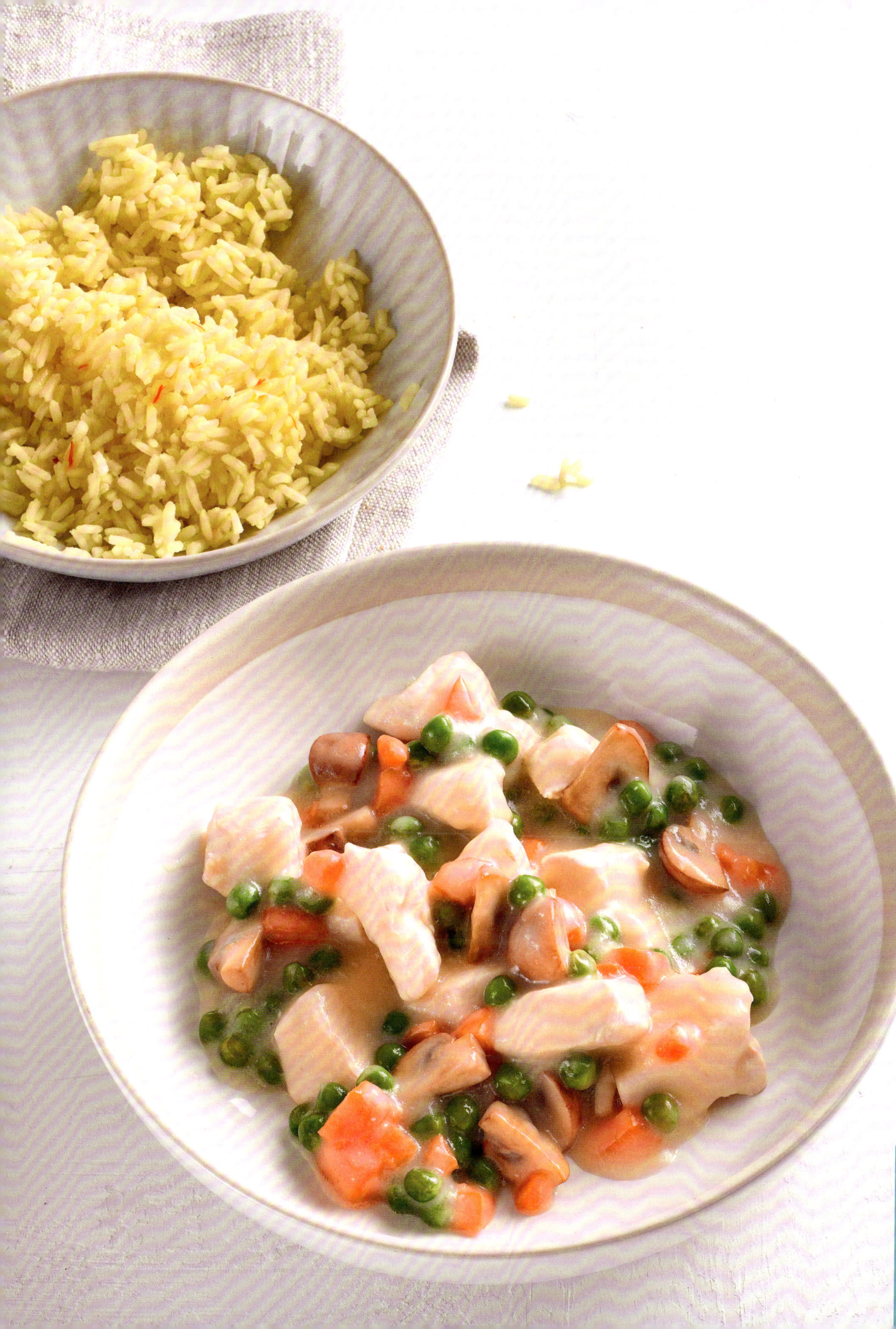

Mariniertes Gemüse

Für 4 Portionen
30 Min. + 8 Std. Marinierzeit

100 g grüne Zucchini • 100 g gelbe Zucchini • 150 g Kürbis • 100 g Fenchel • 150 g Kirschtomaten • Für die Marinade: • 250 ml Gemüsebrühe • 50 ml Essig • Salz • 1 Rosmarinstängel • 3 Thymianstängel • 1 Lorbeerblatt • 1 EL Olivenöl

- Zucchini und Kürbis waschen, schälen (Hokkaidokürbis muss nicht geschält werden), Kerne entfernen und das Fruchtfleisch in kleine Stücke schneiden. Fenchel waschen, Strunk entfernen und Fenchel in kleine Spalten teilen. Tomaten waschen und nach Bedarf halbieren.

- Gemüsebrühe mit Essig und Salz in einen Topf geben und aufkochen lassen. Rosmarin, Thymian und Lorbeerblatt hinzufügen.

- Das Gemüse in die köchelnde Marinade geben und zugedeckt ca. 10 Minuten durchziehen lassen. Es sollte noch leicht bissfest sein. Zum Schluss das Öl hinzugeben. Anschließend abkühlen lassen und umfüllen.

- Am besten zugedeckt über Nacht in den Kühlschrank stellen und am nächsten Tag servieren.

Unser Tipp Nehmen Sie das Gemüse vor dem Servieren aus dem Kühlschrank und servieren Sie es nicht zu kalt. So kommt der volle Geschmack zur Geltung und Sie unterstützen gleichzeitig Ihre Verdauung.

Nährwerte pro Portion
80 kcal • 3 g E • 3 g F • 8 g KH • 3 g BS

Möhrenmousse

Für 4 Portionen
40 Min. + 2 Std. Kühlzeit

500 g Möhren • 150 ml Gemüsebrühe • 2–3 g Agar-Agar • Salz • frisch geriebene Muskatnuss • Saft und abgeriebene Schale von ¼ Bio-Zitrone • 100 g Sahne

- Möhren waschen, schälen und in kleine Stücke schneiden. Mit Gemüsebrühe in einen Topf geben und zugedeckt weich dünsten.

- Agar-Agar einrühren und 1 Minute mitkochen. Mit einem Stab- oder Standmixer fein pürieren und mit Salz, Muskat und Zitronensaft und -schale abschmecken. In eine Schüssel füllen und abkühlen lassen.

- In der Zwischenzeit die Sahne cremig schlagen, dann unter die abgekühlte Möhrenmasse heben. Anschließend abgedeckt ca. 2 Stunden im Kühlschrank ruhen lassen.

Unser Tipp für mehr Abwechslung Verschiedene Möhrensorten bringen Farbe und Geschmacksvarianten ins Spiel, ob gelbe oder lila Möhre (Urmöhre).
Unsere Empfehlung für Gelatine-Ersatz 1 TL Agar-Agar (ca. 4 g) entspricht ca. 6 Blatt Gelatine.

Nährwerte pro Portion
140 kcal • 2 g E • 8 g F • 10 g KH • 5 g BS

» Mariniertes Gemüse

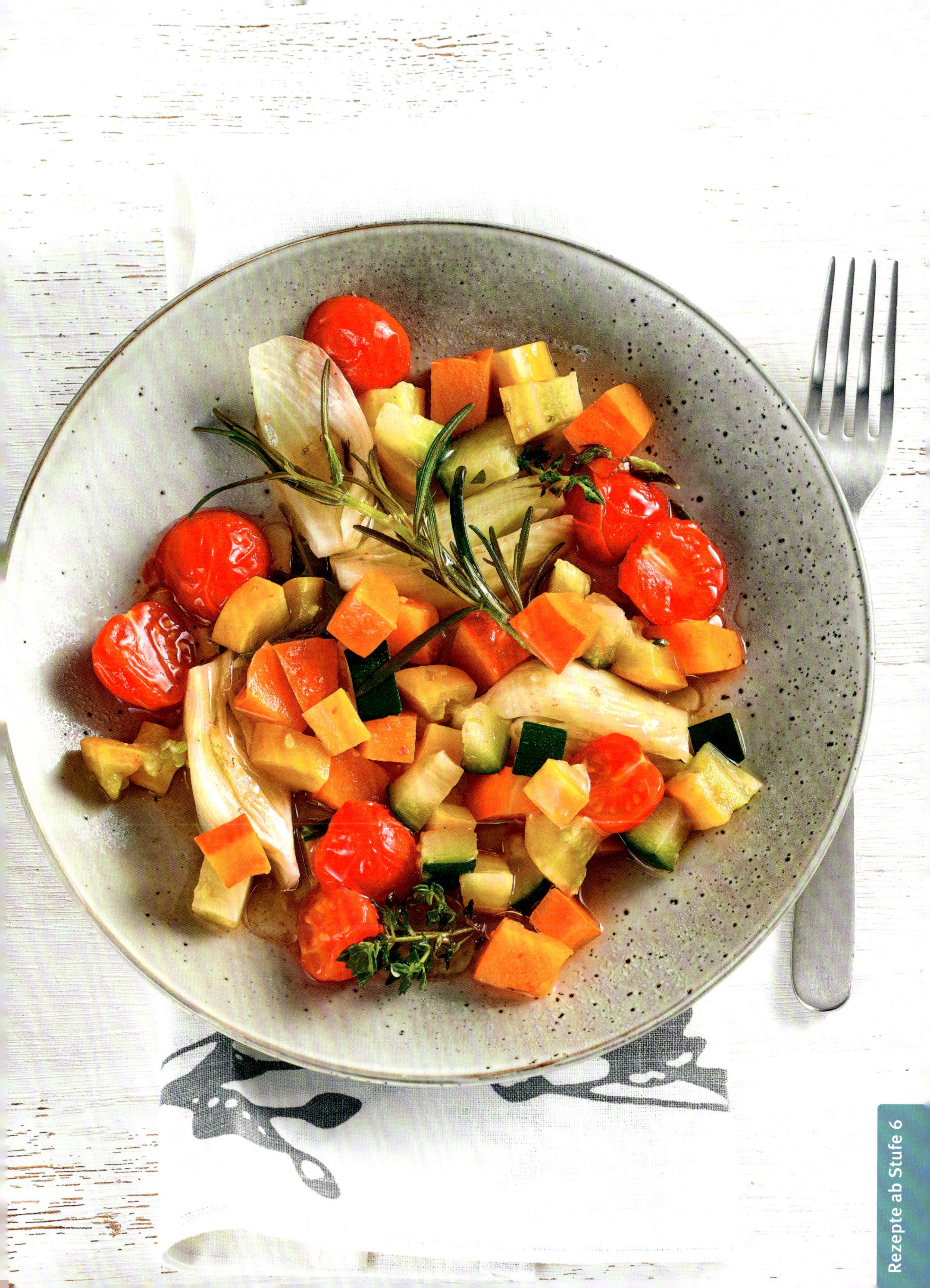

Gemüsesülze im Glas

Für 2 Personen
40 Min. + 6 Std. Kühlzeit

2 kleine Möhren (ca. 100 g, z. B. 1 orangefarbene und 1 gelbe) • 1 kleine Pastinake (ca. 50 g) • 100 g Knollensellerie • 250 ml Gemüsebrühe • 3–4 g Agar-Agar • 2 Stängel glatte Petersilie • Salz • frisch geriebene Muskatnuss

- Das Gemüse waschen, schälen und in feine Würfel schneiden. Mit der Gemüsebrühe in einen Topf geben und aufkochen lassen. Ca. 5 Minuten weichgaren.

- Agar-Agar hinzugeben und durchrühren. Topf von der Platte ziehen und das Gemüse abkühlen lassen.

- Petersilie waschen, trockentupfen, grob hacken und zum Gemüse geben. Mit Salz und Muskat abschmecken.

- In Gläser abfüllen und am besten über Nacht zum Durchziehen in den Kühlschrank stellen.

Nährwerte pro Portion
60 kcal • 2 g E • 0 g F • 9 g KH • 6 g BS

Fermentierte Möhren

Für 1 großes Einmachglas
30 Min. + 2–4 Tage Fermentationszeit

200 g orangefarbene Möhren • 200 g gelbe Möhren • 200 g lila Möhren (Urmöhren) • Salz

- Möhren waschen, schälen und kleinschneiden oder mit einer Reibe fein reiben.

- Ein sauberes Einmachglas auf die Waage stellen und tarieren, sodass das Glasgewicht abgezogen wird. Möhren einfüllen und leicht andrücken.

- So viel lauwarmes Wasser zugeben, bis alles vollständig bedeckt ist.

- Für die Salzmenge das auf der Waage abgelesene Nettogewicht mit 0,02 multiplizieren. Errechnete Salzmenge hinzufügen.

- Glas verschließen und schwenken, damit sich alles gut vermischen kann. Für 2–4 Tage an einen warmen Ort stellen.

- Glas mit Schraubverschluss oder Weckglas einmal täglich kurz öffnen, damit das CO_2 entweichen kann.

Unser Tipp Das fermentierte Gemüse ist im Kühlschrank oder an einem kühlen Ort mehrere Monate haltbar.

Nährwerte pro 100 g
38 kcal • 0 g F • 7 g KH • 3 g BS • 1 g E

Rote-Bete-Tatar

Für 2 Personen
40 Min. + 1 Std. Marinierzeit

1 kleine Rote Bete (ca. 200 g) • 150 ml Gemüsebrühe • 1 kleiner Apfel (ca. 100 g) • Salz • Saft und abgeriebene Schale von ½ Bio-Orange • 1 EL Walnussöl • 2 EL Schafsjoghurt • etwas Gartenkresse

- Rote Bete waschen, schälen und in kleine Würfel schneiden.
- Zusammen mit Gemüsebrühe in einen Topf geben und zugedeckt 10–15 Minuten köcheln lassen.
- Apfel waschen, vierteln, vom Kerngehäuse befreien, Fruchtfleisch in kleine Würfel schneiden und 3–5 Minuten mitkochen.
- Topf von der Platte ziehen und abkühlen lassen. Rote Bete und Apfelwürfel sollten nach der Garzeit leicht bissfest sein.
- Tatar mit Salz, Orangensaft und -schale und Walnussöl abschmecken und ca. 1 Stunde durchziehen lassen.
- Zum Schluss auf Teller anrichten und mit Schafsjoghurt und Gartenkresse garnieren.

Nährwerte pro Portion
170 kcal • 3 g E • 6 g F • 21 g KH • 5 g BS

Gemüse-Kartoffel-Eintopf

Für 2 Personen
50 Min.

100 g festkochende Kartoffeln • 250 g Gemüsebrühe • 2 kleine Möhren (ca. 100 g, z. B. 1 orangefarbene und 1 gelbe) • 1 kleine Pastinake (ca. 50 g) • 80 g Knollensellerie • 1 TL Maisstärke • Salz • 1 Msp. gemahlener Kümmel • 2 Majoranstängel

- Kartoffeln waschen, schälen und in Würfel schneiden. Zusammen mit Gemüsebrühe in einen Topf geben und zugedeckt köcheln lassen. Je nach Größe kann es 5–10 Minuten dauern, bis die Stücke bissfest sind.
- In der Zwischenzeit Möhren, Pastinake und Sellerie waschen, schälen und in Würfel schneiden. Zu den Kartoffeln geben und weitere 5–10 Minuten köcheln lassen.
- Maisstärke mit wenig kaltem Wasser anrühren und den Eintopf damit binden. Mit Salz und Kümmel abschmecken und zum Schluss mit Majoran garnieren.

Nährwerte pro Portion
105 kcal • 3 g E • 1 g F • 19 g KH • 6 g BS

Service

Literatur

1 Schöller-Mann A, Matt K, Schniertshauer D, Hochecker B, Bergemann J. 12 days of in vivo caloric reduction can improve important parameters of aging in humans [published online ahead of print, 2020 Apr 6]. Mech Ageing Dev. 2020;188:111238. doi: 10.1016/j.mad.2020.111238; Matt K, Burger K, Gebhard D, Bergemann J. Influence of calorie reduction on DNA repair capacity of human peripheral blood mononuclear cells. Mech Ageing Dev. 2016;154:24–29. doi: 10.1016/j.mad.2016.02.008

2 Petereit Dr. med. G (Europa-Universität Viadrina Frankfurt (Oder), Institut für Transkulturelle Gesundheitswissenschaften), Schröder Prof. H: Führt die Kombination der Therapie nach Dr. F.X. Mayr mit den Prinzipien der Achtsamkeit zu einer erhöhten Lebenszufriedenheit, Lebensqualität und Achtsamkeit im Alltag? Dresden, Oktober 2016

3 Fegerl S, Vergara J: Sodbrennen und Refux durch richtige Ernährung heilen. Kneipp Verlag, ISBN 978-3-7088-0720-1

4 Fleming MA 2nd, Ehsan L, Moore SR, Levin DE. The Enteric Nervous System and Its Emerging Role as a Therapeutic Target. Gastroenterol Res Pract. 2020 Sep 8;2020:8024171. doi: 10.1155/2020/8024171. PMID: 32963521; PMCID: PMC7495222

5 Hubert, M: Antibiotika verändern langfristig das Mikrobiom. CME 2018;15,38; Hüttemann D. Antibiotika und das Darmmikrobiom. Pharmazeutische Zeitung 2022. Abrufbar unter: www.pharmazeutische-zeitung.de/antibiotika-und-das-darmmikrobiom-137039 (Stand: 08.04.2024)

6 Beck A (Europa Universität Viadrina Frankfurt an der Oder, Masterstudiengang Kulturwissenschaften – Komplementäre Medizin), Schröder Prof. H: Der Effekt der Modernen Mayr Medizin: Eine prospektive, multizentrische Beobachtungsstudie, Mai 2017

7 fxmayr.com/cms/_upload/_mm/Masterarbeit.pdf (Stand: 08.04.2024), Witasek A: Veränderungen von Beschwerdebildern, klinischen Meßdaten und Laborbefunden durch eine Therapie nach Dr. F.X. Mayr. Naturheilverfahren in der Praxis, Perimed-Spitta-Verlag

8 Gartner P, Benedetto-Reisch E, Schulte A, Rolle C, Rhode-Baran E, Fegerl S, Simetinger T: Der Effekt der Modernen Mayr Medizin: Eine prospektive, multizentrische Beobachtungsstudie 2017

9 www.internisten-im-netz.de/krankheiten/metabolisches-syndrom/was-ist-ein-metabolisches-syndrom (Stand: 08.04.2024); Gillies CL et al.: Pharmacological and lifestyle interventions to prevent or delay type 2 diabetes in people with impaired glucose tolerance: systematic review and meta-analysis. BMJ 2007;334:299, doi: 10.1136/bmj.39063.689375.55; How Diet Alone Can Achieve Remission in Diabetes – Medscape – Jul 12, 2022

10 Jochum C. Histamine Intolerance: Symptoms, Diagnosis, and Beyond. Nutrients 2024, 16, 1219. https://doi.org/10.3390/nu16081219

11 Hohmann C: Darmbedingte Ursachen des unspezifischen Kreuzschmerzes. OM & Ernährung 2022/SH27

12 de.statista.com/statistik/daten/studie/1423656/umfrage/kosten-fuer-das-gesundheitssystem-durch-uebergewicht-in-deutschland (Stand: 08.04.2024)

13 de Souza RJ, Bray GA, Carey V J, Hall KD, LeBoff MS, Loria CM, Laranjo NM, Sacks FM, Smith SR Effects of 4 weight-loss diets differing in fat, protein, and carbohydrate on fat mass, lean mass, visceral adipose tissue, and hepatic fat. Am J Clin Nutr 2012;95:614–25

14 Scherer M, Bergemann J: Einfluss einer F. X.-Mayr-Therapie auf die Autophagie und Methylierung durch Betrachtung der Methylierungsmuster und Epigenetik mit Auswirkung auf die epigenetische Uhr, Studie der Hochschule Albstadt-Sigmaringen, noch nicht publiziert

15 Balasubramanian P, Howell PR, Anderson RM. Aging and Caloric Restriction Research: A Biological Perspective With Translational Potential. EBioMedicine. 2017 Jul;21:37–44. doi: 10.1016/j.ebiom.2017.06.015. Epub 2017 Jun 19. PMID: 28648985; PMCID: PMC5514430

16 Shan Liang et al.: Gut-Brain Psychology: Rethinking Psychology From the Microbiota–Gut–Brain Axis Front. Integr. Neurosci., 11 September 2018 Volume 12 – 2018. doi: 10.3389/fnint.2018.00033

17 Redman LM, Ravussin E. Caloric restriction in humans: impact on physiological, psychological, and behavioral outcomes. Antioxid Redox Signal. 2011 Jan 15;14(2):275–87. doi: 10.1089/ars.2010.3253. Epub 2010 Aug 28. PMID: 20518700; PMCID: PMC3014770; Most J, Tosti V, Redman LM, Fontana L. Calorie restriction in humans: An update. Ageing Res Rev. 2017 Oct;39:36–45. doi: 10.1089/ars.2010.3253

18 Matt K, Burger K, Gebhard D, Bergemann J. Influence of calorie reduction on DNA repair capacity of human peripheral blood mononuclear cells. Mech Ageing Dev. 2016;154:24–29. doi:10.1016/j.mad.2016.02.008: Matt K, Bergemann J (2019). *Ex vivo* Analysis of DNA Repair Capacity of Human Peri-

pheral Blood Mononuclear Cells by a Modified Host Cell Reactivation Assay. *Bio-protocol* 9(15): e3325. doi: 10.21769/BioProtoc.3325

19 Lagunas-Rangel A, Bermudez-Cruz M (2019): The Role of DNA Repair in Cellular Aging Process doi: 10.5772/intechopen.84628

20 Schönheit und Verdauung. Verlag Neues Leben, 1920 ISBN 3-85335-036-4. 8. Überarbeitete Auflage 2005, ISBN 978-3-85335-063-8

21 Franz X. Mayr: Fundamente zur Diagnostik der Verdauungskrankheiten, Wilhelm Braumüller Verlag 1921, SBN: 9783799901673; Wann ist unser Verdauungsapparat in Ordnung? Die verhängnisvollste Frage. 1949 Selbstverlag; Darmträgheit. ASIN: B002Y8VAI2 Verlag Neues Leben 1967; ISBN-10: 3853350372, ISBN-13: 978-3853350379; Schönheit und Verdauung Neues Leben Verlag, 2005 ISBN-10: 3853350631; ISBN-13: 978-3853350638

22 TK-Studie »Iss was, Deutschland!«, 2023; www.tk.de/resource/blob/2161636/b2defe7a746a07dad51b6b69320e4262/kernaussagen-tk-ernaehrungsstudie-2023-data.pdf (Stand: 08.04.2024); www.gesundheit.gv.at/leben/ernaehrung/info/fluessigkeitsbedarf (Stand: 08.04.2024)

23 Die Eiweißspeicher-Krankheiten, Haug Verlag, 1987, ISBN 3-7760-0780-X

24 Pietzner M, Uluvar B, Kolnes KJ, Jeppesen PB, Frivold SV, Skattebo Ø, Johansen EI, Skålhegg BS, Wojtaszewski JFP, Kolnes AJ, Yeo GSH, O'Rahilly S, Jensen J, Langenberg C. Systemic proteome adaptions to 7-day complete caloric restriction in humans. Nat Metab. 2024 Apr;6(4):764-777. doi: 10.1038/s42255-024-01008-9. Epub 2024 Mar 1. PMID: 38429390.

25 Petereit Dr. med. G (Europa-Universität Viadrina Frankfurt (Oder), Institut für Transkulturelle Gesundheitswissenschaften), Schröder Prof. H: Führt die Kombination der Therapie nach Dr. F.X. Mayr mit den Prinzipien der Achtsamkeit zu einer erhöhten Lebenszufriedenheit, Lebensqualität und Achtsamkeit im Alltag? Dresden, Oktober 2016

26 Piric Dr. K, Kempe W: Kochen nach Ayurveda, Bassermann Verlag 2003; Schrott Dr. E, Schachinger Dr. W: Ayurveda, Grundlagen und Anwendungen, TRIAS Verlag 2012

27 Tsitsou S, Athanasaki C, Dimitriadis G, Papakonstantinou E: Acute Effects of Dietary Fiber in Starchy Foods on Glycemic and Insulinemic Responses: A Systematic Review of Randomized Controlled Crossover Trials. Nutrients 2023, 15, 2383. doi: 10.3390/nu15102383

28 www.biovis.eu/wp-content/uploads/Das_intestinale_Mikrobiom_DE.pdf (Stand: 08.04.2024)

29 www.foodwatch.org/fileadmin/foodwatch.de/news/Marktstudie_final_WEB_02.pdf (Stand: 08.04.2024)

30 www.apotheken-umschau.de/gesund-bleiben/ernaehrung/wie-viel-fruchtsaft-ist-gesund-825343.html (Stand: 25.09.2023)

31 Rizzo NS, Jaceldo-Siegl K: Nutrient Profiles of vegetarian and non-vegeterian dietary patterns, Acad Nutr Diet. 2013 Dec;113(12):1610–9. doi: 10.1016/j.jand.2013.06.349. Epub 2013 Aug 27; Young VR, Pellett PL: Plant protein in relation to human protein and amino acid nutrition

32 Leeuwendaal NK, Stanton C, O'Toole PW, Beresford TP: Fermented Foods, Health and the Gut Microbiome. Nutrients 2022, 14, 1527. doi: 10.3390/nu14071527

33 Zhou B, Li T, Yang M, Pang J, Min L, Han J: Characterization of the hot and cold medicinal properties of traditional Chinese herbs by spontaneous photon emission ratio of mice. J Ethnopharmacol. 2019 Oct 28;243:112108. doi: 10.1016/j.jep.2019.112108. Epub 2019 Jul 23. PMID: 31349028

34 Ormsby SM: Hot and Cold Theory: Evidence in Nutrition. Adv Exp Med Biol. 2021;1343:87–107. doi: 10.1007/978-3-030-80983-6_6. PMID: 35015278

35 Bailey D. et al., Sedentary aging increases resting and exercise-induced intramuscular free radical formation. Journal of Applied Physiology August 2010 vol. 109 no. 2: 449–456

36 P. Mayr/M. Worlitschek: »Säure-Basen-Einkaufsführer«, M. Worlitschek: »Der Säure-Basenhaushalt

37 Pirlet K., Pirlet-Gottwald, M.: Die Erhaltung von Leben und Gesundheit, Verlag Dr. Kovac, Hamburg, 2003, S. 211–214

38 Adeva MM, Souto G. Diet-induced metabolic acidosis. Clin Nutr. 2011 Aug;30(4):416–21. doi: 10.1016/j.clnu.2011.03.008. Al-Hawary SIS, Mushabab F, Abullais SS, Althomali RH, Saleh EAM, Alnajjar SN, Oudaha KH, Romero-Parra RM, Hussien BM, Garousi N. Metabolic syndrome in relation to dietary acid load: a dose-response meta-analysis of observational studies. Front Nutr. 2023 Aug 11;10:1233746. doi: 10.3389/fnut.2023.1233746.

39 Osuna-Padilla IA, Leal-Escobar G, Garza-García CA, Rodríguez-Castellanos FE. Dietary Acid Load: mechanisms and evidence of its health repercussions. Nefrologia (Engl Ed). 2019 Jul-Aug;39(4):343–354. English, Spanish. doi: 10.1016/j.nefro.2018.10.005

40 National Geographic, November 2005 Dan Buettner «The Secrets of a Long Life» oder The Blue Zones Secrets for Living Longer: Lessons from the Healthiest Places on Earth Penguin Verlag, ISBN 978-1-4262-2347-1

41 Mindless Eating: Why We Eat More Than We Think von Brian Wansink, Bantam Verlag 2010 ISBN-13: 978-0345526885

42 www.zitate.de/autor/lamballe

43 Österreichische Ärztezeitung 13/14 | 15. Juli 2020, Essstörungen

Weiterführende Literatur: Wissenschaft und Studien zur Mayr-Medizin

Fegerl S, Die MayrPrevent®-Therapie bei Morbus Crohn. EHK 2017; 66: 1–5

Fegerl S, Der Darm in der Allgemeinmedizin, DAM 25. Mai 2017

Fegerl S: Vergara J, Reflux & Sodbrennen, durch richtige Ernährung heilen, Kneipp Verlag 2017

Fegerl S, Typ-2-Diabetes und F.X. Mayr, Naturheilkunde Journal Februar 2018

Fegerl S: F.X. Mayr-Therapie – Behandlungsoption bei Silent Inflammation. EHK 2018; 67: 231–235

Fegerl S, F.X. Mayr im Wandel der Zeiten, Ernährung & Medizin 2020; 35: 1–7

Fegerl S, F.X. Mayr im Wandel der Zeiten. EHK 2020; 69: 96–102

Fegerl S, Ein voller Bauch schläft nicht gut. EHK 2023; 72: 1–6

Fegerl S: Die Kunst, sich gut zu ernähren – Angewandte Physiologie in der F.X. Mayr-Medizin. NHK 2023; 1: 13–16

Fegerl S, Die Darm-Leber-Achse. OM & Ernährung 2023. SH29, 94–105

Fegerl, S. Die Bedeutung des Darmes und der Mikrobiota bei viralen Krankheiten und Epidemien. In: Panhofer, P. (Hrsg.) Prävention und Therapie viraler Epidemien, S.139–159. Springer, Berlin, Heidelberg, 2024. https://doi.org/10.1007/978-3-662-67508-3_8

Fyfe E: Einfluß einer Regenerationstherapie nach Dr. F.X. Mayr auf die intestinale Mikroflora und das Immunsystem, Naturheilpraxis 8/90

Hausen E, Ledjeff A, Witasek K, Pirlet K: Experimentelle Studie an Darminhaltsstoffen bei standardisierter Ernährung nach F.X.Mayr. EHK 2005; 8: 497–507

Ledjeff E, Artner-Dworzak E, Witasek A, Hausen A: Experimentelle Studien an Darminhaltstoffen bei standardisierter Ernährung nach F.X. Mayr: Neopterin Concentrations in Colon Dialysate Pteridines 2001, Vol 12 / Nr. 4, Pages 135–176

Matt K, 2021. Calorie restriction affects human nucleotide excision repair and the expression of aging-associated genes [Dissertation]. Konstanz: University of Konstanz

Matt K, Bergemann J. Increase of DNA repair capacity by calorie reduction. 4th German-French DNA Repair Meeting; September 21–23, 2017 in Cologne

Matt K, Bergemann J (2019). Ex vivo Analysis of DNA Repair Capacity of Human Peripheral Blood Mononuclear Cells by a Modified Host Cell Reactivation Assay. Bio-protocol 9(15): e3325. doi: 10.21769/BioProtoc.3325

Matt K, Burger K, Rupprecht K, Gebhard D, Bergemann J. Ex vivo approach for analyzing DNA repair capacity. 30th Ernst Klenk Symposium in Molecular Medicine DNA Damage Response and Repair Mechanisms in Aging and Disease; September 21–23, 2014 in Cologne

Matt K, Burger K, Gebhard D, Bergemann J. Influence of calorie reduction on DNA repair capacity of human peripheral blood mononuclear cells. Mech Ageing Dev. 2016;154:24–29. doi: 10.1016/j.mad.2016.02.008

Matt K, Burger K, Bergemann J. Calorie reduction and DNA repair in human blood cells. Cell Symposia Aging and Metabolism; July 10–12, 2016 in Sitges, Spain

Matt K, Hochecker B, Schöller-Mann A, Bergemann J. mRNA expression of ageing-associated genes in calorie reduction is subject to donor variability and can be induced by calorie restriction mimetics [published online ahead of print, 2020 Jun 18]. Nutr Health. 2020; Sep;26(3):253-262. doi: 10.1177/0260106020932732

Matt K, Schöller-Mann A, Bergemann J. Kalorienreduktion steigert die körpereigene DNA-Reparaturkapazität. Healthy Ageing Conference 2017; March 16–17, 2017 Hochschule Fulda

Matt K, Schöller-Mann A, Bergemann J: Influencing human DNA Repair Capacity. BW-CAR Forschungstag; July 25th, 2018 in Stuttgart

Matt K, Schöller-Mann A, Bergemann J. Establishment of Laboratory Diagnostic Methods to investigate cellular Effects of Caloric Restriction. Diagnostics-4-Future Conference; November 28th, 2018 in Konstanz

Matt K, Schöller-Mann A, Hochecker B, Bergemann J: Calorie restriction in humans– a way to counteract aging? – Review; submitted for publication

Meßmer A: Einfluss von Kalorienrestriktion auf molekulare Reparaturprozesse und zelluläre Dysfunktion (in Bearbeitung; Arbeitstitel). Konstanz: University of Konstanz

Scherer M (Angemeldet / Aufnahme in das Kooperative Promotionskolleg der Exzellenzuniversität Konstanz / Beginn 1. Juni 2023)

Schöller-Mann A, Matt K, Schniertshauer D, Hochecker B, Bergemann J. 12 days of in vivo caloric reduction can improve important parameters of aging in humans [published online ahead of print, 2020 Apr 6]. *Mech Ageing Dev.* 2020;188:111238. doi: 10.1016/j.mad.2020.111238

Schöller-Mann, A., Matt, K., Hochecker, B. and Bergemann, J. (2021). *Ex vivo* Assessment of Mitochondrial Function in Human Peripheral Blood Mononuclear Cells Using XF Analyzer. *Bio-protocol* 11(7): e3980. doi: 10.21769/BioProtoc.3980

Schöller-Mann A, Matt K, Schniertshauer D, Bergemann J. Influence of Caloric Reduction on Mitochondrial Function. 8th World Congress on Targeting Mitochondria; October 23–24, 2017 in Berlin

Schöller-Mann A, Matt K, Schniertshauer D, Bergemann J. Caloric Reduction affects DNA Repair Capacity and Mitochondrial Function. Poster presentation, 9th World Congress on Targeting Mitochondria; October 23–25, 2018 in Berlin

Winkler M: Regeneration und Funktionsverbesserung von Zellen durch ärztlich kontrolliertes Fasten, Biologische Medizin 4/1989

Witasek A: Veränderungen von Beschwerdebildern, klinischen Messdaten und Laborbefunden durch eine Therapie nach Dr. F.X. Mayr. Naturheilverfahren in der Praxis, Perimed-Spitta-Verlag

Zöch-Schüpbach N: Feldenkrais für die Seele. Trias Verlag 2024

Rezeptverzeichnis

Stichwortverzeichnis

Empfehlungen von Dr. med. Sepp Fegerl und Philipp Buttinger

Mit der Thematik vertraute und ausgebildete Mayr-Ärztinnen und -Ärzte finden Sie unter www.fxmayr.com

Wir empfehlen bezüglich weiterer Details, Indikationen und Kontraindikationen das Lehrbuch der F.X.-Mayr-Medizin (A. Witasek, Springer Verlag).

Bezugsquellen für Mantler Brot-Mix über www.dzg-online.de oder www.mantler-glutenfrei.com/glutenfreie-produkte/brot-mix-glutenfrei (Stand: 12.04.2024)

Weitere TRIAS Bücher zum Thema:

Rauch E. Darmreinigung. Das Original nach Dr. med. F.X. Mayr. 44. Aufl. Stuttgart: TRIAS; 2019.

Rauch E. Die F.X.-Mayr-Kur und danach gesünder leben. 6. Aufl. Stuttgart: TRIAS; 2022.

Rauch E, Mayr P. Milde Ableitungsdiät für Beruf und Alltag. 4. Aufl. Stuttgart: TRIAS; 2017.

Rauch E, Mayr P. Die neue Milde Ableitungsdiät nach F.X.-Mayr. Unveränderte Neuauflage. Stuttgart: TRIAS; 2021.

Zöch-Schüpbach N. Feldenkrais für die Seele. 1. Aufl. Stuttgart: TRIAS; 2024.

Bibliografische Information der Deutschen Nationalbibliothek
Die Deutsche Nationalbibliothek verzeichnet diese Publikation in der Deutschen Nationalbibliografie; detaillierte bibliografische Daten sind im Internet über http://dnb.d-nb.de abrufbar.

Programmplanung: Uta Spieldiener
Projektmanagement: Elisa Salemi
Redaktion: Bettina Snowdon, Hamburg
Bildredaktion: Marie Crämer
Umschlaggestaltung: © Thieme
Layout: CYCLUS · Visuelle Kommunikation, Stuttgart

Bildnachweis:
Fotos im Innenteil:
Covermotiv und Bild S. 3: © A. Rogge & J. Jankovic/Thieme, Herz-Icon: © Artco/stock.adobe.com – Edited by Thieme
Autorenfotos: Fegerl: Privat Fegerl; Buttinger: Barbara Ziegelböck
Foto S. 10: © Pixel-Shot/stock.adobe.com
S. 12, 21, 30, 36, 40, 62, 66, 82, 85 Herz-Icon: © Artco/stock.adobe.com – Edited by Thieme

Foodfotos u. Foto S. 4, 28: © A. Rogge & J. Jankovic/Thieme
Foto S. 60: © M. Bergmann/Thieme
Zeichnungen: Susi Schaaf, Bellheim
Quelle Bild S. 39: Gesundheitshotel Spanberger, Dr. F.X. Mayr Geburtshaus

1. Auflage

TRIAS Verlag in Georg Thieme Verlag KG
Rüdigerstraße 14, 70469 Stuttgart

Satz und Repro: Fotosatz Buck, Kumhausen
Druck: Westermann Druck Zwickau GmbH, Zwickau

Gedruckt auf chlorfrei gebleichtem Papier
Printed in Germany

ISBN 978-3-432-11846-8
eISBN (ePub) 978-3-432-11848-2

1 2 3 4 5 6

Wichtiger Hinweis: Wie jede Wissenschaft ist die Medizin ständigen Entwicklungen unterworfen. Forschung und klinische Erfahrung erweitern unsere Erkenntnisse. Ganz besonders gilt das für die Behandlung und die medikamentöse Therapie. Bei allen in diesem Werk erwähnten Dosierungen oder Applikationen, bei Rezepten und Übungsanleitungen, bei Empfehlungen und Tipps dürfen Sie darauf vertrauen: Autoren, Herausgeber und Verlag haben große Sorgfalt darauf verwandt, dass diese Angaben dem Wissensstand bei Fertigstellung des Werkes entsprechen. Rezepte werden gekocht und ausprobiert. Übungen und Übungsreihen haben sich in der Praxis erfolgreich bewährt. Eine Garantie kann jedoch nicht übernommen werden. Eine Haftung des Autors, des Verlags oder seiner Beauftragten für Personen-, Sach- oder Vermögensschäden ist ausgeschlossen.

Marken, geschäftliche Bezeichnungen oder Handelsnamen werden nicht in jedem Fall besonders kenntlich gemacht. Aus dem Fehlen eines solchen Hinweises kann nicht geschlossen werden, dass es sich um einen freien Handelsnamen handelt.

Wo datenschutzrechtlich erforderlich, wurden die Namen und weitere Daten von Personen redaktionell verändert (Tarnnamen). Dies ist grundsätzlich der Fall bei Patient*innen, ihren Angehörigen und Freund*innen, z. T. auch bei weiteren Personen, die z. B. in die Behandlung von Patient*innen eingebunden sind.

Thieme Publikationen streben nach einer fachlich korrekten und unmissverständlichen Sprache. Dabei lehnt Thieme jeden Sprachgebrauch ab, der Menschen beleidigt oder diskriminiert, beispielsweise aufgrund einer Herkunft, Behinderung oder eines Geschlechts. Thieme wendet sich zudem gleichermaßen an Menschen jeder Geschlechtsidentität. Die Thieme Rechtschreibkonvention nennt Autor*innen mittlerweile konkrete Beispiele, wie sie alle Lesenden gleichberechtigt ansprechen können. Die Ansprache aller Menschen ist ausdrücklich auch dort intendiert, wo im Text (etwa aus Gründen der Leseleichtigkeit, des Text-Umfangs oder des situativen Stil-Empfindens) z. B. nur ein generisches Maskulinum verwendet wird.

Unsere Umwelt ist uns wichtig!
Papier aus nachhaltigen und kontrollierten Quellen
Druck in Deutschland mit kurzen Lieferwegen
Druckereien mit hohen Ansprüchen an Ökologie

TRIAS, einer der führenden Ratgeberverlage im Bereich Gesundheit, gehört zur Thieme Gruppe, marktführender Anbieter medizinischer Fachinformationen und Services. Anspruch der Thieme Gruppe ist es, den im Gesundheitswesen tätigen Berufsgruppen sowie allen an Gesundheit Interessierten genau die Informationen und Angebote bereitzustellen, die sie in einer bestimmten Arbeitssituation oder Lebensphase benötigen. Durch die hohe Qualität und zielgruppenspezifische Relevanz der angebotenen Leistungen bereitet Thieme den Weg für eine bessere Medizin und mehr Gesundheit im Leben.

Thieme